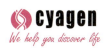
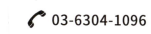

TurboKnockout®
コンディショナルノックアウトマウス

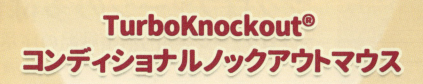
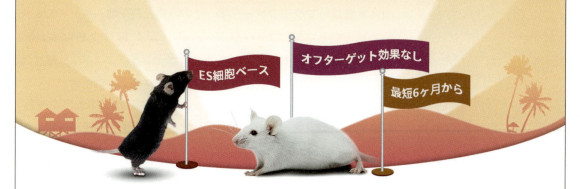

TurboKnockout®は、最新のES細胞を用いた遺伝子改変技術です。
最大2回の繁殖期間を短縮でき、コンディショナルノックアウトマウスモデルが最短6ヶ月で作製可能です。
従来の技術と比較して、4〜6ヶ月ほど短縮することができます。

TurboKnockout®の特徴

	TurboKnockout®	従来のESターゲティング
作製期間	6-8ヶ月	10-14ヶ月
F0 ファウンダー	100% ES細胞由来	キメラ由来（部分的）
薬剤選択カセットの自動削除	あり	なし
オフターゲット効果の影響	なし	なし
大きなフラグメントの導入	可能	可能
生殖系列遺伝の保証	あり	あり
キメラマウス段階	なし	あり

サイヤジェンの強み

| 12年以上のカスタム動物モデル作製経験 | 世界中で1000以上の大学・企業との協働経験 | 2,000件以上のSCIジャーナルでの引用 | 21,000匹以上の動物モデル作製数 | 最大150,000mp SPF株を収容可能な施設 |

サイヤジェン株式会社(Cyagen Japan)
〒170-0002 東京都豊島区巣鴨1-20-10 宝生第一ビル4階
Tel：03-6304-1096　Email：service@cyagen.jp　HP：www.cyagen.jp

実験医学 2018 Vol.36 No.14 9

CONTENTS

特集

疾患を制御する
マクロファージの多様性
マクロファージを狙う治療戦略の序章

企画／佐藤　荘

- 2314 ■ 概論—マクロファージ学—その歴史と現在地 …………… 佐藤　荘
- 2320 ■ 皮膚とマクロファージ …………… 中溝　聡，江川形平，椛島健治
- 2326 ■ 神経障害性疼痛と神経系マクロファージ …………… 津田　誠
- 2332 ■ 神経変性疾患におけるミクログリア病態・神経炎症
　　　　　　　　　　　　　　　　　　　　祖父江 顕，遠藤史人，山中宏二
- 2338 ■ マクロファージの活性制御を介した腸管恒常性維持機構
　　　　　　　　　　　　　　　　　　　　　　　　　香山尚子，竹田　潔
- 2343 ■ 転写因子Mafによる腸管マクロファージの形質制御
　　　　　　　　　　　　　　　　　　　　菊池健太，浅野謙一，田中正人
- 2349 ■ 線維症とマクロファージ …………… 佐藤　荘
- 2353 ■ 脂肪酸代謝バランスによるマクロファージの機能制御
　　　　　　　　　　　　　　　　　　　　　　　　　青木秀憲，有田　誠

- 2358 ● 特集関連書籍のご案内
- 2359 ● 特集関連バックナンバーのご案内

表紙より

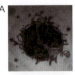
 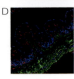

A，B）線維症にかかわる新規マクロファージサブタイプ，SatM．（提供：佐藤荘）C）中枢神経系のマクロファージ様細胞であるミクログリア．（提供：津田誠）D）腸管組織と腸管マクロファージ（赤）．（提供：菊池健太）

連載

カレントトピックス

- 2371 ● 多発性骨髄腫の炎症性微小環境におけるIL-18の役割 …………… 中村恭平
- 2375 ● TGF-βシグナルの主要転写因子SMAD2/3によるコファクター選択機構 …………… 宮園健一，田之倉 優
- 2380 ● CRMP2結合化合物による脳損傷後機能回復の促進
　　　　　　　　　　　　　　　　　　　　　　　　　實木 亨，高橋琢哉
- 2384 ● 食物からのメチオニンに由来するSAMが司る腸の調和的な恒常性維持機構 …………… 津田（櫻井）香代子，小幡史明，三浦正幸
- 2389 ● 核内輸送受容体の知られざる働き—液-液相分離の抑制 …………… 吉澤拓也

News & Hot Paper Digest

- 2362 ■ リアルタイムにドーパミン動態を可視化！（後藤弘子，宮道和成）■改良養子免疫細胞療法の絶大な効果（柏木 哲）■タンパク質の相分離が長期記憶を形成する分子機構（黒川理樹）■肝細胞の分化転換による新たな胆管系の構築（沖　嘉尚）■米「未承認薬を試す権利法」成立とその実施の難しさ（MSA Partners）

［編集顧問］
井村裕夫／宇井理生／笹月健彦／
高久史麿／堀田凱樹／村松正實

［編集幹事］
清水孝雄／高井義美／竹縄忠臣／
野田　亮／御子柴克彦／矢崎義雄／
山本　雅

［編集委員］
今井眞一郎／上田泰己／牛島俊和／
岡野栄之／落谷孝広／川上浩司／
小安重夫／菅野純夫／瀬藤光利／
田中啓二／宮園浩平

（五十音順）

注目記事

Update Review
渇きの神経科学：知覚・情報処理・行動の統御　　蛭子はるか，市木貴子，岡　勇輝　　2394

リニューアル Conference & Workshop "開催しました"
世界中の心臓血管発生研究者が，はじめて奈良に集結！　　山岸敬幸　　2416

クローズアップ実験法
DREADDsを用いた自由行動下の動物における神経活動操作　　犬束　歩，山中章弘　　2403

創薬に懸ける
新規がん免疫治療薬抗PD-1抗体ニボルマブの研究開発　　柴山史朗　　2410

私のメンター
Joel H. Rothman—自己改革を恐れないアイディアマン　　杉本亜砂子　　2425

私の実験動物、やっぱり個性派です！
コアラのレトロウイルスの内在化過程を明らかにする　　宮沢孝幸　　2430

ラボレポート—留学編—
ロンドンポスドク日記 くもり｜雨
—Chromosome segregation laboratory, The Francis Crick Institute　　南野　雅　　2435

Opinion-研究の現場から
長く続く若手の会の秘訣って何？　　宮本道人，西村亮祐　　2439

バイオでパズる！
漢字ぐらむ　　山田力志　　2440

| INFORMATION | 2443〜2445 |

| 羊土社 新刊＆近刊案内 | 前付7 |
| 実験医学 月刊・増刊号バックナンバーのご案内 | 2450〜2451 |

編集日誌	2442
次号予告	2361, 2452
取扱店一覧	2447〜2448
奥付・編集後記	2452
広告目次	2449

invitrogen

フローサイトメトリーならInvitrogenにおまかせ！

サーモフィッシャーサイエンティフィックは、フローサイトメトリーの包括的ソリューションをご提供します。Invitrogen™ Attune™ NxT Acoustic Focusing Cytometer、Invitrogen™ フローサイトメトリー用抗体、Invitrogen™ 機能性試薬など、当社で検証かつ最適化した機器やワークフロー試薬は、一貫した実験条件とデータの再現性を確実にします。

失敗しない抗体選びならInvitrogenにおまかせ！

約83,000種の抗体をラインアップ！信頼のバリデーション済み一次抗体と二次抗体を続々追加中！24種類の蛍光色素から選べるInvitrogen™ Alexa Fluor™ 二次抗体プロテオームの91％をカバーする一次抗体ラインアップ。
9つの主要なアプリケーションに対応（フローサイトメトリー・蛍光抗体・蛍光組織染色・ELISA・免疫沈降・ウェスタンブロット、その他）

thermofisher.com/antibodies

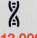
約13,000
eBioscienceの製品を含む
フローサイトメトリー用抗体の数

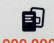
200,000~
当社の抗体を引用した
論文数

91%
抗体ラインアップがカバーする
プロテオームの割合

Performance guaranteed*
安心して購入いただける
性能を保証

* Antibody Performance Guaranteeの詳細につきましてはthermofisher.com/antibody-performance-guarantee をご覧ください。

マルチカラーフローサイトメーターならAttune NxTにおまかせ！

最大4種類のレーザーを搭載し16の検出チャンネルを備えたAttune NxT Acoustic Focusing Cytometer は、多色解析のニーズに対応します。流速を上げても細胞を一列に整列した状態を保つ独自の技術により、1秒あたり最大35,000イベントを取得。シース液の使用量や廃液量を削減し、環境にも優しいシステムです。

www.thermofisher.com/attune

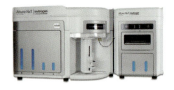

フローサイトメトリーに関する詳細はこちらをご覧ください **thermofisher.com/flow-cytometry**

研究用にのみ使用できます。診断目的およびその手続き上での使用は出来ません。
記載の社名および製品名は、弊社または各社の商標または登録商標です。標準販売条件はこちらをご覧ください。thermofisher.com/jp-tc
For Research Use Only. Not for use in diagnostic procedures. © 2018 Thermo Fisher Scientific Inc. All rights reserved.
All trademarks are the property of Thermo Fisher Scientific and its subsidiaries unless otherwise specified.

サーモフィッシャーサイエンティフィック
ライフテクノロジーズジャパン株式会社

本社：〒108-0023　東京都港区芝浦4-2-8　　TEL:03-6832-9300　FAX:03-6832-9580

facebook.com/ThermoFisherJapan　　@ThermoFisherJP
thermofisher.com

Thermo Fisher SCIENTIFIC

もうご登録済みですか？
羊土社会員・メールマガジンのご案内

「羊土社HP」と「メールマガジン」，皆さまご覧いただいておりますでしょうか？
新刊情報をいち早く得られるのはもちろん，書籍連動，WEB限定のコンテンツなども充実．
書籍とあわせてご覧いただき，ぜひ情報収集の1ツールとしてお役立てください！
もちろん登録無料！

「羊土社会員」（登録無料）

多彩な魅力的コンテンツがご覧いただけます！

新刊や気になる書籍をいち早く購入できる！

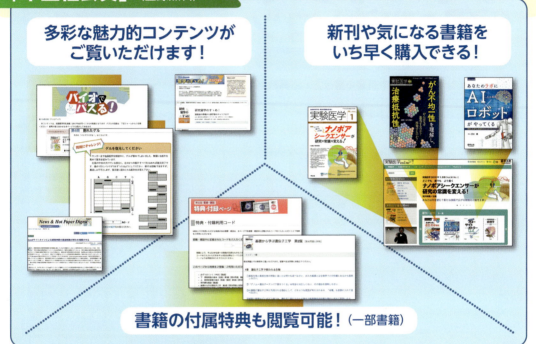

書籍の付属特典も閲覧可能！（一部書籍）

メールマガジン（登録無料）

新刊書籍情報をいち早く手に入れるには，一にも二にもまずメルマガ！ほか学会・フェア・キャンペーンなど，登録しておけばタイムリーな話題も逃しません！

■「羊土社ニュース」
毎週火曜日配信．「実験医学」はじめ，生命科学・基礎医学系の情報をお届けします

■「羊土社メディカル ON-LINE」
毎週金曜日配信．「レジデントノート」「Gノート」はじめ，臨床医学系の情報をお知らせします

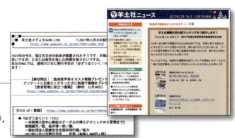

「羊土社会員」「メールマガジン」のご登録は羊土社HPトップから
www.yodosha.co.jp/

制度変更で新しくなった申請書の書き方を丁寧に解説！

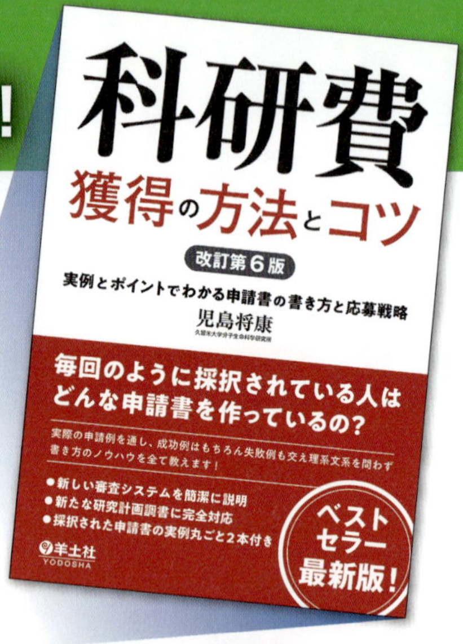

科研費
獲得の方法とコツ
改訂第6版
実例とポイントでわかる申請書の書き方と応募戦略

著／児島将康

◆定価（本体 3,800 円＋税） ◆2 色刷り B5 判 278 頁
◆ISBN978-4-7581-2088-3

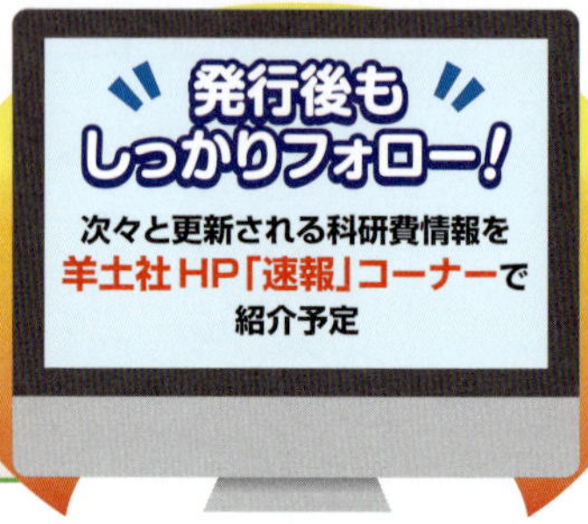

目次概略

第1章 科研費の概略	第4章 申請書の仕上げと電子申請
第2章 科研費応募の戦略	第5章 採択と不採択
第3章 申請書の書き方	付 録 実際に採択された申請書の例 他

《紙面見本》

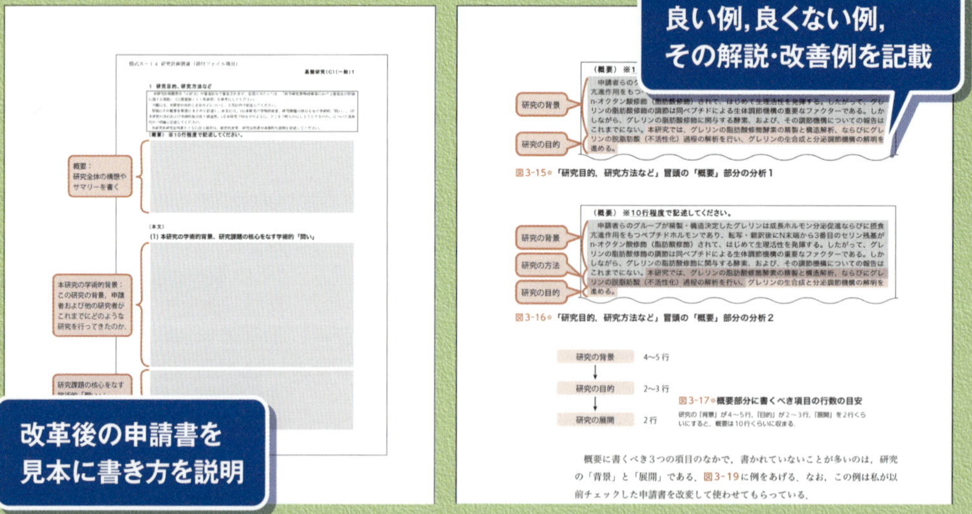

※編集途中のため変更の可能性があります

発行 羊土社 YODOSHA
〒101-0052 東京都千代田区神田小川町2-5-1 TEL 03(5282)1211 FAX 03(5282)1212
E-mail：eigyo@yodosha.co.jp
URL：www.yodosha.co.jp/
ご注文は最寄りの書店，または小社営業部まで

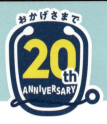

羊土社がお届けするプライマリ・ケアや地域医療のための実践雑誌

患者を診る 地域を診る まるごと診る

総合診療の Gノート

General Practice

年間定期購読料（国内送料サービス）

- 通常号（隔月刊6冊） …… 定価（本体15,000円＋税）
- 通常号＋WEB版 …… 定価（本体18,000円＋税）
- 通常号＋増刊（隔月刊6冊＋増刊2冊） …… 定価（本体24,600円＋税）
- 通常号＋WEB版＋増刊 …… 定価（本体27,600円＋税）

※WEB版は通常号のみのサービスとなります

あらゆる疾患・患者さんをまるごと診たい！

そんな医師のための「**総合診療**」の実践雑誌です

通常号

■隔月刊（偶数月1日発行） ■B5判 ■定価（本体 2,500円＋税）

- **現場目線の具体的な解説**だから，かゆいところまで手が届く
- 多職種連携，社会の動き，関連制度なども含めた**幅広い内容**
- 忙しい日常診療のなかでも，**バランスよく知識をアップデート**

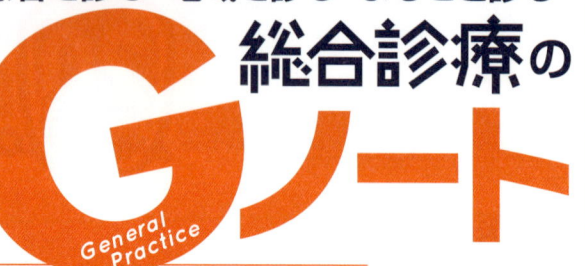

特集

▶ 2018年8月号（Vol.5 No.5） **最新号**
今すぐ使える！
エビデンスに基づいたCOPD診療
編集／南郷栄秀，岡田 悟

▶ 6月号（Vol.5 No.4）
専門医紹介の前に！
一人でできる各科診療
"総合診療あるある"の守備範囲がわかる！
編集／齋藤 学，本村和久

▶ 4月号（Vol.5 No.3）
何から始める!?
地域ヘルスプロモーション
研修・指導にも役立つ ヒントいっぱいCase Book
編集／井階友貴

連載も充実！

- ▶ どうなる日本!? こうなる医療!!
- ▶ 薬の使い分け
- ▶ 優れた臨床研究は，あなたの診療現場から生まれる
- ▶ 在宅医療のお役立ちワザ
- ▶ 思い出のポートフォリオ
- ▶ ガイドライン早わかり
- ▶ ヘルスコミュニケーション
- ▶ 誌上EBM抄読会
- ▶ みんなでシェア！ 総合診療Tips

など

※ 内容は変更になることがございます

増刊号

■年2冊（3月，9月）発行 ■B5判 ■定価（本体 4,800円＋税）

- **現場目線の解説をそのままに，1テーマまるごと・じっくり学べる1冊**

▶ Gノート増刊 Vol.5 No.2
動脈硬化御三家 高血圧・糖尿病・脂質異常症をまるっと制覇！ 編集／南郷栄秀

▶ Gノート増刊 Vol.4 No.6
本当はもっと効く！ もっと使える！ **メジャー漢方薬** 編集／吉永 亮，樫尾明彦

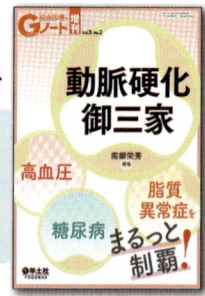

詳しくはホームページへ!! www.yodosha.co.jp/gnote/

発行 🐑 **羊土社** YODOSHA
〒101-0052 東京都千代田区神田小川町2-5-1 TEL 03(5282)1211 FAX 03(5282)1212
E-mail：eigyo@yodosha.co.jp
URL：www.yodosha.co.jp/

ご注文は最寄りの書店，または小社営業部まで

羊土社 3～9月の新刊&近刊案内

NEW

科研費獲得の方法とコツ 改訂第6版

実例とポイントでわかる申請書の書き方と応募戦略

著／児島将康

定価（本体3,800円＋税）
B5判　2色刷り　278頁
978-4-7581-2088-3

詳しくは本誌 前付4ページへ

実用

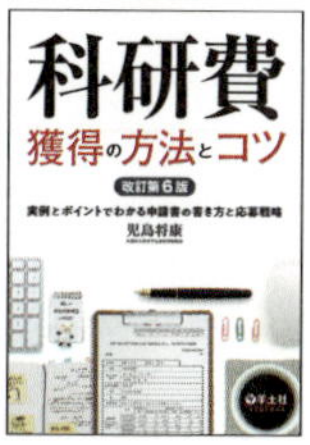

NEW

マンガでわかる ゲノム医学

ゲノムって何?を知って健康と医療に役立てる!

著／水島－菅野純子
イラスト／サキマイコ

定価（本体2,200円＋税）
A5判　1色刷り　221頁
ISBN 978-4-7581-2087-6

詳しくは本誌 2414～2415ページへ

参考書　絵本

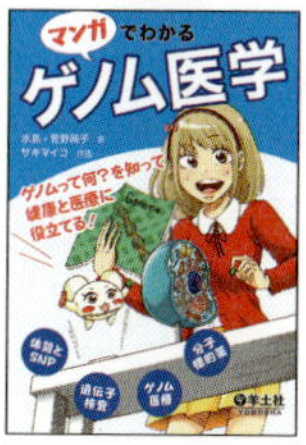

実験医学増刊 Vol.36 No.12

NEW

脳神経回路と高次脳機能

スクラップ&ビルドによる心の発達と脳疾患の謎を解く

著／榎本和生，岡部繁男

定価（本体5,400円＋税）
B5判　フルカラー　204頁
978-4-7581-0372-5

詳しくは本誌 2360ページへ

先端review

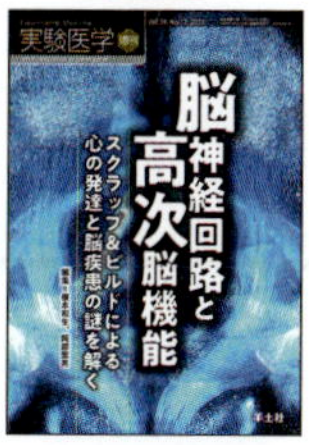

実験医学別冊

細胞・組織染色の達人

実験を正しく組む、行う、解釈する免疫染色とISHの鉄板テクニック

監修／高橋英機　著／大久保和央
執筆協力／ジェノスタッフ株式会社

定価（本体6,200円＋税）
AB判　フルカラー　186頁
ISBN 978-4-7581-2237-5

詳しくは本誌 2393ページへ

好評発売中

実験

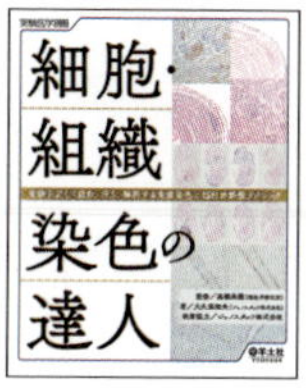

実験医学増刊 Vol.36 No.10

好評発売中

脂質クオリティ

生命機能と健康を支える脂質の多様性

編／有田　誠

定価（本体5,400円＋税）
B5判　フルカラー　246頁
ISBN 978-4-7581-0371-8

詳しくは本誌 2379ページへ

先端review

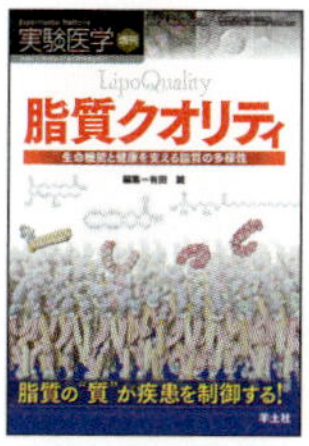

トップジャーナル395編の

「型」で書く医学英語論文

言語学的Move分析が明かした執筆の武器になるパターンと頻出表現

著／河本　健，石井達也

定価（本体2,600円＋税）
A5判　2色刷り　149頁
ISBN 978-4-7581-1828-6

詳しくは本誌 2342ページへ

好評発売中

語学

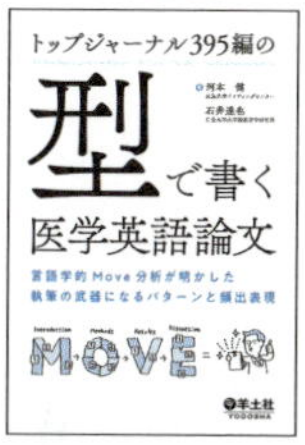

実験医学増刊 Vol.36 No.7

好評発売中

超高齢社会に挑む 骨格筋のメディカルサイエンス

～筋疾患から代謝・全身性制御へと広がる筋研究を、健康寿命の延伸につなげる

編／武田伸一

定価（本体5,400円＋税）
B5判　フルカラー　230頁
ISBN 978-4-7581-0370-1

詳しくは本誌 2388ページへ

先端review

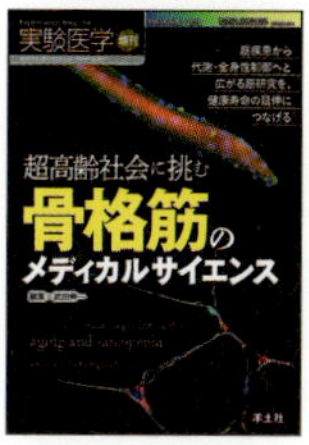

伝わる医療の描き方

患者説明・研究発表がもっとうまくいくメディカルイラストレーションの技

著／原木万紀子　監／内藤宗和

定価（本体3,200円＋税）
B5判　フルカラー　143頁
ISBN 978-4-7581-1829-3

詳しくは本誌 2383ページへ

好評発売中

実用

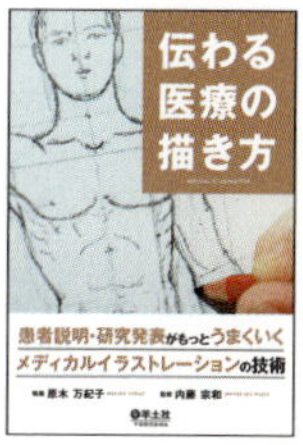

実験医学別冊

近刊
8月31日発行予定

あなたのタンパク質精製、大丈夫ですか？

～貴重なサンプルをロスしないための達人の技

編／胡桃坂仁志，有村泰宏

定価（本体4,000円＋税）
A5判　フルカラー　約190頁
ISBN 978-4-7581-2238-2

詳しくは本誌 2325ページへ

実験

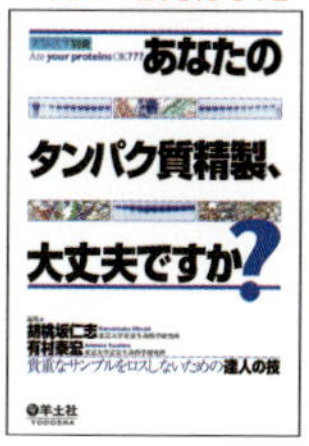

実験医学増刊 Vol.36 No.15

近刊
9月上旬発行予定

動き始めたがんゲノム医療

深化と普及のための基礎研究課題

監修／中釜　斉，編／油谷浩幸，石川俊平，竹内賢吾，間野博行

定価（本体5,400円＋税）
B5判　フルカラー　約240頁
ISBN 978-4-7581-0373-2

先端review

Now Printing

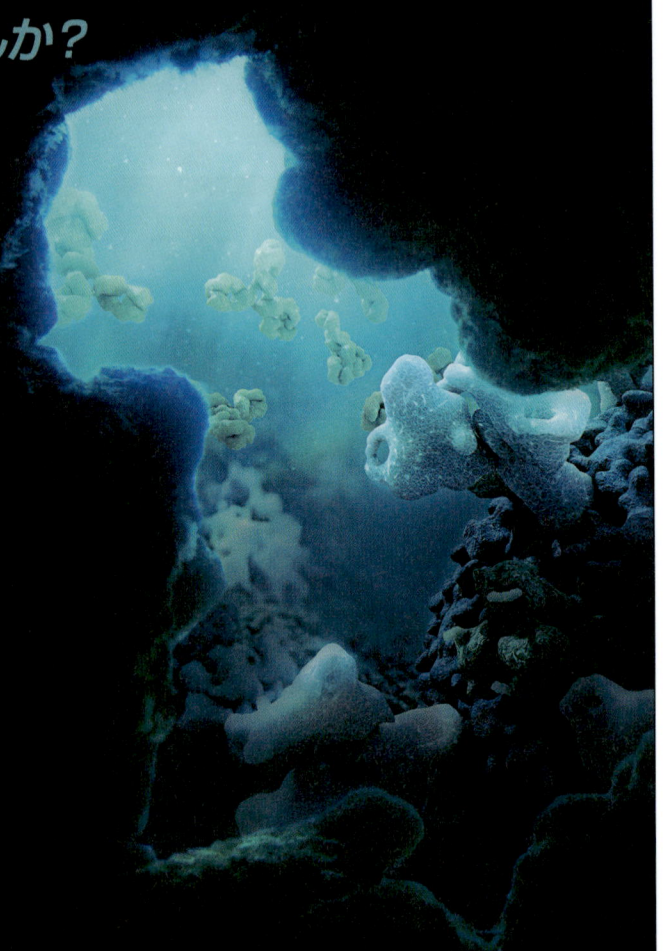

NanoBiT で
細胞内タンパク質間
相互作用 (PPI) を
探索してみませんか？

NanoBiT™ の 2分子相補性を
利用して生きた細胞の中で起こる
真のタンパク質間相互作用を
調べることができます。
非常に明るい光を生じるので
タンパク質の結合と解離
をリアルタイムで
検出することができます。
NanoBiT™ サブユニットの
小ささと親和性の低さは
本来のタンパク質機能への影響を
最小限に抑えます。

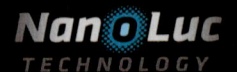

Explore deeper: **www.promega.co.jp/nanobit/**

© 2016 Promega Corporation. All Rights Reserved. 27883652

プロメガ株式会社　　Tel. 03-3669-7981　Fax. 03-3669-7982

Web サイト　　　　　　　　　　　　　　　　　www.promega.jp

テクニカルサービス： Tel. 03-3669-7980　Fax. 03-3669-7982　　E-Mail：prometec@jp.promega.com

Promega

実験医学 Vol.36 No.14 2018 9
Experimental Medicine

特集

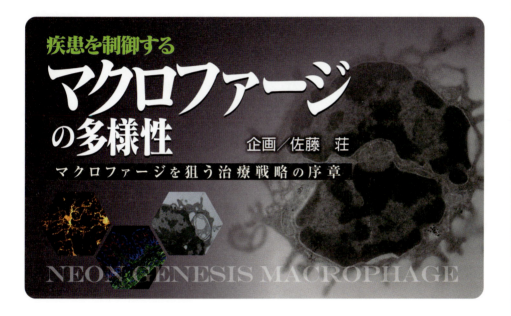

疾患を制御する
マクロファージの多様性
マクロファージを狙う治療戦略の序章
企画/佐藤 荘

NEONGENESIS MACROPHAGE

- 概論—マクロファージ学—その歴史と現在地 ·· 佐藤 荘 2314
- 皮膚とマクロファージ ·· 中溝 聡, 江川形平, 椛島健治 2320
- 神経障害性疼痛と神経系マクロファージ ·· 津田 誠 2326
- 神経変性疾患におけるミクログリア病態・神経炎症 ······ 祖父江 顕, 遠藤史人, 山中宏二 2332
- マクロファージの活性制御を介した腸管恒常性維持機構 ············ 香山尚子, 竹田 潔 2338
- 転写因子Mafによる腸管マクロファージの形質制御 ········ 菊池健太, 浅野謙一, 田中正人 2343
- 線維症とマクロファージ ··· 佐藤 荘 2349
- 脂肪酸代謝バランスによるマクロファージの機能制御 ················ 青木秀憲, 有田 誠 2353

特集関連書籍のご案内 ·· 2358
特集関連バックナンバーのご案内 ·· 2359

特集 疾患を制御するマクロファージの多様性

概論

マクロファージ学
その歴史と現在地

佐藤　荘

　最近，免疫学の大きなトピックの1つとしてマクロファージが挙げられる．phagocyteは無脊椎動物において異物を貪食する細胞としてMetchnikoffによって発見され，そのなかから単核のものを"マクロファージ"と名付けた[1]．当初は，体内に侵入した異物やごみを処理するしか仕事をしない細胞だと思われており，免疫学でもスポットライトの当たらない補欠の細胞であった．しかし，近年のM1・M2のコンセプトから，最近のマクロファージサブタイプ（亜種）の研究が徐々に増えつつあり，2011年からはPubMedでの"macrophage"でヒットする論文は毎年10,000を超え続けている．長年スポットライトの当たっていなかったマクロファージ研究は，今まさにNEON GENESIS（新世紀）を迎え，その"序"の章がスタートした．本稿では，前半にてマクロファージの分化や種類の多様性について，そして後半では最近のさまざまなマクロファージ研究のテーマのなかでも，"疾患"との関係にフォーカスを当て概説する．

1　マクロファージの起源と分化

　現在，マクロファージの起源は胎生期の卵黄嚢由来で，生体になった後も組織に分布しているマクロファージと，骨髄の前駆体由来でそれが組織に行って常在型となるマクロファージとに分けられる．この歴史について繙いていく（図1）．
　1968年にFurthやCohnらを中心とした研究者らは，前駆体から単球が出現して血中に流れ，その血中に漂っている単球が必要に応じて末梢組織に移動し，マクロファージに分化するというmononuclear phagocyte system（MSP）という概念を提唱した[2,3]．一方で，造血系は卵黄嚢の一次造血から大動脈・性腺・中腎領域での二次造血が行われ，そこではじめて血管内皮細胞から造血幹細胞が発生し，そして胎仔の肝臓から骨髄へと造血の場が移行していく．リンパ球など他の免疫細胞と同様に単球はこの肝臓や骨髄の造血幹細胞から発生するが，単球から分化するはずのマクロファージは，その単球が造血幹細胞から発生するよりも前の段階の内胚葉由来卵黄嚢の血島に出現することから，このMSPという概念は一部破綻が生じているとも考えられる．近年，c-$myb^{-/-}$造血幹細胞や，$Cx3cr1$のレポーターマウスを用いた実験から，脾臓・皮膚・膵臓・肝臓に存在するマクロファージの前駆細胞が，若い間は卵黄嚢に由来することが示された[4〜6]．しかし，骨髄に存在しているhematopoietic stem cell（HSP）を移植すると，組織に存在するマクロファージが脳以外の脾臓や肝臓などさまざまな末梢組織に

Studies of macrophage
Takashi Satoh：Laboratory of Host Defense, World Premier Institute Immunology Frontier Research Center, Osaka University/Department of Host Defense, Research Institute for Microbial Diseases (RIMD), Osaka University（大阪大学免疫学フロンティア研究センター自然免疫学/大阪大学微生物病研究所自然免疫学）

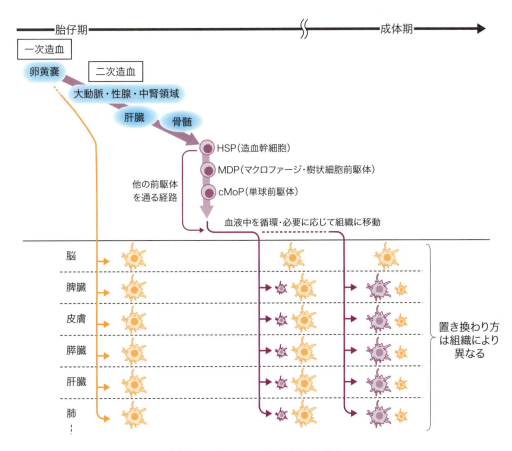

図1　マクロファージの起源と分化

出現することから，やはりマクロファージは骨髄の造血幹細胞から分化することもできる．これは成長の過程において，体の内部・外部からの刺激に応じて，卵黄嚢由来のものが骨髄由来に置き換わると考えられる．ただし，マクロファージ自身の機能としてはいまだに不明な点が多く，卵黄嚢由来と骨髄由来のものがどのように異なるかは興味深いところである．

　また，マクロファージの前駆体からの分化に関しても近年研究が急速に進んでいる．マクロファージおよび樹状細胞はHSPの下流にあるmacrophage DC progenitor（MDP）[7]から派生することをGeissmannらが報告し，さらにFeuererらのグループはその下流に単球の前駆体であるcommon monocyte progenitor（cMoP）があることを証明した[8]．最近，樗木らのグループはヒト臍帯血や骨髄中にこのcMoPのヒトカウンターパートが存在していることを明らかにし[9]，マウスで展開されてきていたマクロファージの前駆体研究がヒトでも示された大きな一歩である．一方でMDP以外にもマクロファージ・単球の前駆体が存在していることも証明されている[10]．分化や活性化についても，マクロファージの種類によって未解明な点は多い．

2　M1/M2という概念

　発見から1世紀近くもの間，マクロファージは1種類しかないと考えられてきた．最近よく

特集　疾患を制御するマクロファージの多様性

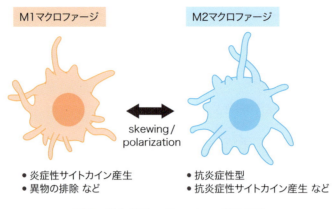

図2　M1/M2マクロファージの概念

聞くM1/M2マクロファージというものも，状態を示したものでマクロファージの種類ではない．ここではM1/M2の概念について紹介したい．

　1990年代にGordonらは，それまでに報告されていた病原体に対するマクロファージの活性化とは異なる活性化（alternative activation）がIL-4によって起きると最初に報告し[11]，その後2000年頃にHillらがM1，M2マクロファージの考え方を提唱した（図2）[12]．それに続きGordonやSicaらはM1マクロファージはIFN-γとLPSなどの菌体成分などによって活性化（classically activation）したマクロファージで炎症性サイトカインを強く発現し，バクテリアを殺傷する役割を果たしている一方で，M2マクロファージはIL-4もしくはIL-13によって誘導され，抗炎症作用をもつという，マクロファージは1種類ではあるが，2つの状態を行き来する（polarization・skewing）という考えを提唱した[13]．最近のマクロファージ研究のなかではこのM1，M2という言葉がよく使われているが，これらはもともと in vitro での機能に着目した分類法であり，この2つの状態のマクロファージだけでは，生体内で起こっている現象と話が合わない点もあり，この区分けが正しいかは今後議論されるべきところである．

　またこのM1，M2の in vivo での定義の曖昧さから生じる問題として，マクロファージの種類の誤解があげられる．例を挙げて説明すると，ある研究者が抗原A⁺M2マクロファージは動脈硬化にかかわる新しい細胞であると発表し，また別の研究者が抗原B⁺M2マクロファージは動脈硬化にかかわる新しい細胞であると発表したとする．このまま受けとると，動脈硬化にかかわる2つの新規マクロファージが見つかったことになるが，よくよくデータを比べてみると，これらは（AもBも発現している）同じ細胞であったというものである．確かにM1/M2-polarizationや-skewingと言った言葉が示す通り一部のマクロファージ・単球が生体内でのその場の環境因子によって影響を受け，性質が変わる現象は正しいと考えられる．しかし，"M2"という言葉が付いて，かつ1，2個のマーカーを付けたすことにより新しい細胞と定義することは，再考するべきことかもしれない．このような誤解を避けるためには，新しくマクロファージを定義するには，① その細胞を定義するための複数のマーカーと分化に必要な master regulator，② 形態学的特徴，③（どのような現象，疾患にかかわるかなどの）生体での役割が揃ってはじめて，新しい細胞と定義するべきだと考えられる．

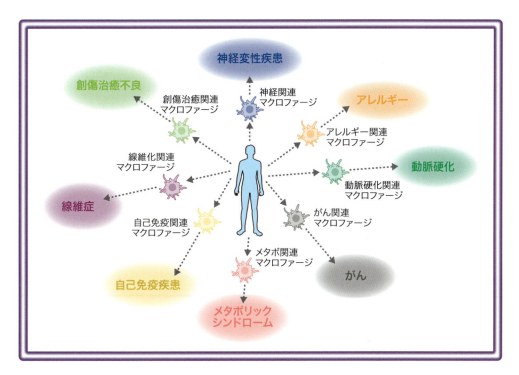

概念図　マクロファージの多様性の概念
マクロファージのサブタイプは実はとても多様であり，疾患それぞれに深く関連するマクロファージが存在するという考え方．機能も限定的であれば，創薬の標的となりうる．

3 さまざまな疾患にかかわるマクロファージのサブタイプ

　前述したようにこれまでマクロファージは1種類しかなく，それがM1やM2の状態を行き来すると考えられているが，最近ではマクロファージの亜種（サブタイプ）についても報告がされてきている（**概念図**）．

　例えば，CD169$^+$CD11c$^+$マクロファージはリンパ節に常在しており，死んだがん細胞を貪食することにより，がん由来の抗原をCD8T$^+$細胞に直接クロスプレゼンテーションすることによりがんを排除する機能を果たしていることを田中らは報告した[14]．さらに甲殻類の甲羅の成分でアレルゲンとしても知られるキチンによって活性化されるマクロファージにはJmjd3がその分化に重要であること[15]，また，マクロファージでありながら，顆粒球のように2核様の特徴的な形態を示すsegregated nucleus containing atypical monocyte（SatM）は，線維化がはじまる際に患部に集積し，線維化の発症に重要であることがわかっている[10]．その他にも，肥満の過程のなかで死にゆく脂肪細胞から出されたMCP-1によってCCR2$^+$のマクロファージが脂肪周辺をとり囲んで貪食する（crown-like structure）現象も報告されているほか[16,17]，このマクロファージから分泌される炎症性サイトカインが脂肪分解を促進することで，悪循環を形成することがわかっている[18]．脳梗塞の際に発生する炎症惹起因子を排除するマクロファージがMafbによって制御されているという報告もある[19]．

　サブタイプとは少し毛色が異なるが，組織のマクロファージの分化や活性化についても研究

が進んでおり，それぞれの臓器の環境の影響を受け，それらの機能も多様性に富んでいる．例えば，腹腔内に存在しているマクロファージは，腹膜の一部である体網からのレチノイン酸によってGata6を発現して活性化し，B-1細胞を介した抗体産生を制御していることが明らかになってきている[20]．また，脾臓にいる赤脾髄マクロファージの活性化はSpicによって制御されており，この遺伝子がないマウスではマクロファージが活性化しないために鉄の貪食がなされず，脾臓に鉄が溜まっていることが報告されている[21]．脂肪のなかにいる組織マクロファージはTrib1によって制御されており，この分子がないマウスでは脂肪組織中のマクロファージが著しく減少し，その結果脂肪萎縮症を発症することが証明されている[22]．心臓に圧負荷がかかると神経を介して脳にシグナルが伝わり，その結果腎臓のマクロファージの活性化が心臓の組織マクロファージにアンフィレギュリンを分泌させ，心臓の恒常性維持を行っていることが報告されている[23]．このような研究やここで紹介しきれなかった多くのおもしろいマクロファージ研究が最近，日本人研究者から報告されている．

4 本特集の全体像

　本特集では，最近のトピックスとして，組織あるいは生命現象や疾患，分子に着目して，マクロファージの最先端をご紹介いただいた．皮膚は外界と触れる器官であり，病原体からの生体防御の観点からだけでなく，アレルギーや感染症，がん等の免疫がかかわる疾患にも重要である．そこで"皮膚とマクロファージ"と題して接触性皮膚炎のマクロファージの役割について，この器官にもともといるマクロファージ，刺激によって誘導されるマクロファージについて解説いただいた（**中溝らの稿**）．病は気からという言葉があるように神経系は免疫系と深く関係しており，興味深い分野である．そのなかでも"痛みとマクロファージ"に焦点をあて，神経系がダメージを受けた後に痛みが発症するという慢性疼痛システムにおいて，神経系にどのように複数のマクロファージが作用するかを寄稿していただいた（**津田の稿**）．また，神経系でも神経変性疾患に着目し"神経変性疾患とマクロファージ"にフォーカスして，普段は中枢神経の保護的作用をもっている神経のマクロファージが，アルツハイマーや筋萎縮性側索硬化症などの神経疾患の発生に伴って異なる活性化型のマクロファージが出現し，それらの割合が病態にかかわることを紹介いただいた（**祖父江らの稿**）．免疫系では腸内環境というテーマは最近の重要なトピックの1つである．"腸とマクロファージ"と題して，その腸での炎症制御とマクロファージの関係性や，実際に腸で起こる疾患として炎症性腸疾患をとり上げた（**香山・竹田の稿**）．前述したとおり，リンパ節内にいるCD169$^+$マクロファージは，放射線照射などによって死んだがん細胞を捕食し，細胞障害性T細胞を活性化することにより抗がん作用を示すことがわかっていた．しかし，最近CD169をマーカーとしてもつ新しい機能について，腸管内に存在しているCD169$^+$マクロファージはケモカインを産生することにより腸内環境の炎症を制御しているという研究が報告された．このようにCD169を切り口としたマクロファージ研究を紹介いただいた（**菊池らの稿**）．線維化は臓器が硬くなり機能しなくなる恐ろしい病気であるが，有効な治療薬はいまだ開発されていない．そこで"線維症とマクロファージ"に焦点をあて，その線維化の発症に重要な疾患特異的マクロファージのサブタイプについてまとめた（**佐藤の稿**）．さらに最近，脂質がマクロファージの活性化と疾患発症に深く関与していることが明らかとなってきている．そこで，"脂質とマクロファージ"に着目して，その脂質

代謝と疾患との関係性に関しても記載していただいた（**青木・有田の稿**）．

おわりに

　今回は，現時点でのマクロファージについての特集を"疾患"にフォーカスして組んだ．免疫学は日本が世界でも大きな成果を上げている分野の1つであり，日本発のマクロファージ学は世界でトップクラスの素晴らしい研究レベルを保っていると私は考えている．しかし，まだまだ未解明の問題点は山積している．その一つとして，マウスとヒトとの抗原の違いが挙げられる．T細胞やB細胞はマウスとヒトとでは共通のマーカーが存在しているために，マウスでの成果をある程度はヒトに応用することができる．しかし，マクロファージにおいては共通のマーカーはかなり少なく，マーカーがあったとしてもマウスとヒトとではその抗原のもつ生理的意味が違うことがしばしばある．したがって，ヒトにおける創薬への応用を考えるためには，マウスでの解析に加えて，ヒトのマクロファージサブタイプの研究が重要な意味をなす．日本でのマクロファージの基礎研究が応用されて，ヒトにおける研究が進めば，マウスとヒトのマクロファージの種類を俯瞰した地図，いわば日本版マクロファージアトラスが描かれ，その地図をもとにした創薬はこれまでの概念を"破"った新しい作用機序をもった薬の誕生へとつながると期待される．

文献

1) Metchnikoff E：Leçons sur la pathologie comparée de l'inflammation. (Lectures on the Comparative Pathology of Inflammation)，1892
2) van Furth R & Cohn ZA：J Exp Med, 128：415-435, 1968
3) van Furth R, et al：Bull World Health Organ, 46：845-852, 1972
4) Schulz C, et al：Science, 336：86-90, 2012
5) Hoeffel G, et al：J Exp Med, 209：1167-1181, 2012
6) Yona S, et al：Immunity, 38：79-91, 2013
7) Auffray C, et al：J Exp Med, 206：595-606, 2009
8) Hettinger J, et al：Nat Immunol, 14：821-830, 2013
9) Kawamura S, et al：Immunity, 46：835-848.e4, 2017
10) Satoh T, et al：Nature, 541：96-101, 2017
11) Stein M, et al：J Exp Med, 176：287-292, 1992
12) Mills CD, et al：J Immunol, 164：6166-6173, 2000
13) Gordon S：Nat Rev Immunol, 3：23-35, 2003
14) Asano K, et al：Immunity, 34：85-95, 2011
15) Satoh T, et al：Nat Immunol, 11：936-944, 2010
16) Lumeng CN, et al：J Clin Invest, 117：175-184, 2007
17) Cinti S, et al：J Lipid Res, 46：2347-2355, 2005
18) Suganami T, et al：Arterioscler Thromb Vasc Biol, 25：2062-2068, 2005
19) Shichita T, et al：Nat Med, 23：723-732, 2017
20) Okabe Y & Medzhitov R：Cell, 157：832-844, 2014
21) Kohyama M, et al：Nature, 457：318-321, 2009
22) Satoh T, et al：Nature, 495：524-528, 2013
23) Fujiu K, et al：Nat Med, 23：611-622, 2017

Profile

佐藤　荘：2009年大阪大学医学系研究科博士課程修了（医学／指導教官：審良静男）．以降，大阪大学微生物病研究所自然免疫学にてマクロファージの研究を継続しております．今後は得られた基礎研究をもとに"疾患特異的マクロファージ"を標的とした創薬につながるように研究を展開していきたいと思っています．E-mail：sohsatoh@biken.osaka-u.ac.jp

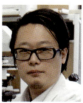

特集　疾患を制御するマクロファージの多様性

皮膚とマクロファージ

中溝　聡，江川形平，椛島健治

皮膚は生体を外界と隔てる最大の臓器であり，病原微生物や抗原などに常にさらされている．そのため，皮膚にはさまざまな免疫細胞が存在しており，それぞれの細胞が相互作用することで，外来抗原に対応した皮膚炎反応が誘導される．マクロファージは死細胞やその破片，体内に生じた変性物質や侵入した細菌などの異物を捕食して消化し，いわば清掃屋の役割を果たす．また，捕食した抗原を主要組織適合遺伝子複合体上に提示する抗原提示細胞でもある．皮膚疾患においては各種皮膚感染症，異物の侵入による肉芽腫形成において重要な役割を担うが，近年，炎症性疾患の病態形成においても重要な役割を果たすことが明らかになった．本稿では，古典的な皮膚炎である接触皮膚炎に対するマクロファージの働きを中心に述べる．

キーワード　マクロファージ，皮膚，接触皮膚炎，ランゲルハンス細胞

はじめに

　マクロファージは死細胞やその破片，体内に生じた変性物質や侵入した細菌などの異物を捕食して消化し，清掃屋の役割を果たす[1]．また，捕食した抗原を主要組織適合遺伝子複合体（major histocompatibility complex, MHC）上に提示する抗原提示細胞でもある．マクロファージは組織によって性質が異なり，脳ではミクログリア，肝臓ではクッパー細胞，骨では破骨細胞とよばれる組織固有のマクロファージが存在している[1]．皮膚では，表皮内のランゲルハンス細胞，および真皮内に複数の種類のマクロファージが存在している（図1，表）．炎症が生じた際には血中より多数の単球が皮膚へ浸潤し，炎症性マクロファージへと分化する．この細胞群は皮内でさまざまなサイトカインを産生し，皮膚免疫応答をさまざまな形で調整する．本稿では皮膚におけるマクロファージの役割を概説する．

1　表皮のマクロファージ：ランゲルハンス細胞

　ランゲルハンス細胞は表皮全域に樹状様突起を張り巡らせ約1,000個/mm²の密度で存在する[2]．抗原を採取し，皮膚からリンパ節へ遊走するため機能的には樹状細胞に分類されることも多いが，発生学的観点からはマクロファージに分類される（図2）．マウスでは胎生9〜12.5日齢に卵黄嚢よりマクロファージ前駆細胞が脳（マイクログリア），肝臓（クッパー細胞），肺（肺胞マクロファージ）とともに表皮にも分布する[3]．その後造血が肝臓に移った後，肝臓，肺と表皮は肝臓からのマクロファージ前駆細胞に置き換わる（脳では脳血管関門形成後のため置き換わらない）．しかしながら，その後骨髄からの前駆細胞は表皮には分布せず，真皮にのみ組織球として分布する[3]．つまりランゲルハンス細胞はクッパー細胞や肺胞マクロファージと同一の前駆細胞より発生する．他の組織マクロファージ

Macrophages in the skin
Satoshi Nakamizo[1]/Gyohei Egawa[2]/Kenji Kabashima[2]: Singapore Immunology Network and Institute of Medical Biology, Agency for Science, Technology and Research (A*STAR)[1]/Department of Dermatology, Kyoto University Graduate School of Medicine[2]（シンガポール科学技術研究庁[1]/京都大学大学院医学研究科皮膚科学[2]）

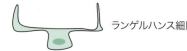	ランゲルハンス細胞	表皮の抗原を採取し,リンパ節へ遊走する. Th17型炎症を引き起こす.
	組織球	自己老廃物を掃除し,微生物を殺す. 組織修復作用がある.
	血管周囲マクロファージ	免疫細胞の皮膚浸潤を調節. 樹状細胞を引き寄せ,皮膚免疫を調節する場を作る.
	炎症性マクロファージ	炎症時に皮膚に浸潤する. 抗原提示能に優れ,リンパ節へ遊走する. 炎症時は,炎症性サイトカインを産生し(M1), 組織修復時は抑制性サイトカインを産生(M2).

図1 皮膚のマクロファージ
表皮にはランゲルハンス細胞,真皮には組織球,炎症性マクロファージが存在する.組織球の一部は血管に接着している.

表 ヒト,マウスにおける皮膚マクロファージの表面マーカー

マウス

組織	細胞	CD11b	CD207 (Langerin)	CD64	MERTK	CCR2	F4/80	CD326 (EpCAM)	CD24
表皮	ランゲルハンス細胞	+	+	−	−	−	+	+	+
真皮	真皮マクロファージ	+	−	+	+	low/−	+	−	−
真皮	炎症性マクロファージ	+	−	+/−	low/−	+	+		

ヒト

組織	細胞	HLA-DR	CD11c	CD1a	CD1c	CD14	CD207 (Langerin)	CD326 (EpCAM)	CD11b	CD209	FXIIIA
表皮	ランゲルハンス細胞	+	low	++	+	−	++	+	low	−	−
真皮	真皮マクロファージ	+	low	−	low	+	−		+	+	+
真皮	炎症性マクロファージ	+	+	−	+/−	+/low	−	−	+	+	

と同じく定常状態ではランゲルハンス細胞は,骨髄の前駆細胞からではなく,表皮に存在するランゲルハンス細胞が自己増殖することによって維持されている.また,ランゲルハンス細胞は放射線耐性があるため骨髄移植をしてもドナー由来の細胞に置き換わらない[3].

❶ ランゲルハンス細胞の移動

マクロファージの系統に属するにもかかわらず,ランゲルハンス細胞は,定常状態と炎症状態の両方において,リンパ節に移行する能力をもつ.定常状態での観察では,24時間で約1%のランゲルハンス細胞が移動したと報告される[4].一方,真皮樹状細胞は,CD103陰性サブセットは24時間で約8%,CD103陽性サブセットで約4%がリンパ節へ移動するとされる[5].これは,ランゲルハンス細胞の性質が定常状態で静的であることを示唆している.一方,テープストリッピング(粘着テープで表皮角層をはがす)などによって活性化されると,これらの細胞は16時間以内にそれらの形態を円形に変化させ,24時間以内に活発に表皮内を移動しはじめる[6].TNF(腫瘍壊死因子)が皮膚に局所投与された研究では,ランゲルハンス細胞の約35%が丸くなり,一部は真皮に向かって移動した[7].ランゲルハンス細胞は,ケラチノサイト間の細胞間空間を介した樹状突起のリズミカルな伸長および収縮を特徴とする,dSEARCH(dendrite surveillance extension

特集　疾患を制御するマクロファージの多様性

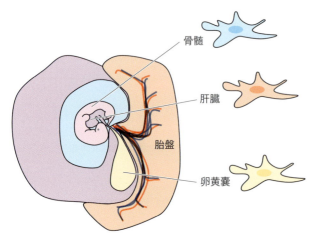

図2　組織マクロファージの発生は組織によって違う[4]
組織常在マクロファージは，卵黄嚢マクロファージ（脳：マイクログリア），卵黄嚢マクロファージおよび胎仔肝臓単球の両方（表皮：ランゲルハンス細胞），またはほとんどが胎仔肝臓単球（肺胞マクロファージ，肝臓：クッパー細胞）由来である．真皮の場合，骨髄由来の単球に由来する．

and retraction cycling habitude）とよばれる独自の挙動を示すことが知られている[7]．皮膚組織培養，またはTNFの皮下注射後に，ランゲルハンス細胞は，ケラチノサイト間の増幅されたdSEARCHおよびアメーバ様横移動を示す．これは，炎症の際に，いくつかのランゲルハンス細胞がそれらの形態を変化させて真皮へ移動しはじめるのに対し，大部分のランゲルハンス細胞は樹状突起の伸長および収縮を活発化することによって抗原曝露に備えて静的であることを示唆する．

❷ ランゲルハンス細胞の免疫学的役割

ランゲルハンス細胞は角質層を破壊した抗原を絶えず監視している．テープストリッピングのような軽微な外傷に応答して，ランゲルハンス細胞は活性化され，その際，バリアの完全性を維持するために表皮角化細胞とのタイトジャンクションを保ちながら，タイトジャンクションを超えて樹状突起を垂直に伸ばし，樹状突起先端から外来抗原を獲得する[8]．したがって，皮膚の傷害を感知すると，ランゲルハンス細胞は，タイトジャンクションを越えて存在する微小環境の監視に積極的に関与する[8]．ランゲルハンス細胞は表皮の抗原を採取できる唯一の抗原提示細胞であるため，経表皮的なタンパク質抗原感作において中心的な役割を担っている．つまり，アレルギーマーチを引き起こす，皮

膚バリア障害における経表皮的抗原感作においても重要と考えられる[9]．

皮膚感染症においてもランゲルハンス細胞の重要性が報告されている．カンジダは，間擦部や爪周囲に皮膚炎を起こす真菌である．表皮にカンジダを感染させると，ランゲルハンス細胞はC型レクチンDectin-1を介して菌体を認識し，Th17型免疫応答を誘導することにより，皮膚局所感染に対して防御的に働く[10]．一方，CD103$^+$真皮樹状細胞は，Dectin-1非依存的にTh1応答を誘導し，二次的な全身感染に対する保護に働く．つまり，ランゲルハンス細胞は皮膚局所における免疫応答を高め，樹状細胞は血液播種に備え全身免疫応答を高めると考えられる[10]．

2　真皮マクロファージ：組織球

真皮のマクロファージは，組織固着性のグループと，組織中を動き回るグループの2つに大別される．前者は組織球（histiocyte）とも称され，後者は特に炎症時に多数認めることから炎症性マクロファージとよばれる．

真皮の組織球は，高い貪食活性をもち，細胞体は大きく，泡沫状の細胞質を有する．組織球の寿命は長く，半分が血中より新たに供給された組織球に置換される

のに1カ月を要する[11]．マウス真皮では，CCR2⁻，CD64⁺，MERTK⁺の集団として同定される．組織球は，リンパ節には移動せず，真皮樹状細胞や炎症性マクロファージと比較して抗原提示能力が低い．一方で，炎症性マクロファージおよび組織球の両方が，真皮樹状細胞と比較して高レベルのIL-10を発現する．これは，真皮内のマクロファージが抗炎症性の役割を担っている可能性があることを示している．

組織球を血管周囲マクロファージとそれ以外とに分類している文献も多数みられる[12)〜14)]．皮膚の血管周囲マクロファージは，それ以外のマクロファージとは異なる独自の機能をもつことが示されており，炎症時において主に好中球を引き寄せるCXCL1，CXCL2といったケモカイン産生能が高い[14]．実際，二光子励起顕微鏡で血管内を見てみると，血管のマクロファージが接着している部分に白血球が付着し，血管内から血管外へ遊走している[14]．このことから，血管周囲マクロファージは血管内から血管外への細胞の遊走に重要であることが示唆される．

われわれも，真皮血管周囲マクロファージの接触皮膚炎の惹起における役割を見出している[13]（図3）．接触皮膚炎は臨床現場で最も多く遭遇する皮膚疾患の一つである．抗原の一つであるハプテンが皮膚に侵入すると，表皮角化細胞からのIL-1の刺激を受け，真皮血管周囲のマクロファージはケモカインの一種であるCXCL2を産生し樹状細胞を血管周囲へ遊走させる．血管より侵入したメモリーT細胞は血管周囲の樹状細胞より抗原提示を受けすみやかに活性化する．この血管周囲のマクロファージ，樹状細胞集塊は血管より皮膚に侵入してきたメモリーT細胞に効率的に抗原を提示するのに合理的である．実際，皮膚のマクロファージを欠損させたマウスでは皮膚での樹状細胞集塊形成が抑制され接触皮膚炎反応も減弱する[13]．

3 真皮マクロファージ：炎症性マクロファージ

炎症性マクロファージとは，炎症などに伴って皮膚に浸潤した単球が分化した集団をさす．Inflammatory monocyte, monocyte-derived dendritic cellなどとも称されるが，組織に浸潤した単球由来細胞は定義上マクロファージとよぶべきであるのでここでは炎症性マクロファージと記述する．また一部は表皮内にも入り込み，inflammatory dendritic epidermal cell（IDEC）と称されることもある．マウスではCD11b⁺，CCR2⁺，ヒトではHLA-DR⁺，CD14⁺のサブセットである[15]（表）皮膚に浸潤した直後はLy6C陽性であるが，徐々にLy6C発現が低下しMHCクラスII発現が上昇する．組織球と異なり，真皮内を活発に動き回り抗原などを貪食する．このような非固着性のマクロファージはじつは非炎症時にも多数存在し，マウスでは定常状態のマクロファージの半分を占めている（この点からは炎症性マクロファージの呼称には語弊がある）．無菌マウスでは数が減ることから，皮膚常在菌により誘導されることが示されている[15]．炎症状態ではその数が増加し，真皮マクロファージの8割を占めるまでになる．前述のとおり抗原提示能は組織球よりも高い．また抗原獲得後，リンパ節へ遊走することも報告されている[15]．

4 M1・M2マクロファージ

ここまでは真皮のマクロファージをその動態（固着性・非固着性）から，組織球と炎症性マクロファージに分類したが，マクロファージの機能に注目してM1型とM2型に分別されることも多い．傷害直後の炎症期には皮膚からケモカインであるCCL2が大量に放出され，血液中から炎症性マクロファージ（CCR2⁺，Ly6C⁺）が皮膚に誘導される．この炎症性マクロファージは周囲のサイトカインによりM1タイプになり，iNOSやIL-1を産生し炎症を亢進させる[16]．一方M2マクロファージは，IL-4やIL-13などTh2型サイトカインを受けて分化し，IL-10などの産生力が高く，組織修復にかかわるとされる一群である．定常状態に真皮内に存在するマクロファージは，機能的にはM2タイプである．また炎症後の組織修復期には，炎症性マクロファージがその機能を変化させ（CCR2 mid，Ly6C low）CD206⁺になりM2タイプになる．また組織球もVEGFやIL-10を産生し，組織修復を促進させる[16]．このように，炎症性マクロファージは環境によりM1, M2両方のフェノタイプをとり得る．

特集　疾患を制御するマクロファージの多様性

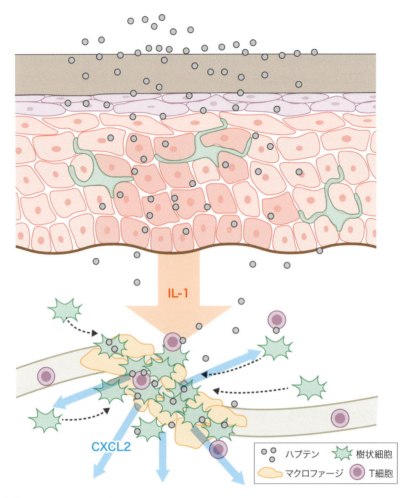

図3　接触皮膚炎とマクロファージ
外来抗原としてのハプテンが皮膚に侵入すると表皮角化細胞からのIL-1の刺激を受け，真皮血管周囲のマクロファージはケモカインの一つであるCXCL2を産生し樹状細胞を血管周囲へ遊走させる．血管より侵入したメモリーT細胞は血管周囲の樹状細胞より抗原提示を受けすみやかに活性化する．（文献15より引用）

■ おわりに

　皮膚マクロファージは異物を貪食し，抗原を提示するだけではなく，細胞遊走因子を産生し免疫反応の場の提供や，炎症の抑制などの多岐にわたる機能をもっている．そのため，皮膚感染症，異物の侵入だけではなく，創傷治癒，接触皮膚炎といった炎症性疾患にも関与する．各種皮膚疾患の病態形成における皮膚マクロファージの役割の解明が，今後大いに期待される．

文献

1) Mosser DM & Edwards JP：Nat Rev Immunol, 8：958-969, 2008
2) Bauer J, et al：J Invest Dermatol, 116：313-318, 2001
3) Ginhoux F & Jung S：Nat Rev Immunol, 14：392-404, 2014
4) Vishwanath M, et al：J Invest Dermatol, 126：2452-2457, 2006
5) Tomura M, et al：Sci Rep, 4：6030, 2014
6) Kissenpfennig A, et al：Immunity, 22：643-654, 2005
7) Nishibu A, et al：J Invest Dermatol, 126：787-796, 2006
8) Igyártó BZ, et al：Immunology, 119：278-288, 2006
9) Nakajima S, et al：J Allergy Clin Immunol, 129：1048-55.e6, 2012

10) Kashem SW & Kaplan DH：Trends Immunol, 37：440-450, 2016
11) Ginhoux F & Guilliams M：Immunity, 44：439-449, 2016
12) Barreiro O, et al：Elife, 5：10.7554/eLife.15251, 2016
13) Natsuaki Y, et al：Nat Immunol, 15：1064-1069, 2014
14) Abtin A, et al：Nat Immunol, 15：45-53, 2014
15) Tamoutounour S, et al：Immunity, 39：925-938, 2013
16) Willenborg S, et al：Blood, 120：613-625, 2012

Profile

筆頭著者プロフィール

中溝 聡：2007年佐賀大学医学部卒業．京都大学医学部皮膚科助教を経て，'16年からシンガポール科学技術研究庁 (A*STAR) 医学生物学研究所 (IMB) 上級研究員．現在は食事が皮膚に及ぼす影響，定常・炎症状態における皮膚抗原提示細胞の役割について研究しています．皮膚のマクロファージはまだしっかり分類されているわけではなく，新しい発見のチャンスがあります．皆さんぜひ皮膚の世界に足を踏み入れてみてください．

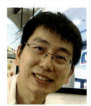

Book Information

実験医学別冊

あなたのタンパク質精製、大丈夫ですか？

貴重なサンプルをロスしないための達人の技

編著／胡桃坂仁志, 有村泰宏

生命科学では避けて通れないタンパク質実験．タンパク質は分子ごとに取り扱いの"注意点"や"コツ"があるため，思うように実験が進まずお困りの方も多いのではないでしょうか？　本書では「タンパク質取り扱い」や「発現・精製」でミスしがちなポイントを丁寧に解説しました．

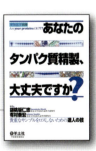

◆定価（本体4,000円＋税）
◆フルカラー　A5判　約190頁
◆ISBN978-4-7581-2238-2

どのタンパク質実験にも共通する基礎を固める

発行　羊土社

特集　疾患を制御するマクロファージの多様性

神経障害性疼痛と神経系マクロファージ

津田　誠

神経がダメージを受けた後に，慢性的な痛み「神経障害性疼痛」が発症する．この慢性疼痛は，単なる急性疼痛の持続ではなく，神経系の多種多様な構造・機能的変化がもたらす神経活動異常に起因すると考えられている．その異常に，損傷した末梢神経に浸潤・集積するマクロファージと，脊髄後角で活性化する中枢神経常在性マクロファージであるミクログリアが重要な役割を担うことが基礎研究より示され，慢性疼痛のメカニズムの解明と治療薬の開発にこれらの細胞が大きな注目を集めている．

キーワード　ミクログリア，マクロファージ，脊髄後角，一次求心性神経，神経障害性疼痛

はじめに

痛みは，傷や障害を生体に認識させる重要な警告信号である．しかし，末期がんや糖尿病，帯状疱疹治癒後などで発症する慢性化した痛みは，その警告シグナルの単なる持続ではなく，神経系の多種多様な構造・機能的変化がもたらす神経活動異常に起因すると考えられている．特に，神経の損傷や圧迫，機能不全により発症する神経障害性疼痛は，自発痛（外的な刺激に関係なく発生する痛み），痛覚過敏（痛覚刺激による痛みがさらに強くなること），そして触覚刺激で痛みを誘発する異痛症（アロディニア）を主な症状とし，非ステロイド性抗炎症薬やモルヒネなどにも抵抗性を示す難治性の慢性疼痛である．神経障害性疼痛の発症・維持メカニズムの解明に向けた基礎研究では，末梢神経等を直接損傷するなどの処置を施した動物モデルなどが利用されるが，それらの動物の損傷した末梢神経ではマクロファージや好中球，Tリンパ球などの浸潤・集積がみられ，また脊髄後角と脳では，中枢神経常在性マクロファージであるミクログリアの活性化が認められる．本稿では，神経障害性疼痛における脊髄後角や脳でのミクログリアおよび一次求心性神経の単球・マクロファージの役割，そして創薬等に関する最近の話題を中心に紹介する．

1 ミクログリア

ミクログリアは中枢神経系を構成するグリア細胞の一つで約10％程度を占める[1]．ミクログリアの発生や起源は古くから議論されてきたが，2010年以降のfate-mapping研究から，胎生期卵黄囊に存在する前駆細胞が血流を介して脳へ移動しミクログリアに分化・成熟するというメカニズムが現在提唱され[2〜4]，ミクログリアは中枢神経系の組織常在性マクロファージに位置付けられている．

成体におけるミクログリアは従来，骨髄由来の単球やマクロファージからの供給によりその数が維持されていると考えられてきたが，近年の研究から，正常時では骨髄細胞からの供給はほとんどなく，脳や脊髄に常在するミクログリアの自己複製によると考えられて

Neuropathic pain and macrophages in the nervous system
Makoto Tsuda：Department of Life Innovation, Graduate School of Pharmaceutical Sciences, Kyushu University（九州大学大学院薬学研究院ライフイノベーション分野）

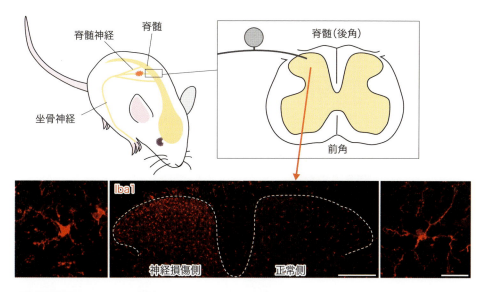

図1　神経障害性疼痛モデルの脊髄後角ミクログリアの活性化
腰部脊髄神経の損傷により，その神経の投射先である腰部脊髄後角でミクログリアが活性化する〔ミクログリアマーカー：ionized calcium-binding adaptor molecule 1（Iba1）による免疫組織染色，神経損傷後14日目のマウス脊髄後角〕．正常側のミクログリアは，小さな細胞体に複数の細かく枝分かれした突起を有するが，神経損傷側では細胞体の肥大化や突起の退縮，細胞数の増加が認められる．スケールバー＝250μm（写真中央），20μm（写真右）．

いる．その維持シグナルにはIL-34とCSF1R（コロニー刺激因子1受容体）が必要である[2]．事実，IL-34の欠損でミクログリア数が減少し（ただし，脳部位によって差異がある）[5]，CSF1R欠損マウスでもミクログリアが消失する[6]．また，CSF1R阻害薬を成体マウスに慢性的に処置することでもミクログリア数が著減する[7]．加えて，TGF-βも成体でのミクログリアの機能維持に関与している[8]．

成体でのミクログリアは，小さな細胞体に複数の細かく枝分かれした突起をもつ形態で存在している．生体脳イメージングにより，ミクログリアはその突起を常に動かし，シナプス活動や細胞障害に応答するといった，時空間的に非常にダイナミックな活動性を有することが示された[9,10]．

2 脊髄後角ミクログリアの役割

末梢神経（主に坐骨神経や腰部脊髄神経）に損傷を加える神経障害性疼痛モデルでは，脊髄後角のミクログリアが著明に活性化する（図1）．損傷後に比較的すみやかに細胞体の肥大化や突起の退縮が起こり，引き続き急激な細胞分裂により細胞数が数倍に増加する[11]（図2A）．細胞数の増加には，末梢血由来の単球・マクロファージの脊髄後角内への浸潤が原因とする説があったが，最近の研究結果からその関与には否定的な見解が多い[11〜13]．増殖誘導因子として，損傷した一次求心性神経で発現増加するCSF1が有力である[14,15]．ミクログリアはさまざまな機能分子の発現を介して活性化状態へと変化する．その遺伝子発現には，中枢神経系ではミクログリア特異的転写因子であるIRF8が重要な役割を担う[16]．活性化ミクログリアで発現増加する分子で，神経障害性疼痛との因果性がはじめて示されたのは，細胞外ATPで活性化する非選択的陽イオンチャネルの一つであるP2X4受容体である[17]．同受容体は神経障害性疼痛動物モデルの脊髄後角でミクログリア特異的に高発現し，受容体機能や発現を阻害することで疼痛が著明に抑制される[17,18]．P2X4受容体のミクログリア特異的な発現には，IRF8とIRF5の転写因子カスケードが関与する[16,19]．IRF8はミクログリアでIRF5を誘導し，IRF5はP2X4受容体プロモーター領域に結合して同受容体の発現を増加させる（図2B）．ミクログリアのP2X4受容体は，脊髄後角の介在神経

特集　疾患を制御するマクロファージの多様性

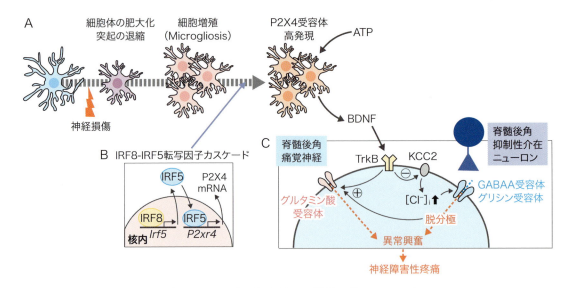

図2　P2X4受容体陽性ミクログリアによる脊髄後角神経の機能異常のメカニズム
末梢神経の損傷後に，脊髄後角ミクログリアは形態変化，細胞増殖，遺伝子発現を伴い活性化状態となる．活性化したミクログリアでは，IRF8-IRF5転写因子カスケードを介してP2X4受容体が発現増加する．脊髄後角介在神経から放出されたATPがP2X4受容体を刺激し，ミクログリアからBDNFなどの液性因子が放出される．BDNFは脊髄後角痛覚神経のTrkBに作用し，KCC2を発現低下させ，陰イオン濃度勾配を変化させる．その結果，抑制性神経伝達物質GABAの作用が興奮性へと転換し，脊髄後角神経の異常興奮が起こる．

から放出されるATPで活性化する可能性が示唆されている[20]．ATPでP2X4受容体が刺激されることでBDNF（脳由来神経栄養因子）が産生放出され[21]，それが脊髄後角の痛覚情報を脳へ伝達する神経に作用すると，神経のKCC2の発現が低下し，細胞内のCl⁻濃度が上昇する．このイオン濃度の変化は，抑制性神経伝達物質のGABAやグリシンの作用を興奮性に転じさせ，結果として神経の異常興奮が起こる[22]．以上の成果より，P2X4受容体陽性ミクログリアから神経への新たな機能連関が脊髄後角神経の過剰興奮と神経障害性疼痛を引き起こすという説が提唱されている（図2C）[13]．

ミクログリアから神経への連関の形成に寄与するシグナル分子として，IL-1βやTNFα（腫瘍壊死因子α）などの炎症性サイトカインが知られている[13]（図3）．ミクログリアのIL-1βは，TREM2（triggering receptor expressed on myeloid cells 2）/DAP12（DNAX-activation protein 12）やTLR（toll様受容体）などからのシグナルとNLRP3（Nod-like receptor family, pyrin domain containing-3 protein）インフラマソームを介して産生される．IL-1βの放出には，P2X7受

容体—カテプシンS（CatS）—フラクタルカインの産生—ミクログリアのCX3CR1の活性化という経路が関与する．ミクログリアから放出されたIL-1βは脊髄後角神経の受容体に作用し，グルタミン酸受容体機能は亢進し，GABA受容体やグリシン受容体機能は抑制する．脊髄でのTNFαはミクログリア選択的に発現するが，脊髄後角神経へはTNFαの直接作用と他の細胞（アストロサイトや血管内皮細胞，そしてミクログリア自身）を介した間接作用があり，いずれも神経の興奮性を高め，神経障害性疼痛に関与する[13]．

3　脳ミクログリアの役割

神経障害性疼痛モデル動物でのミクログリアの活性化は，脊髄に加え，複数の脳部位でも認められる．ただし，その形態学的変化は脊髄と比較して弱い．腹側被蓋野で活性化したミクログリアをミノサイクリンで抑制することで，末梢神経障害後の中脳辺縁系ドパミン神経の機能低下が改善されることが報告され[23]，慢性疼痛に伴う脳内報酬系の低下にミクログリアが関与

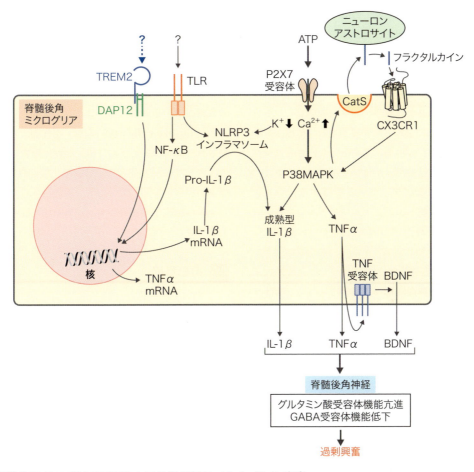

図3　活性化ミクログリアで産生される炎症性サイトカインと疼痛
　TREM2/DAP12やTLRなどのシグナルとNLRP3インフラマソームを介してIL-1βが産生される．P2X7受容体はp38MAPKを活性化させ，その後，カテプシンS（CatS）が放出され，フラクタルカイン産生を促し，それがミクログリアのCX3CR1を刺激し，さらにp38MAPKの活性化を導く．TNFαの産生放出にもp38MAPKが関与する．TNFαはミクログリアのTNF受容体に作用しBDNFも放出する．ミクログリアから放出されたこれらの因子は，脊髄後角神経に作用し，グルタミン酸受容体機能を亢進させ，GABA受容体やグリシン受容体機能を抑制する．

する可能性が示唆されている．さらに，海馬のミクログリアも活性化し，神経障害後に低下するCA1錐体神経のスパイン密度，シナプス伝達，BDNF発現レベル，記憶障害に関与する[24]．末梢神経損傷後に脊髄後角では血中単球・マクロファージは浸潤しないが[12]，扁桃体中心核においては損傷4週間後という比較的遅い時期にその浸潤が起こる[25]．それらの浸潤領域近傍の神経では，シナプスの可塑性などに関与するNMDA受容体のリン酸化がみられる．浸潤した単球・マクロファージはIL-1βを発現し，浸潤そのものやIL-1βシグナル

を抑制することで神経損傷後の不安行動が軽減されることから，それらが神経障害性疼痛の情動的側面に関与している可能性がある．

4　損傷神経におけるマクロファージの役割

　神経障害疼痛には末梢マクロファージも大きく寄与している[26)27)]．損傷した神経軸索にはマクロファージや好中球，Tリンパ球などの浸潤・蓄積が認められる．マクロファージをクロドロネートリポソーム（クロド

ロン酸を内包したリポソーム）の局所投与で減少させることで，神経損傷後のTリンパ球の浸潤，炎症性サイトカインの増加，そして疼痛の発症が抑制されることから，マクロファージが損傷神経の局所炎症と疼痛に重要な役割を担っていることが示唆される[28]．神経損傷に伴いマクロファージやシュワン細胞からケモカイン（CCL3やCXCL2など）が産生され，単球，好中球，Tリンパ球などの浸潤・集積を促し，さらにマクロファージに作用しIL-1βや他の炎症性サイトカインを産生するM1フェノタイプへと誘導する．マクロファージからT細胞へのシグナルにはグルココルチコイド誘導腫瘍壊死因子の関与が報告されている[28]．一方，神経損傷後にM2フェノタイプへの誘導に関与するIL-4とその受容体もマクロファージで発現増加する．摘出した坐骨神経にIL-4を処置することでM1マクロファージ関連遺伝子の発現が抑制され，M2関連遺伝子が増加する．さらに損傷部位へのIL-4処置でSTAT6が活性化し，IL-1β陽性M1タイプからCD206陽性M2タイプへのシフトが起こり，神経障害性疼痛が抑制される[29]．したがって，神経の損傷部位に集積するマクロファージのM1/M2バランスの破綻が神経障害性疼痛に関与する可能性がある．また，詳細なメカニズムは不明であるが，血中あるいは後根神経節内の単球・マクロファージが脊髄後角ミクログリアと相乗的な役割を有し，神経障害性疼痛の発症に寄与する可能性も示唆されている[30]．

5　慢性痛治療への展開

神経障害性疼痛の治療ターゲットとしてミクログリアやマクロファージが有望視されている．近年，新規P2X4受容体選択的拮抗薬としてNP-1815-PXが開発され，モデルマウスへの脊髄くも膜下腔内投与によって神経障害性疼痛の減弱が報告された[31]．この化合物は中枢移行性を有しないが，最近，それを改善した新規P2X4受容体選択的拮抗薬NC-2600が開発され，現在臨床試験が進行している．他のミクログリア標的分子として，カテプシンS阻害薬，P2X7受容体拮抗薬，C5a受容体非競合的アロステリック阻害薬などが報告され，いずれも動物モデルで有効性を示している[13]．

基礎研究から得られた成果を臨床に反映させるには，やはり慢性痛患者でのミクログリアの状態を知ることがきわめて重要である．死後検体を用いた研究では，複合性局所疼痛症候群患者の脊髄でCD68陽性ミクログリアの活性化が報告されている[32]．さらに最近，ヒト末梢血中の単球からミクログリア様細胞（induced microglia-like cells：iMG細胞）を作製する技術が開発され，興味深いことに，線維筋痛症患者の細胞から分化させたiMG細胞ではTNFα放出能が高く，それが痛みの程度と相関していた[33]．今後のさらなる研究から，iMG細胞が慢性痛の有効な診断法となる可能性が期待できる．

■ おわりに

痛みが慢性化する神経系メカニズムとして，神経そのものだけなく，損傷した末梢神経に浸潤・集積するマクロファージと脊髄後角で活性化するミクログリアが重要な役割を担うこと示す基礎的エビデンスが数多く蓄積されている[13]．今後，ミクログリアやマクロファージの役割の理解を深めることが，慢性痛のメカニズムの解明と治療薬の開発につながる重要な道筋であると思われる．

文献

1）Kettenmann H, et al：Physiol Rev, 91：461-553, 2011
2）Ginhoux F, et al：Science, 330：841-845, 2010
3）Kierdorf K, et al：Nat Neurosci, 16：273-280, 2013
4）Gomez Perdiguero E, et al：Nature, 518：547-551, 2015
5）Wang Y, et al：Nat Immunol, 13：753-760, 2012
6）Erblich B, et al：PLoS One, 6：e26317, 2011
7）Elmore MR, et al：Neuron, 82：380-397, 2014
8）Butovsky O, et al：Nat Neurosci, 17：131-143, 2014
9）Davalos D, et al：Nat Neurosci, 8：752-758, 2005
10）Nimmerjahn A, et al：Science, 308：1314-1318, 2005
11）Kohno K, et al：Biol Pharm Bull, 41：1096-1102, 2018
12）Tashima R, et al：Sci Rep, 6：23701, 2016
13）Inoue K & Tsuda M：Nat Rev Neurosci, 19：138-152, 2018
14）Guan Z, et al：Nat Neurosci, 19：94-101, 2016
15）Okubo M, et al：PLoS One, 11：e0153375, 2016
16）Masuda T, et al：Cell Rep, 1：334-340, 2012
17）Tsuda M, et al：Nature, 424：778-783, 2003
18）Tsuda M, et al：Mol Pain, 5：28, 2009
19）Masuda T, et al：Nat Commun, 5：3771, 2014

20) Masuda T, et al：Nat Commun, 7：12529, 2016
21) Trang T, et al：J Neurosci, 29：3518-3528, 2009
22) Coull JA, et al：Nature, 438：1017-1021, 2005
23) Taylor AM, et al：J Neurosci, 35：8442-8450, 2015
24) Liu Y, et al：J Neurosci, 37：871-881, 2017
25) Sawada A, et al：Pain, 155：1762-1772, 2014
26) Ji RR, et al：Science, 354：572-577, 2016
27) Kiguchi N, et al：Int J Mol Sci, 18：10.3390/ijms18112296, 2017
28) Kobayashi Y, et al：J Biol Chem, 290：12603-12613, 2015
29) Kiguchi N, et al：Pain, 156：684-693, 2015
30) Peng J, et al：Nat Commun, 7：12029, 2016
31) Matsumura Y, et al：Sci Rep, 6：32461, 2016
32) Del Valle L, et al：Brain Behav Immun, 23：85-91, 2009
33) Ohgidani M, et al：Sci Rep, 7：11882, 2017

Profile
著者プロフィール

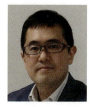

津田 誠：1998年星薬科大学大学院博士課程修了，'99年JST特別研究員（国立医薬品食品衛生研究所配属），'02年トロント小児病院博士研究員，'04年厚生労働省入省（国立医薬品食品衛生研究所配属），'05年九州大学大学院薬学研究院助手，'06年助教授（'07年より准教授），'14年より現職．グリアーニューロン相互作用を切り口にした痛みや痒みなどの体性感覚情報伝達と制御のしくみとその破綻による慢性感覚異常メカニズムに関する研究を行っている．

Book Information

こんなにも面白い医学の世界
からだのトリビア教えます

好評発売中

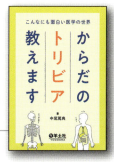

著／中尾篤典

お酒を飲んだあと〆のラーメンが食べたくなるワケ，バンジージャンプは失明を引き起こす？マリンスポーツと納豆アレルギーの意外な関係性とは？など，思わず誰かに教えたくなる医学の雑学「トリビア」を1冊にまとめました．

- 定価（本体1,000円＋税）
- フルカラー　A5判　88頁
- ISBN978-4-7581-1824-8

へぇーそうだったんだ！と誰かに教えたくなること必至！

発行　羊土社

特集　疾患を制御するマクロファージの多様性

神経変性疾患におけるミクログリア病態・神経炎症

祖父江 顕，遠藤史人，山中宏二

中枢神経系におけるマクロファージ様細胞として知られるミクログリアは中枢神経系の環境を監視し，正常脳では神経回路の恒常性維持などに重要な役割を担っている．正常時でのミクログリアは細胞体が小型で多くの細長い突起を伸ばした形態をしているが，活性化すると細胞体が肥大し突起を短縮した形態に変わり細胞外タンパク質や異物の貪食，サイトカインなどの液性因子の産生放出を引き起こす．これら活性化ミクログリアには神経傷害型（M1）と神経保護型（M2）などの分類があり，その活性調節が中枢神経系疾患の病態進行に深く関与することが報告され，治療薬開発における有望な標的細胞として注目されている．

キーワード　アミロイドβ，ミクログリア，アルツハイマー病，筋萎縮性側索硬化症

はじめに

　脳において神経細胞の占める割合は10～20％程度で，大多数はグリア細胞とよばれる細胞群である．グリア細胞はアストロサイト，オリゴデンドロサイト，ミクログリアなどに分類される．ミクログリアは抗原提示，異物，病原体に対する自然免疫応答，死細胞などの貪食，神経回路形成への関与など多彩な役割をもつ中枢神経系の組織マクロファージ様細胞である[1,2]．正常時におけるミクログリアは小さな細胞体から多数の突起を伸ばしている形態をしており，「ラミファイド型」とよばれる．また，「静止型ミクログリア（resting microglia）」とよばれることもあるが，突起を積極的に伸縮し脳内環境を監視していることから「静止型」という名称は改訂した方がよいと思われる．傷害や感染などの病態におけるミクログリアは活性化して，短縮した突起と肥大化した細胞体を有し，アメーバ状の形態をした「アメボイド型」となり，異物の貪食，液性因子（炎症性因子，細胞障害性因子，栄養因子など）の産生放出を引き起こす[1]．これら活性化ミクログリアは中枢神経系疾患の病態メカニズムに大きく寄与しており，その活性調節は治療薬開発における有望なターゲットとして注目されている[3-5]．活性化ミクログリアにはマクロファージと同様に大きく分けて2種類の型が存在する．1つは神経傷害型M1ミクログリア（classically activated microglia）とよばれ，炎症性サイトカイン（TNF-α，IL-1β，IL-6など）や活性酸素種などを産生する．他方は神経保護型M2ミクログリア（alternatively activated microglia）とよばれ，抗炎症性サイトカイン（IL-4，IL-10，TGF-βなど）や神経保護因子（IGF-I，BDNF，GDNFなど）を産生する[6,7]．M1/M2分類は魅力的な学説であるが，最近では，M1/M2の範疇だけでは説明できない多様な表現型が報告され，ミクログリアの活性化の分子機構はより複雑になっている．本稿では，これら活性化ミクログリアのM1/M2の不均衡が神経変性疾患へ及ぼす影響を中心に，アルツハイマー病（Alzheimer's disease，AD）および筋萎縮性側索硬化症（amyotrophic

Microglial pathology and neuroinflammation in neurodegenerative diseases
Akira Sobue/Fumito Endo/Koji Yamanaka：Department of Neuroscience and Pathobiology, Research Institute of Environmental Medicine, Nagoya University（名古屋大学環境医学研究所病態神経科学）

表1　Aβ産生・除去にかかわる治療薬の開発と現状

分類	薬剤名	開発元	現状
γ-セクレターゼ阻害薬	Semagacestat	Eli Lilly	開発中止
	Avagacestat	Bristol-Myers Squibb	開発中止
BACE1阻害薬	Verubecestat	Merck	第Ⅱ/Ⅲ相試験で中止
	LY2811376	Eli Lilly	開発中止
	LY2886721	Eli Lilly	第Ⅱ相試験で中止
抗Aβ抗体（受動免疫）	Bapineuzumab	Pfizer, Jannssen	第Ⅲ相試験で中止
抗Aβワクチン（能動免疫）	AN1792	Elan	開発中止
	ACC-001	Janssen	開発中止

lateral sclerosis, ALS）に焦点を当てて概説する．

1 アルツハイマー病とミクログリア

❶ アルツハイマー病について

　認知症の主要な原因疾患であるアルツハイマー病（AD）の中核となる病理は，アミロイドβ（Aβ）とタウタンパク質の異常蓄積である．まず，脳実質にアミロイドβ（Aβ）が蓄積しはじめ，その後，神経細胞内にタウタンパク質の凝集・蓄積が進行して，最終的に神経細胞死に至る[8]．現行のAD治療薬はドネペジルなどのコリンエステラーゼ阻害薬が主なものであるが，これはアセチルコリン（ACh）作動性神経系の障害がADにおける認知症発現の主要因であるというコリン仮説に基づき，シナプス間隙のACh濃度を上昇させることを目的として開発された[9]～[11]．そのため中核病理にかかわるAβ・タウタンパク質の制御ではなく対症療法の域に留まっており，根本的治療が期待されている．現在，これら中核病理にかかわる研究が精力的に行われておりAβの産生にかかわるβ/γセクレターゼの阻害やタウタンパク質の凝集阻害あるいはこれらの除去などを標的としたAD治療薬開発が進められているが開発中止が後を絶たない（表1）[12]～[17]．本稿ではこれら蓄積物の除去にミクログリアが関与していることや，ミクログリアがAD治療の標的細胞となりうる点を議論する．

❷ ADにおけるミクログリア病態とその治療

　AD剖検例およびADモデルマウス※においてAβが蓄積した箇所にミクログリアの集簇が確認されている[18]．

また，ミクログリアはCD36，TLR4（Toll-like receptor 4），TLR6などを介してAβに結合し活性化され炎症性サイトカインやケモカインを産生することや，これらの自然免疫受容体を欠損させた場合にはサイトカインの産生が低下することが示されている[19][20]．

　ミクログリアはAβのクリアランスにも関与しており，ADモデルマウス〔APP（amyloid precursor protein）/PS1（presenilin 1）〕トランスジェニックマウス）においてケモカインCXCL10の受容体であるCXCR3を除去するとAβの蓄積量が低下することやミクログリアによるAβの貪食能が向上すること，さらに空間記憶の低下が改善することが明らかになった[21]．また，免疫応答に関与する転写因子NF-κBの活性を制御しているIKKβを骨髄由来の細胞特異的に除去したADモデルマウス（TgCRND8 APPトランスジェニックマウス）においても神経炎症の抑制やAβの蓄積低下，認知記憶の改善が示されている[22]．さらに，老化促進モデルマウス〔senescence-accelerated mouse prone-8（SAMP8）マウス〕におけるIL-12ノックダウン，APP/PS1トランスジェニックマウスにおけるNlrp3（nucleotide binding oligomerization domain-like receptor protein 3）とカスパーゼ1（Casp1）のノックアウトあるいは抗炎症性サイトカイ

※ ADモデルマウス

家族性AD変異を導入したAPP遺伝子を過剰発現させたAPPトランスジェニックマウスが，ADモデルマウスとして作製され，それに加えて複数の変異などを組合わせた系統が存在する．Aβ以外のAPP断片を過剰に発現することによる表現型や病態にかかわる問題点などがあり，疾患由来のAPP遺伝子変異を3カ所導入したノックインマウスが最近開発された[42]．

表2　ミクログリアのM1/M2関連遺伝子調節とAβのクリアランス

治療実験	Aβクリアランス	M1	M2	M1 / M2	文献
CXCR3 KO	↑	↓	↑	TNF-α, IL-1β, CXCL10, CCL3 / BDNF	21)
骨髄細胞特異的 IKKβ KO	↑	↓	→	TNF-α, IL-1β, iNOS / ARG1, MRC1, IL-10	22)
IL-12 KD	↑	↓	↑	iNOS / ARG1, FIZZ1, IL-4	23)
Nlrp3 KO Casp1 KO	↑	↓	↑	IL-1β, iNOS / ARG1, FIZZ1, IL-4	24)
IRAK4 KO	↑	↓	↑	TNF-α, iNOS, IFN-γ / Ym-1, IL-4, IL-10, SOCS1	25)
グラチラマー酢酸塩投与	↑	↓	↑	TNF-α / CD11c, IGF-1	26)
IL-10 KO	↑	↓	↓	CXCL10, CCL3, TLR2 / CD11c	27)

ンIL-10のノックアウトによってM1関連遺伝子の抑制とAβの除去の関連性が示され認知機能低下の改善が確認できている研究もある（**表2**）[23)~27)]．また，前述の研究におけるAβクリアランスの改善機序として，中枢神経系に浸潤する単球・マクロファージ系細胞の関与も考えられる[28)]．

また，近年，TREM2（triggering receptor expressed on myeloid cells 2）遺伝子の一塩基変異がADのリスク因子であることがゲノム解析により同定された[29)]．頻度は低いもののTREM2^{R47H}バリアントを有する患者では，ADの発症リスクは2.9～4.5倍に上昇することが報告されている[30)]．一方，TREM2の劣性変異は多発骨嚢胞や進行性白質脳症をきたすNasu-Hakola病の原因として知られている．マウスではTREM2は樹状細胞やミクログリアに発現しており，マウスの初代培養ミクログリアを用いた実験ではTREM2からの刺激シグナルはミクログリアの異物に対する貪食能を活性化させ，TNF-α（tumor necrosis factor α）やIL-1βなど炎症性サイトカイン産生は抑制的になり，TREM2をノックダウンさせるとミクログリアの貪食能低下や炎症性サイトカインの産生上昇がみられるという報告がある[31)~33)]．他には，脂質を介したTREM2からのシグナルがミクログリアの生存を維持すること，TREM2が末梢からの単球の脳への浸潤に関与することなどが報告されている[34)]．

これらの知見からもTREM2を介したミクログリアの貪食能亢進やM1関連遺伝子発現の抑制機序が考えられ，ADをはじめとする神経炎症が関与する神経変性疾患の標的因子としてTREM2の研究が進められてきている．他にも，自然免疫系・ミクログリアに関連するADのリスク因子として，CD33，CR1（complement component receptor 1），MS4A4Aなどが同定されており，本経路のAD病態への関与を支持する遺伝学的根拠と考えられる．

このように，さまざまな因子がかかわり，ミクログリアの活性調節のような単純なメカニズムではなく，また本稿で紹介した各研究におけるM1/M2の分子病態はそれぞれ多少異なると考えられるが，「M1活性化の抑制」あるいは「M2活性化の誘導」によってAβのクリアランスおよびそれに伴う認知機能障害が改善する傾向にある．そのため，ミクログリアのM1活性化の抑制，あるいはM2への誘導因子の同定がAD治

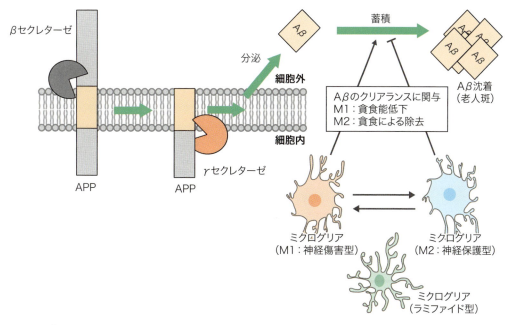

図1　ミクログリアによるAβクリアランス
APPはβセクレターゼによって切断され，その後γセクレターゼによってプロセッシングを受け，Aβが細胞外に分泌される．そのAβが凝集しアミロイド線維を形成して老人斑として蓄積する．Aβの貪食能にM1/M2が関与すると考えられる．

療薬の探索戦略の一翼を担うものと考えられる（図1）．

2 筋萎縮性側索硬化症（ALS）とミクログリア

❶ ALS（amyotrophic lateral sclerosis：筋萎縮性側索硬化症）について

　ALSは，人口10万人あたり約2人が発症する神経難病で，現在わが国では約9,200人の患者が闘病している．大脳皮質運動野および脳幹，脊髄の運動神経の細胞死による，全身の骨格筋の筋力低下，筋萎縮を主症状とする進行性の神経変性疾患である．そのため，発症後約1～5年で全身の筋肉が麻痺し，歩行，会話，食事などが徐々に困難になっていき，進行すると呼吸筋が麻痺するため人工呼吸器が生存のために必要になる．ALSの90％以上は，遺伝性素因がなく発症する孤発性ALSであるが，約5～10％は遺伝性に発症する．遺伝性ALSの原因遺伝子は約20種類が同定されている．遺伝性ALSの約2割を占める原因遺伝子SOD1（スーパーオキシドジスムターゼ1）の優性変異を発現した変異SOD1マウスや孤発性ALSの病巣で異常集積するRNA結合タンパク質TDP-43（transactive response DNA-binding protein 43）の異常を模倣した変異TDP-43トランスジェニックマウスがALS病態を再現するモデル動物として開発されALS研究に寄与している．しかし，有効といえる治療法はいまだ確立されていない．

❷ ALSにおけるミクログリアの病態とその治療

　ADと同様にALS剖検例の病巣ではミクログリアの活性化がみられ，また，分子イメージング法によりALS患者の大脳皮質運動野において活性化ミクログリアを可視化することが可能である[35)36)]．一方，変異SOD1マウスの脊髄病巣においてもミクログリアの活性化がみられ，炎症性サイトカインやケモカインの発現上昇がみられる．また，骨髄移植により変異SOD1マウスのミクログリアやマクロファージを野生型のマウス由来の細胞に置換する，あるいは遺伝学的手法でミクログリアにおける変異SOD1を除去するとALSマウスの罹病期間が延長することが報告されており[37)38)]，ミクログリアにおける病的変化がALSの疾患進行に寄与することが明らかになっている．さらに，孤発性ALSで

特集　疾患を制御するマクロファージの多様性

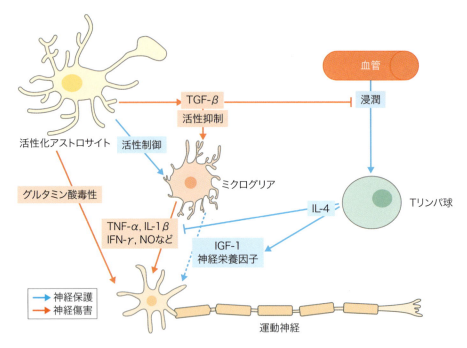

図2　ミクログリアを介した運動ニューロン変性機序の概念図
アストロサイトやT細胞や単球など免疫細胞によりミクログリアの活性は制御されており，ミクログリアは活性化に伴って細胞表面マーカーの発現が上昇し，傷害性因子や神経保護因子が放出される．

蓄積するTDP-43タンパク質を過剰発現した変異TDP-43トランスジェニックマウスのミクログリアにおいてNF-κBの亢進がみられており[39]，遺伝性・孤発性ALSの病態に共通してミクログリアによる神経炎症が密接に関与していることが示されている．

ミクログリアの神経保護作用には脊髄病巣に浸潤するT細胞も関与していると考えられ，ミクログリアやリンパ球の増殖にかかわる多機能サイトカインとしてTGF-β（transforming growth factor-β）が知られている．ALS患者の病巣においてグリア細胞の一種であるアストロサイトではTGF-β1の発現上昇が確認されており，変異SOD1モデルマウスにおいてもTGF-β1がミクログリアや免疫細胞が担う神経保護能の抑制に関与していることが見出されている（図2）[40]．

これらの知見からミクログリアを標的とした治療候補分子がモデル動物において見出されており，ミクログリアや単球などによる神経炎症を標的としたALSの臨床治験が海外ではさかんに行われている[41]．

おわりに

神経変性疾患において疾患進行を遅延させることが治療目標となっているが，ミクログリアはこれら神経疾患治療の有望な標的細胞である．ミクログリアの機能を制御し神経周囲の環境を整えることが今後の治療戦略として重要であると考えられる．

文献

1) Kettenmann H, et al：Physiol Rev, 91：461-553, 2011
2) Ji K, et al：PloS One, 8：e56293, 2013
3) Hayakawa K, et al：Psychiatry Clin Neurosci 71：418-419, 2017
4) Seki Y, et al：Schizophr Res, 151：20-28, 2013
5) Wes PD, et al：Glia, 64：1710-1732, 2016
6) Tang Y, et al：Mol Neurobiol, 53：1181-1194, 2015
7) Nakagawa Y, et al：Pharmaceuticals (Basel), 7：1028-1048, 2014
8) Higuchi M, et al：Biochem Biophys Acta, 1802：373-388, 2010
9) Bowen DM, et al：Brain, 99：459-496, 1976
10) Davies P, et al：Lancet, 2：1403, 1976

11) Geula C, et al：Cereb Cortex, 6：165-177, 1996
12) Doody RS and Selkeo DJ：Engl. J. Med, 369, 341-350, 2013
13) May PC, et al：J. Neurosci, 31, 16507-16516, 2011
14) Salloway S, et al：N. Engl. J. Med, 370, 322-333, 2014
15) Holmes C, et al：Lancet, 372, 216-223, 2008
16) Pfizer pipeline, 2013．（http://www.pfizer.com/sites/default/files/product-pipeline/pipeline_080913_0.pdf）
17) Merck Announces Discontinuation of APECS Study Evaluating Verubecestat (MK-8931) for the Treatment of People with Prodromal Alzheimer's Disease, 2018. (http://investors.merck.com/news/press-release-details/2018/Merck-Announces-Discontinuation-of-APECS-Study-Evaluating-Verubecestat-MK-8931-for-the-Treatment-of-People-with-Prodromal-Alzheimers-Disease/default.aspx)
18) Heneka MT, et al：Lancet Neurol, 14, 388-405, 2015
19) Stewart CR, et al：Nat Immunol, 11, 155-161, 2010
20) El Khoury JB, et al：J Exp Med, 197, 1657-1666, 2003
21) Krauthausen M, et al：J Clin Invest, 125, 365-378, 2015
22) Liu, et al：J Neurosci, 34, 12982-12999, 2014
23) Tan MS, et al：J Alzheimers Dis, 38, 633-646, 2014
24) Heneka MT, et al：Nature, 493, 674-678, 2013
25) Cameron, et al：J Neurosci, 32, 15112-15123, 2012
26) Butovsky, et al：Proc Natl Acad Sci USA, 103, 11784-11789, 2006
27) Guillot-Sestier MV, et al：Neuron, 85, 534-548, 2015
28) Simard AR, et al：Neuron, 49, 489-502, 2006
29) Guerreiro R, et al：N Engl J Med, 368, 117-127, 2013
30) Jonsson T, et al：N Engl J Med. 368：107-116, 2013
31) Takahashi K, et al：J Exp Med, 201, 647-657, 2005
32) Takahashi K, et al：PLoS Med, 4, e124, 2007
33) Neumann H and Takahashi K：J Neuroimmunol, 184：92-99, 2007
34) Colonna M and Wang Y：Nat Rev Neurosci. 17：201-207, 2016
35) Engelhardt JI, et al：Arch Neurol, 47, 1210-1216, 1990
36) Turner MR, et al：Neurobiol Dis, 15, 601-609, 2004
37) Beers DR, et al：Proc. Natl. Acad. Sci. USA, 103, 16021-16026, 2006
38) Boillée S, et al：Science. 312：1389-1392, 2006
39) Frakes AE, et al：Neuron, 81, 1009-1023, 2014
40) Endo F, et al：Cell Rep, 11, 592-604, 2015
41) Endo F, et al：Clin Exp Neuroimmunol, 7, 126-138, 2016
42) Saito T, et al：Nat Neurosci. 17：661-663, 2014

参考図書

- 「アルツハイマー病UPDATE」医学のあゆみVol. 257, No. 5, 医歯薬出版, 2016
- 「認知症 発症前治療のために解明すべき分子病態は何か？」実験医学増刊号Vol. 35, No.12, 羊土社, 2017
- 「炎症と神経変性」医学のあゆみVol. 248, No.12, 医歯薬出版, 2014
- 「ミクログリア」Clinical Neuroscience Vol. 33, 12月号, 中外医学社, 2015
- 「特集—ミクログリアと精神・神経疾患」BRAIN and NERVE, Vol. 69, No.9, 医学書院, 2017

Profile

筆頭著者プロフィール

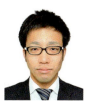

祖父江 顕：2014年大阪薬科大学薬学部薬学科（薬品作用解析学：大野行弘教授）卒業．薬剤師，'18年名古屋大学医学系研究科（医療薬学：山田清文教授）修了．博士（医学）．同年より名古屋大学環境医学研究所（病態神経科学：山中宏二教授）特任助教．神経炎症とアルツハイマー病について研究中．

column

脳の情報処理にかかわる細胞と言えばニューロンが容易に思い浮かぶが，それだけでは情報処理は成り立たない．その他の細胞群として代表的なものはグリア細胞があげられる．このグリア細胞にはアストロサイト，オリゴデンドロサイトそして本稿で述べてきたミクログリアが含まれる．グリアとはニューロンとニューロンの間の空間を埋める糊という意味のNervenkittが語源となっており，グリア細胞の活性変化はニューロン変性に伴う二次的なものとして神経疾患研究のなかで脇役とされてきた．しかし，研究が進むにつれて性質や機能が解明され，ADやALSなど神経疾患の治療薬開発の鍵を握る細胞群として注目されてきている．長らく日の目を見なかったグリア細胞に秘められた可能性に魅力を感じている． （祖父江 顕）

特集　疾患を制御するマクロファージの多様性

マクロファージの活性制御を介した腸管恒常性維持機構

香山尚子，竹田　潔

近年，各組織に局在するマクロファージが，病原体の排除だけではなく，定常状態の組織の恒常性維持に機能することが明らかとなった．マウスおよびヒト腸管組織において，マクロファージの分化機構と多様な免疫応答制御機構の解明が進み，腸管マクロファージによる免疫寛容誘導の破綻がクローン病や潰瘍性大腸炎といった炎症性腸疾患（IBD）の発症および病態に深く関与することが明らかになりつつある．今後，マクロファージによる腸管恒常性維持機構のさらなる解明が，IBDの新規治療法確立につながることが期待される．

キーワード　腸管マクロファージ，炎症性腸疾患，自然免疫，CX3CR1

はじめに

　各組織に常在するマクロファージが，組織恒常性維持のみならず疾患の病態に深く関与することが明らかとなってきている．マウスおよびヒト腸管組織においては全身の他の組織同様，単球由来のマクロファージが存在する．常に外来異物にさらされる腸管組織では，食事成分や腸内細菌に対しては免疫寛容が，病原体に対しては炎症応答が誘導される必要がある．腸管マクロファージは，獲得免疫細胞であるFoxp3$^+$制御性T（T$_{reg}$）細胞による免疫寛容とTh1/Th17細胞による炎症応答を制御する．定常状態の腸管マクロファージは，脾臓マクロファージに比べ，抗炎症性サイトカインIL-10を高産生しFoxp3$^+$ Treg細胞の分化を誘導するとともに，Th1/Th17細胞の分化・活性に関与する炎症性サイトカインの産生は抑制されている（図1A，B）．クローン病や潰瘍性大腸炎といった炎症性腸疾患（IBD, inflammatory bowel disease）患者において，腸管マクロファージの活性異常を伴う腸炎惹起性Th1/Th17細胞の増加が報告されていることより，マクロファージの恒常性維持が腸管組織における炎症抑制に必須であることが強く示唆される．

　本稿では，マウス腸管マクロファージによる腸管恒常性維持機構について概説した後，IBDの病態にかかわるヒト腸管マクロファージの機能について紹介する．

1　腸管マクロファージの分化誘導機構

　脳や肺をはじめとする多様な器官の常在マクロファージは，成体においても卵黄嚢や胎仔肝細胞由来である[1]．しかし，成体マウスの腸管では，腸内細菌依存的に遊走してきたCCR2$^+$Ly-6C^{high}単球が，CSF1依存的にCX$_3$CR1^{high}CD64$^+$マクロファージに分化する[2]〜[5]．近年，CX$_3$CR1^{high}マクロファージの分化にかかわる詳細な分子機構が明らかになりつつある．例えば小腸CX$_3$CR1^{high} CD11b$^+$マクロファージの分化誘導に関しては，Notch1/2-Rbpjシグナルが必須であること[6]，miR-223による転写因子C/EBPβの発現抑制が重要で

Maintenance of gut homeostasis through regulation of macrophage activity
Hisako Kayama/Kiyoshi Takeda：Department of Microbiology and Immunology, Graduate School of Medicine, Osaka University/WPI Immunology Frontier Research Center, Osaka University（大阪大学大学院医学系研究科免疫制御学/大阪大学免疫学フロンティア研究センター）

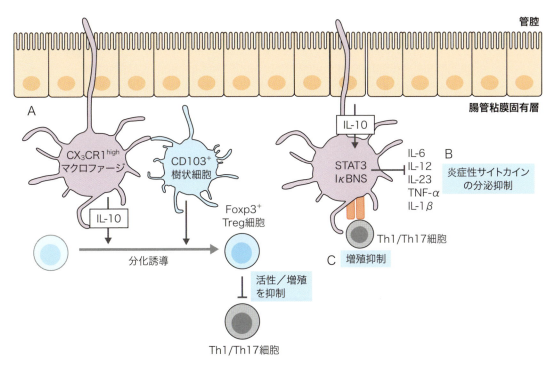

図1 腸管マクロファージによる炎症制御機構

A) 腸管マクロファージは，IL-10を産生し，Foxp3⁺Treg細胞を誘導する．また，CD103⁺樹状細胞によるFoxp3⁺Treg細胞誘導を促進する．B) 腸管マクロファージでは，IL-10シグナル依存的に炎症性サイトカインの産生が抑制される．C) CX_3CR1^{high}マクロファージは，IL-10/Stat3シグナル依存的にTh1/Th17細胞の増殖を抑制する．

あることが報告されている[7]．大腸では，mTORシグナルを介したセマフォリン6Dの発現が，核内受容体PPARγ依存的な脂肪酸受容体CD36による脂肪酸代謝を促進することにより，抗炎症性腸管CX_3CR1^{high}マクロファージの分化を誘導することが明らかとなっている[8]．

2 腸管免疫寛容誘導における マクロファージの役割

経口免疫寛容の誘導には，腸管マクロファージが産生するIL-10によるFoxp3⁺Treg細胞の分化と維持が重要である[9〜12]（図1A）．また，CX_3CR1^+マクロファージは，ギャップジャンクションの構成分子であるConnexin 43を介してCD103⁺樹状細胞と結合し，取り込んだ抗原をCD103⁺樹状細胞に受け渡すことにより，Foxp3⁺Treg細胞の分化を誘導する．IL-10遺伝子欠損（$Il10^{-/-}$）マウス[13]やCX_3CR1発現細胞で

のみIL-10受容体（IL-10R）αサブユニットを欠損させたマウス（CX_3CR1-cre/$Il10ra^{flox/-}$）[14]，IL-10シグナル伝達分子である転写因子STAT3を自然免疫細胞特異的に欠損させたマウス（LysM-cre/$Stat3^{flox/-}$）[15][16]では，大腸炎が自然発症する．また，$Rag2^{-/-}$マウス※に比べ，Rag2/IL-10Rβサブユニット二重欠損マウス（$Rag2^{-/-}Il10rb^{-/-}$）では，ナイーブCD4⁺T細胞移入により誘導される腸管炎症が重篤化する[17]．これらの報告より，IL-10シグナルによる腸管マクロファージの活性制御が腸管免疫の恒常性維持において重要な役割を担うことが示唆される．さらに腸管マクロファージにおいてIL-10により誘導される転写制御因子IκBNSは，NF-κBp50と結合し，IL-12p40やIL-6の産生を

> ※ **Rag2**
> 獲得免疫細胞であるT細胞およびB細胞の受容体遺伝子の再構成に関わる酵素．Rag2欠損マウスは再構成不全のためT細胞/B細胞が分化しない免疫不全マウス．

特集　疾患を制御するマクロファージの多様性

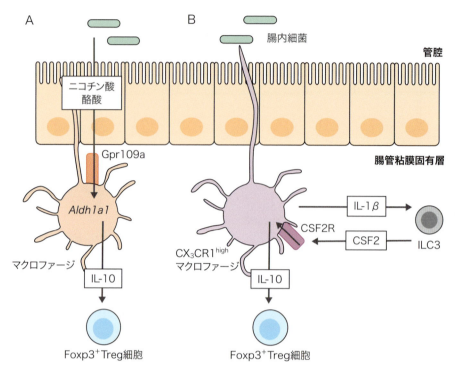

図2　腸管マクロファージと腸内細菌
A）腸内細菌由来の酪酸やニコチン酸は，Gpr109aを介してマクロファージによるIL-10産生およびAldh1a1の発現を誘導し，Foxp3+Treg細胞の分化を促進する．B）腸内細菌は，CSF2依存的な大腸マクロファージにけるIL-10産生を誘導する．

抑制することにより，Th1/Th17細胞の分化を負に制御することが知られている[18]（図1B）．また，大腸 CX_3CR1^{high} マクロファージは，IL-10/Stat3シグナル依存的に $CD4^+$ T細胞（Th細胞全般）の増殖を抑制し，大腸炎の発症を抑制している[19]（図1C）．一方，CX_3CR1^{high} マクロファージの亜集団である CX_3CR1^{high} $CD169^+$ 細胞は，CCL8を産生し，炎症性単球の遊走を促進することにより，腸管炎症を惹起することが報告されている（菊池らの稿参照）[20]．

3　腸内細菌による腸管マクロファージ制御機構

腸内細菌と腸管マクロファージの相互作用が腸管炎症制御において重要であることが明らかになりつつある．腸内細菌によるTLR（Toll-like receptor）のアダプター分子MyD88のシグナルの活性化は，腸管粘膜固有層内 CX_3CR1^{high} マクロファージの腸管膜リンパ節への移動を抑制することにより，腸管炎症につながる過剰なTh1応答/IgA応答を抑制する[21]．腸内細菌の存在しないマウスの大腸マクロファージでは，IL-10の産生が抑制されている[22]．腸管マクロファージや樹状細胞は，酪酸やニコチン酸の受容体であるGpr109aを発現しており，腸内細菌からそれらの刺激を受けることにより，IL-10産生およびレチノイン酸合成にかかわる酵素Aldh1a1の発現が誘導され，さらに $Foxp3^+$ Treg細胞およびIL-10産生 $CD4^+$ T細胞の分化を促進する[12]．CSF2受容体を発現する大腸マクロファージは，腸内細菌-MyD88シグナル依存的にIL-1βを産生し，3型自然リンパ球（ILC3）によるCSF2の産生を促進する（図2B）．一方，ILC3からのCSF2産生は，大腸マクロファージによるIL-10産生を誘導する[11]．マクロファージが産生したIL-10は，オートクラインに作用し，過剰なIL-23産生を抑制することで*Citrobacter rodentium*感染時の腸管炎症の重症化を防いでいる[23]．興味深いことに，小腸に局在するマクロファー

ジは，腸内細菌非依存的，食餌成分アミノ酸依存的にIL-10を産生する[24]．

4 IBD患者における腸管マクロファージの機能不全

ヒト腸管には，CD14⁻CD33⁺マクロファージとCD14⁺マクロファージが局在する．CD14⁻CD33⁺マクロファージは，高い貪食能と殺菌能を有する一方，TLRリガンド刺激に対して低応答性を示す[25]．CD14⁺マクロファージの増加とCD14⁺マクロファージからの炎症性サイトカイン産生の増加が，クローン病患者における腸炎惹起性のTh1/Th17応答亢進に関与することが明らかとなっている[26]．ヒト腸管粘膜固有層内Lin⁻HLA-DR^high CD14⁺細胞は，CD163^low細胞とCD163^high細胞に分けられる[2,27,28]．CD14⁺CD163^low細胞は，IL-6，IL-23p19，TNF-α，IL-1βの高産生を介してTh17細胞の分化を誘導する[27]（図3A）．クローン病患者のCD14⁺CD163^low細胞では，IL-6，IL-23p19，TNF-αの発現が上昇するとともにTh17細胞の誘導能が亢進することから，クローン病の発症・病態にCD14⁺CD163^low細胞の異常活性が関与することが示唆される．健常者の大腸粘膜固有層に局在するCD14⁺CD163^high細胞は，高い貪食能をもつとともに，IL-10を高産生する[28]．また，CD14⁺CD163^high細胞は，CD160^lowとCD160^high細胞に分けられる[28]．マウス腸管CX₃CR1^highマクロファージと同様に，CD14⁺CD163^high CD160^high細胞は，Foxp3⁺Treg細胞非依存的にCD4⁺T細胞の増殖を抑制する（図3B）．また，潰瘍性大腸炎患者の大腸粘膜固有層では，CD14⁺CD163^high CD160^high細胞が顕著に減少するとともに，CD4⁺T細胞増殖抑制能が低下する．これらの報告より，ヒト腸管CD14⁺マクロファージの恒常性維持が，腸管炎症の抑制に重要であることが強く示唆される．

おわりに

マウス腸管マクロファージの分化機構や機能解析が進み，腸管恒常性維持におけるマクロファージの重要性が明らかとなった．また，ヒト腸管免疫細胞の知見

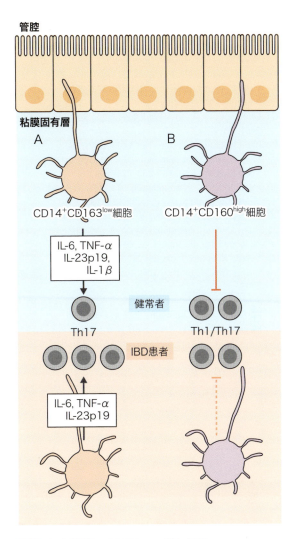

図3 ヒト腸管マクロファージとIBD
A）CD14⁺CD163^low細胞は，Th17細胞の分化を誘導する．クローン病患者のCD14⁺CD163^low細胞では，IL-6，IL-23p19，TNF-αの発現が上昇するとともにTh17細胞の誘導能が亢進する．B）CD14⁺CD163^high CD160^high細胞は，CD4⁺T細胞の増殖を抑制する．潰瘍性大腸炎患者では，CD4⁺T細胞増殖抑制能が低下する．

が深まり，マウス腸管マクロファージのカウンターパートが同定されるとともに，その活性異常がIBDの病態に深く関与することが明らかになりつつある．今後，RNA-seq，ATAC-seq，マスサイトメトリーなどを用いたヒト腸管マクロファージの詳細な解析が，IBDの発症・病態の解明だけではなく新規治療法の開発につながることが期待される．

文献

1) Ginhoux F, et al：Nat Immunol, 17：34-40, 2016
2) Bain CC, et al：Mucosal Immunol, 6：498-510, 2013
3) Bain CC, et al：Nat Immunol, 15：929-937, 2014
4) Varol C, et al：Immunity, 31：502-512, 2009
5) Bogunovic M, et al：Immunity, 31：513-525, 2009
6) Ishifune C, et al：Proc Natl Acad Sci U S A, 111：5986-5991, 2014
7) Zhou H, et al：Cell Rep, 13：1149-1160, 2015
8) Kang S, et al：Nat Immunol, 19：561-570, 2018
9) Kühn R, et al：Cell, 75：263-274, 1993
10) Murai M, et al：Nat Immunol, 10：1178-1184, 2009
11) Mortha A, et al：Science, 343：1249288, 2014
12) Singh N, et al：Immunity, 40：128-139, 2014
13) Hadis U, et al：Immunity, 34：237-246, 2011
14) Zigmond E, et al：Immunity, 40：720-733, 2014
15) Takeda K, et al：Immunity, 10：39-49, 1999
16) Kobayashi M, et al：J Clin Invest, 111：1297-1308, 2003
17) Shouval DS, et al：Immunity, 40：706-719, 2014
18) Kuwata H, et al：Immunity, 24：41-51, 2006
19) Kayama H, et al：Proc Natl Acad Sci U S A, 109：5010-5015, 2012
20) Asano K, et al：Nat Commun, 6：7802, 2015
21) Diehl GE, et al：Nature, 494：116-120, 2013
22) Ueda Y, et al：Int Immunol, 22：953-962, 2010
23) Krause P, et al：Nat Commun, 6：7055, 2015
24) Ochi T, et al：Sci Rep, 6：27634, 2016
25) Smythies LE, et al：J Clin Invest, 115：66-75, 2005
26) Kamada N, et al：J Clin Invest, 118：2269-2280, 2008
27) Ogino T, et al：Gastroenterology, 145：1380-91.e1, 2013
28) Barman S, et al：Int Immunol, 28：533-545, 2016

Profile

筆頭著者プロフィール

香山尚子：2009年3月大阪大学大学院医学系研究科博士課程卒業．同年4月大阪大学大学院医学系研究科免疫制御学研究室特別研究員．同年12月大阪大学大学院医学系研究科免疫制御学研究室助教．自然免疫細胞による腸管恒常性維持機構解明を中心に研究を行っている．

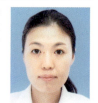

Book Information

トップジャーナル395編の「型」で書く医学英語論文

言語学的Move分析が明かした
執筆の武器になるパターンと頻出表現

好評発売中

著／河本　健，石井達也

論文を12のパート（Move）に分け，トップジャーナルを徹底分析！抽出されたMove別の書き方と頻出表現を解説！本書を読めばトップジャーナルレベルの優れた英語表現と執筆を劇的に楽にする論文の「型」が手に入ります．

◆定価（本体2,600円＋税）
◆フルカラー　A5判　149頁
◆ISBN978-4-7581-1828-6

医学英語論文をもっと楽に！もっと上手く！

発行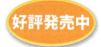

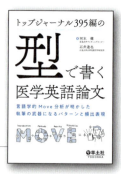

特集　疾患を制御するマクロファージの多様性

転写因子Mafによる腸管マクロファージの形質制御

菊池健太，浅野謙一，田中正人

組織常在マクロファージは，常在する組織によってさまざまな形質を有し，生体の恒常性維持に重要な役割を担うことがわかっている．しかし，その形質制御機構の全容はいまだ解明されていない．現在，多様な組織マクロファージの形質を解明するために，細胞特異的な転写因子を同定する研究がさかんに行われている．われわれは最近の研究で，転写因子Mafが腸管マクロファージに高発現し，その形質を制御することを見出した．さらに，腸炎の進展に伴って，Mafの発現量が変化し，腸管マクロファージの炎症促進的形質から組織保護的形質に転換することを明らかにした．そこで本稿では，腸管マクロファージの形質と，その形質制御機構について紹介する．

キーワード	CD169マクロファージ，酸化ストレス，Nrf2，Maf

はじめに

マクロファージは，19世紀にMetchnikoffにより，旺盛な食作用を示すアメーバ様細胞として発見された[1]．かつては，感染防御において中心的な役割を担う白血球と考えられてきたが，近年は，組織の恒常性維持における役割に注目が集まっている．マクロファージは，常在する組織ごとに固有の形質を有する．多くの科学者による精力的な研究にも関わらず，マクロファージが異なる形質を獲得するしくみはわかっていなかった．しかし，最近，マクロファージの形質は，組織特異的な環境因子と，それによって誘導される転写因子によって決定されることが明らかになりつつある．例えば，腹腔内で産生されるレチノイン酸は，腹腔マクロファージ前駆細胞におけるGATA6発現を誘導し，このGATA6がマクロファージの腹腔特異的な形質を決定する[2]．また，赤脾髄マクロファージの分化には，ヘムにより誘導される転写因子SpiCが必須である[3]．SpiC欠損マウスでは，赤脾髄マクロファージが分化せず，その結果，老化赤血球を処理できないため，脾臓に過剰な鉄が蓄積する．また，破骨細胞や肺胞マクロファージの発生異常は，それぞれ骨大理石病や肺胞蛋白症を引き起こすこともわかっている[4,5]．したがって，組織マクロファージの分化機構の解明は，これらの病態形成機序の理解につながる可能性がある．

われわれは，多様な組織マクロファージのなかでも，CD169分子を発現する亜集団に着目し，疾患発症における役割を研究してきた．大腸のCD169マクロファージは，腸上皮傷害に応答してCCL8を産生し，単球を動員することで炎症を促進する．われわれは最近，大腸CD169マクロファージの形質決定機構を解析する過程で，この細胞に強発現する転写因子としてMafを発見した．Mafは，大腸CD169マクロファージの分化には必須ではなかったが，CCL8産生等の機能には必須であることがわかった．さらに，大腸CD169マクロファージは，腸炎の進行に伴ってMafの発現量を抑制し，組織保護的な形質を獲得することを見出した．これらは，炎症に伴うマクロファージの形質転換機構の

Regulation of intestinal macrophage phenotype by Maf
Kenta Kikuchi/Kenichi Asano/Masato Tanaka：Laboratory of Immune Regulation, School of Life Sciences, Tokyo University of Pharmacy and Life Sciences（東京薬科大学生命科学部免疫制御学研究室）

理解に資する知見と考え、ここに紹介する.

1 CD169マクロファージの局在・機能

組織には形質や局在の異なる複数のマクロファージサブセットが混在している. CD169を発現するマクロファージは、脾臓辺縁帯やリンパ節辺縁洞など、循環系（血流やリンパ流）と組織の境界に局在する[6]. CD169マクロファージは血流やリンパ流に乗って到達した粒子状の抗原を捕獲し、周囲の免疫細胞に抗原提示することで、免疫応答の調節を行う. 例えばリンパ節に存在するCD169マクロファージは、ウイルスや免疫複合体、細菌抗原などの粒子状抗原を、B細胞[7,8]、NK細胞[9]、NKT細胞[10,11]に抗原提示することで、体液性免疫を活性化することが報告されている.

さらにわれわれは以前の研究で、リンパ節のCD169マクロファージが、がん死細胞を貪食してCD8T細胞にがん抗原提示することによって、腫瘍免疫を活性化することを発見した[12]. また、腎臓では、髄質の血管・尿細管束周囲に局在するCD169マクロファージが、虚血再灌流傷害に伴う好中球の浸潤を制御し、炎症を軽減することも明らかにした[13].

われわれは最近、消化管に分布するCD169マクロファージが、腸上皮傷害に応答してCCL8を産生し、腸炎増悪に関与することを見出した[14]. 次項では、CD169マクロファージによる腸炎増悪のメカニズムについて詳しく解説する.

2 炎症性腸疾患におけるCD169マクロファージの働き

消化管のCD169マクロファージは、上皮直下にはほとんど存在せず、陰窩周囲や粘膜固有層の筋層側に偏在する[15]（図1A）. われわれは、CD169マクロファージを選択的に消去できるマウス〔CD169-DTR（diphtheria toxin receptor）マウス[16]〕を用いて、消化管におけるCD169マクロファージの役割を解析した. デキストラン硫酸ナトリウム（DSS）誘導大腸炎は、腸炎発症における自然免疫の役割を解析できるモデルとして広く利用されている. 野生型マウスにDSSを飲水投与すると、血便や体重減少を伴う激烈な腸炎が誘導されるのに対し、CD169マクロファージを消失したマウスでは、CD169陰性のマクロファージが存在するにもかかわらず、腸炎の臨床症状が劇的に改善した. CD169マクロファージ非存在下では、消化管に浸潤する炎症細胞の数は野生型と同程度だったが、Ly6Cを高発現する炎症性単球が選択的に減少していた. この結果は、CD169マクロファージが炎症性単球を動員する何らかの因子を産生する可能性を示す. そこで、CD169陽性と陰性のマクロファージの遺伝子発現を、マイクロアレイによって網羅的に解析し、CD169マクロファージ特異的に、かつ腸炎誘導時に強発現する遺伝子としてCCL8を同定した. CD169-DTRマウスでは、血中CCL8濃度が著明に減少したことから、CD169マクロファージは腸炎発症時の主たるCCL8産生細胞だと考えられる. さらに、抗CCL8抗体の投与により、DSS誘導大腸炎の重症度が軽減した. これら一連の結果からわれわれは、腸炎発症時に、CD169マクロファージはCCL8を産生し、炎症性単球を動員することで腸炎を増悪すると結論づけた（図1B）.

3 Mafによるマクロファージの機能制御

前述の研究により、CD169マクロファージが腸炎を増悪する形質を有することを明らかになったが、このような形質を制御する転写因子は見つかっていなかった. そこでわれわれは、腸管におけるCD169陽性と陰性のマクロファージの遺伝子発現をDNAマイクロアレイにより網羅的に比較し、CD169マクロファージに高発現する転写因子としてMaf（c-Maf）を同定した. Mafを欠損させたマウスは造血不全により胎生致死となるため、生体におけるマクロファージの機能を解析することができない[17]. この問題を回避するために、Mafを欠損した胎仔肝細胞を野生型マウスに移植することで、c-Maf欠損キメラマウスを作製した. このMaf欠損キメラマウスでは、腸管のCD169マクロファージの分化・局在には異常がみられなかった. このことは、MafがCD169マクロファージの分化には必須でないことを示す. 次に、MafがCD169マクロファージの形質決定に関与する可能性を検討した. DSS誘導大腸炎時

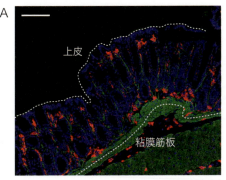
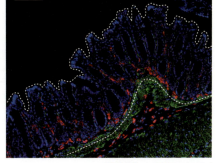
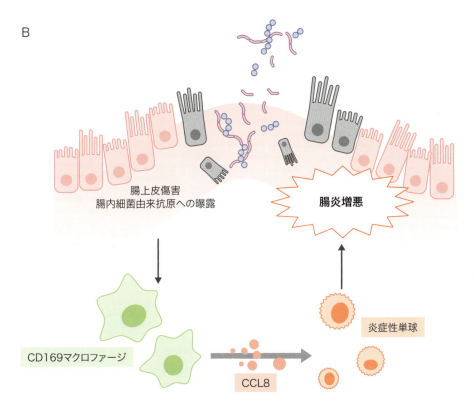

図1 CD169マクロファージによる腸炎増悪のメカニズム
　A) 大腸に存在するマクロファージのF4/80（左）とCD169（右）を免疫組織化学染色により可視化した．赤：F4/80（左），CD169（右），緑：α-SMA（smooth muscle actin），青：核を示す．F4/80陽性のマクロファージは粘膜固有層全体に散在するが，CD169マクロファージは上皮から離れた粘膜筋板よりに偏在する．スケールバー＝100 μm．B) CD169マクロファージによる腸炎増悪のメカニズムを示す．上皮の傷害に伴い，死細胞や腸内細菌などの抗原が粘膜の深部に到達する．CD169マクロファージがこれを感知すると，CCL8ケモカインを産生し，炎症性単球を動員する．（Aは文献23より転載）

のMaf欠損キメラマウスでは，血清CCL8濃度およびCD169マクロファージにおけるCcl8 mRNA発現レベルが，コントロールマウスに比べて有意に減少していた．一方，他の炎症性サイトカインであるIL-6の産生は，コントロールマウスと同程度であった．このことから，MafはCD169マクロファージの機能に重要な役

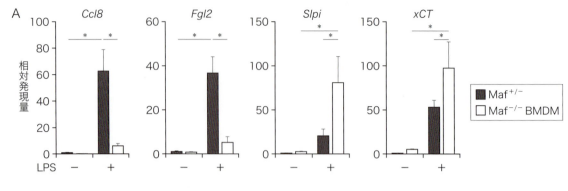

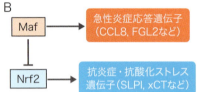

図2 MafとNrf2による遺伝子発現の調節
A)骨髄細胞からM-CSFにより誘導したマクロファージ(BMDM)にLPS刺激を行い,その遺伝子発現を解析した. $p < 0.05$. B) MafとNrf2の関係を示す.Mafは急性炎症応答遺伝子の発現を促進する一方,Nrf2の抑制を介して抗炎症・抗酸化ストレス応答遺伝子の発現を抑制する.(Aは文献23より引用)

割を担うことが明らかとなった.

続いてわれわれは,Mafの制御下にある,CCL8以外の遺伝子群を同定することで,CD169マクロファージにおけるMafの役割を明らかにしたいと考えた.Maf発現キメラマウスと,Maf欠損キメラマウスの骨髄から誘導したマクロファージ(BMDM, bone marrow derived macrophage)をLPS(リポ多糖)で刺激し,その遺伝子発現を網羅的に比較した結果,MafはCCL8に加え,FGL2やMMP13などの急性炎症応答遺伝子の発現をまさに制御することがわかった(図2A).

一方,驚いたことに,Maf欠損BMDMでは,SLPIやxCTをはじめとするNrf2の標的遺伝子の発現が亢進していた[18)19)].Nrf2は炎症収束や組織保護に重要な役割を担う転写因子として知られている[20)].このことから,Mafは炎症関連遺伝子の発現を正に制御するだけでなく,Nrf2の活性を抑制することで抗炎症・組織修復遺伝子の発現を負に制御していると考えられた(図2A).Nrf2が認識するコンセンサス配列AREは,Maf familyが認識するMAREに包含されることから,われわれは,MafがNrf2のコンセンサス配列に拮抗して結合することで,マクロファージにおける抗炎症・抗酸化ストレス遺伝子発現を抑制すると予想した.実際に,SLPIとxCTのレポータープラスミドを用いたル

シフェラーゼアッセイにより,MafはNrf2の活性を転写レベルで抑制することがわかった.以上の結果から,われわれは,Mafが急性炎症応答遺伝子の発現を促進する一方,Nrf2活性を抑制し,抗炎症・抗酸化ストレス応答遺伝子の発現を阻害することで,CD169マクロファージの炎症促進的形質を制御している,と考察した(図2B).

4 炎症に伴うマクロファージの形質転換

組織マクロファージは感染や組織傷害の初期には炎症を惹起する役割を担うが,原因がとり除かれると,周囲の環境に応答してその形質を変化させ,炎症の収束や組織の修復に寄与することが近年明らかになってきた[21)22)].このことからわれわれは,腸炎が進展あるいは収束する過程で,CD169マクロファージにおけるc-Mafの発現レベルが変化し,炎症促進的形質から組織保護的形質へと転換する可能性があるのではないかと考えた.そこで,最初に,Mafの発現レベルを変化させるような因子を *in vitro* で探索したところ,酸化ストレスが,マクロファージにおけるMaf発現を減少させることを見出した.次に,Mafの発現抑制によってマクロファージの形質が変化するか検討した.酸化

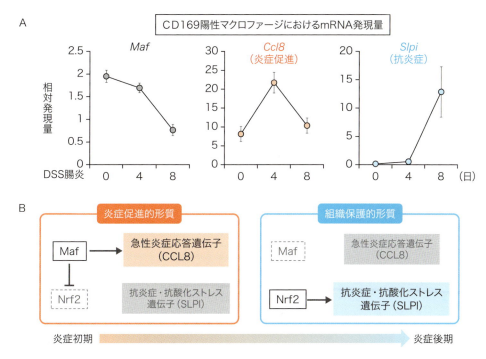

図3 Mafによるマクロファージの形質制御
A) 野生型マウスに腸炎を誘導し，炎症急性期 (day 4) と回復期 (day 8) におけるCD169マクロファージの遺伝子発現を定量した．炎症急性期では，CCL8の発現が亢進し，SLPI, xCTの発現が抑制されている．回復期では，Mafの発現が減少した結果，CCL8の発現が減少し，逆にSLPI, xCTの発現が亢進していた．B) 炎症時における，大腸CD169マクロファージの形質制御機構を示す．急性炎症期では，Mafが急性炎症応答遺伝子の発現を促進し，Nrf2を抑制することで，CD169マクロファージが炎症促進的形質になる．組織修復期では，Mafの発現が減少することでNrf2の抑制が解除され，CD169マクロファージが組織保護的形質に切り替わる．(Aは文献23より引用)

ストレス刺激によりMafの発現を抑制したBMDMを，LPSにより刺激すると，本来誘導されるはずの急性炎症応答遺伝子 (CCL8) が発現せず，反対にNrf2標的遺伝子 (SLPI, xCT) の発現が亢進した．次にわれわれは，in vitroで観察されたCD169マクロファージの形質変化が，生体内で起こりうるか検討した．野生型マウスに腸炎を誘導し，炎症急性期 (day 4) と回復期 (day 8) における，CD169マクロファージの遺伝子発現パターンを調べた．炎症急性期ではCD169マクロファージのMaf発現レベルが依然高く，急性炎症応答遺伝子CCL8を高発現していた．この時点では，Nrf2標的遺伝子 (SLPI, xCT) の発現レベルは抑制されたままだった．一方で，回復期におけるCD169マクロファージでは，Maf発現レベルが減少し，それに伴いCCL8の減少と，SLPI, xCT発現レベルの劇的な亢進がみられた (図3A)．

以上の結果から，次のようなメカニズムが考えられる．CD169マクロファージは，炎症急性期にMaf依存的に急性炎症応答遺伝子を発現する一方で，Nrf2の活性を阻害し，マクロファージが組織保護的な形質に転換するのを抑える．そして，回復期には炎症の進展に伴い蓄積した酸化ストレスによってMaf発現量が減少し，Nrf2の抑制を解除することで，マクロファージが炎症促進的形質から組織保護的形質に転換すると考えられる (図3B)．本研究の成果は，マクロファージが炎症収束能力を保持しながら，どのように急性炎症を惹起するのか，という根源的な問いに一つの解を与える知見であると考える[23]．

おわりに

これまでの研究では，マクロファージに高発現する転写因子の解析を行うことで，組織マクロファージの形質制御機構を明らかにしてきた．しかし近年，組織マクロファージの形質制御機構を探る方法として，エピゲノム解析が注目されている[24)〜26)]．マクロファージの形質は転写因子だけではなく，ヒストン修飾やクロマチンの構造の変化など，エピゲノム要因によって制御されることが明らかになりつつある．組織マクロファージをエピゲノム解析することで，そのマクロファージの機能遺伝子を同定できる．さらにその遺伝子に結合する転写因子を探索することで，マクロファージ固有の転写因子を同定することも可能である．今後は，このような解析によってCD169マクロファージの分化に必要な転写因子や，新たな炎症関連遺伝子を同定し，CD169マクロファージがかかわる諸疾患の治療法の確立をめざしていきたい．

文献

1) 「生命を支えるマクロファージ」（高橋 潔，内藤 眞，竹屋元裕/編），文光堂，2001
2) Okabe Y & Medzhitov R：Cell, 157：832-844, 2014
3) Kohyama M, et al：Nature, 457：318-321, 2009
4) Boyle WJ, et al：Nature, 423：337-342, 2003
5) Suzuki T, et al：Nature, 514：450-454, 2014
6) Martinez-Pomares L & Gordon S：Trends Immunol, 33：66-70, 2012
7) Junt T, et al：Nature, 450：110-114, 2007
8) Phan TG, et al：Nat Immunol, 8：992-1000, 2007
9) Coombes JL, et al：Cell Rep, 2：124-135, 2012
10) Barral P, et al：Nat Immunol, 11：303-312, 2010
11) Gaya M, et al：Cell, 172：517-533.e20, 2018
12) Asano K, et al：Immunity, 34：85-95, 2011
13) Karasawa K, et al：J Am Soc Nephrol, 26：896-906, 2015
14) Asano K, et al：Nat Commun, 6：7802, 2015
15) Hiemstra IH, et al：Immunology, 142：269-278, 2014
16) Miyake Y, et al：J Clin Invest, 117：2268-2278, 2007
17) Kusakabe M, et al：Blood, 118：1374-1385, 2011
18) Ishii Y, et al：J Immunol, 175：6968-6975, 2005
19) Sasaki H, et al：J Biol Chem, 277：44765-44771, 2002
20) Ma Q：Annu Rev Pharmacol Toxicol, 53：401-426, 2013
21) Sica A & Mantovani A：J Clin Invest, 122：787-795, 2012
22) Wynn TA & Vannella KM：Immunity, 44：450-462, 2016
23) Kikuchi K, et al：J Immunol：10.4049/jimmunol.1800040, 2018
24) Ivashkiv LB：Trends Immunol, 34：216-223, 2013
25) Amit I, et al：Nat Immunol, 17：18-25, 2016
26) Álvarez-Errico D, et al：Nat Rev Immunol, 15：7-17, 2015

Profile　筆頭著者プロフィール

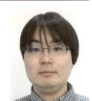

菊池健太：2018年に東京薬科大学生命科学研究科 修士課程を修了．さらに同大学博士課程に進学し，マクロファージ・単球の分化機構の解明を続けています．組織マクロファージの分化機構を明らかにするため，次世代型シークエンスのデータ解析を修行中です．ウェットな実験もでき，バイオインフォマティクスにも強い研究者をめざしています．

特集　疾患を制御するマクロファージの多様性

線維症とマクロファージ

佐藤　荘

100年以上前に発見されたマクロファージは，発見以来最近まで体内には1種類しかないと考えられてきた．しかし近年のさまざまな研究から，疾患の発症にかかわるさまざまなマクロファージサブタイプが存在する可能性が考えられはじめている．今回，われわれは免疫学の解析手法に加え，バイオインフォマティクスの技術，およびイメージングの技術を用いて，線維症の発症にかかわるマクロファージの新しいサブタイプを同定し，その分化メカニズムの研究を行ったので，今回報告する．

キーワード　疾患特異的マクロファージ，線維症，メタボリックシンドローム，アレルギー，自然免疫

■ はじめに

今から100年以上前にマクロファージは異物を食べる細胞として，ロシアの研究者のMetchnikoffによって報告された．その発見以来近年まで，1世紀以上もの間，マクロファージというのは1種類の細胞として，体のなかで死細胞や病原体など異物処理をおこなう下働きをすると考えられてきた．しかし，近年の免疫学研究からこの細胞は1種類ではあるものの，急性炎症にかかわるM1マクロファージと慢性炎症にかかわるM2マクロファージという2つの状態をその細胞が存在している環境に合わせて行ったり来たりすると考えられている[1]．

しかしわれわれは，マクロファージはM1/M2という2つの状態の行き来ではすべての免疫応答と疾患との関係は説明が付かないと考え，さらに詳細なサブタイプにわかれると仮定して研究を行った．その結果，アレルギーにかかわるマクロファージサブタイプはJmjd3が機能することにより分化すること[2]，またメタボリックシンドロームに関与するマクロファージサブタイプは脂肪組織のなかに常在し，Trib1により分化することを突き止めた[3]．これらの研究から，前述の2つのマクロファージは異なる遺伝子によって制御を受ける異なる細胞であることが証明された．本来マクロファージはその発見以来，1種類しかないと考えられてきたが，病気ごとの疾患特異的マクロファージが複数種存在している可能性を考えている．

1　線維症にかかわる新規マクロファージサブタイプ：SatM

前述の2種以外の新たな疾患特異的マクロファージを探索するために，次の標的疾患として，現在有効な治療法がほとんど存在していない線維症に着目した．線維化にかかわるマクロファージは疾患発症のタイミングで患部に集積すると予測し，ブレオマイシン（BLM）誘導性肺線維化モデルを用いて，線維化初期に患部に集まる細胞について解析を行った．その結果，線維化期では，炎症性単球は減少し，Ly6C$^-$Mac1$^+$の分画が集まることを突き止めた．これまでLy6C$^-$分画は1種

特集 疾患を制御するマクロファージの多様性

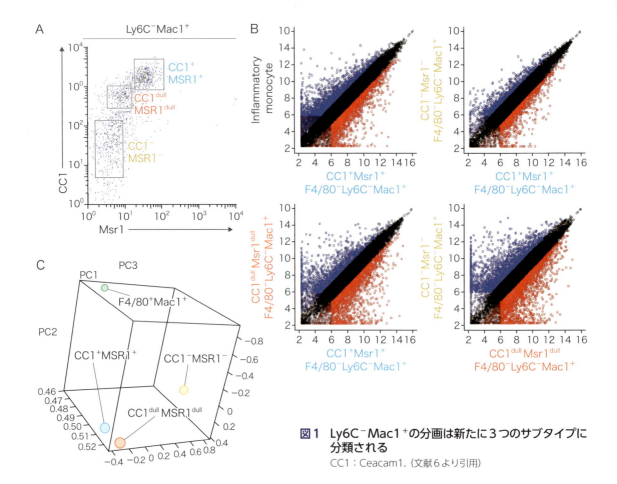

図1　Ly6C⁻Mac1⁺の分画は新たに3つのサブタイプに分類される
CC1：Ceacam1．（文献6より引用）

類の細胞（patrolling monocyte）しか存在していないと思われていた[4]がバイオインフォマティクスを用いた解析から，さらにこの分画は3種に分かれることが明らかとなった（**図1**）．そこで，BLMを投与した野生型マウスに，Ly6C⁻分画中のこれらの3つの細胞を別々に移植したところ，Ceacam1⁺Msr1⁺F4/80⁺Ly6C⁻Mac1⁺単球（**図1**の青）を移植したときに著しく線維症が増悪した．

次に，この細胞の遺伝子発現の網羅的解析を行ったところ，*Nfil6* が高発現していることがわかった．免疫系の細胞でのみ *Nfil6* を欠損させたキメラマウスを樹立し解析を行ったところ，線維症に対して非常に強い耐性を示し，さらにこのLy6C⁻分画中のMsr1⁺Ceacam1⁺単球が欠損していた．また，MRIを用いた *in vivo* イメージング解析から，*Nfil6* 欠損キメラマウスでは炎症は野生型と同程度起こるが，線維化のみが抑えられていることが明らかとなった．野生型からこの単球を回収し，*Nfil6* 欠損キメラマウスに移植してBLMを与えたところ，線維症が再発したことから，この細胞が線維症の発症に必須であることが明らかとなった．

次に，この細胞の形態的特徴を検討した．通常のマクロファージ・単球は円状の1つの核であるが，メイギムザ染色・電顕解析の結果から，この線維症にかかわる細胞は非常に興味深いことに2核様の形態をとっており，さらに，通常は顆粒球がもっている顆粒のような形態が細胞質に多くみられた（**図2**）．そこで，バイオインフォマティクスを用いてこの細胞の遺伝子発現パターンを検討したところ，この細胞はマクロファージ・単球のマーカーだけでなく，顆粒球のマーカーも一部発現していることが明らかとなった．また，プロ

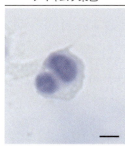
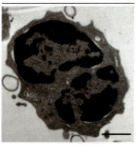
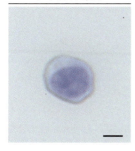
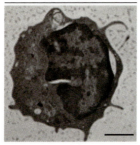

図2 新しく発見されたSatMの形態
スケールバー＝3μm（写真左），2μm（写真右）（文献6より引用）

テオミクス解析の結果からも，この細胞はneutrophil elastase等の顆粒球タンパク質を所持していることが確認された．以上のことより，①Ceacam1⁺Msr1⁺F4/80⁺Ly6C⁻Mac1⁺で定義され，分化には*Nfil6*が必須であること（分離マーカーと分化必須因子の同定），②単球でありながら，2核様の核型と顆粒球が所持している顆粒を細胞質に所持していること（形態の特定），③線維化の発症に重要であること（関連疾患の特定）の3つの条件が明らかとなった．これらの結果から，この細胞はこれまでにない新しいマクロファージ・単球だと判断し，segregated nucleus-containing atypical monocyte（SatM）と名付けた．

2 SatMの分化機構の解明

次に*Nfil6*の作用点について検討した．末梢組織ではSatMは完全に消失していたことから，その作用点はより未分化な状態である前駆体にあると推測した．すべてのマクロファージ・単球，樹状細胞はmacrophage dendritic cell progenitor（MDP）から分化することが報告されているので[5]，生体に回収したMDPを移植したところ，末梢に移植したMDP由来のSatMはみられなかった．そこで，MDPのさらに上流の前駆体でもあるgranulocyte macrophage progenitor（GMP）をマウスに移植し検討を行ったところ，末梢に成熟したSatMが出現した．これらの結果から，SatMの前駆体はGMPの下流にありMDP以外の前駆体から分化することが明らかとなった．

そこでGMPの下流に存在するSatM前駆体を同定するために，再度，骨髄中のSatMが発現しているマーカーを検討した．その結果，これまでのマーカーに加えて，新しくC5aRやFcεRIが発現していることがわかった．そこでこれらのマーカーおよびM-CSFR，Ly6Cを使用して，lineage⁻ckit⁻を分けたところ，複数に分けることができた．それぞれの分画に含まれる細胞の形態をメイギムザ染色にて調べたところ，lineage⁻ckit⁻C5aR⁺M-CSFR⁺Ly6C⁻FcεRI⁺で定義する分画に存在している未熟な細胞集団の形態が，末梢のSatMと似ていることがわかった．そこでこの細胞を用いてfate mappingの実験を行ったところ，末梢に分化したSatMを確認することができた．以上のことから，この細胞がSatMの前駆体であることがわかり，SatM progenitor（SMP）と定義した．

*Nfil6*の作用点を見つければ，SatMの分化機構も明らかになると考えられるので，マイクロアレイを用いて網羅的に遺伝子発現パターンの検討を行った．GMPおよびMDPの遺伝子発現パターンは野生型と*Nfil6⁻/⁻*との間でほとんど変化はなかった．しかし，*Nfil6⁻/⁻*SMPの遺伝子発現パターンは，野生型と著しく異なっていることが明らかとなった．さらに，これらの発現データを用いてバイオインフォマティクス解析を行ったところ，*Nfil6⁻/⁻*SMPでは特に細胞死にかかわるシグナル経路に異常を示していることが明らかとなった．そこで，培養したSMPをFACSにて確認したところ，*Nfil6⁻/⁻*SMPではAnnexinV⁺PI⁺からなる死細胞が野生型よりも増えていることが確認された．さらに，分化能を調べるためにコロニーアッセイを行っ

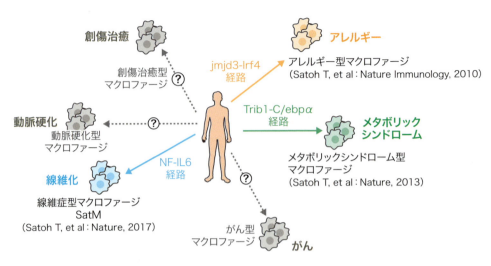

図3 疾患特異的マクロファージという概念

たところ，野生型SMPと異なり*Nfil6*^{−/−}SMPは寒天培地中でコロニーの形成が起こらなかった．これらの結果から，SMPで*Nfil6*が作用することによりSatMが分化し，その分化した細胞が線維化発症に必須であることがわかった[6]．

おわりに

われわれはこれまでにエピジェネティックな遺伝子制御を行う*Jmjd3*の働きによって分化するマクロファージサブタイプが，アレルギー反応と深く関与していることを報告した．しかしながら，このタイプのマクロファージは脂肪組織等のメンテナンスには関与していないこともわかった．一方で，*Trib1*に制御されるマクロファージサブタイプは，アレルギー応答を誘発する物質に対して正常に応答した．非常に興味深いことに，これらの2種類の遺伝子欠損マウスは線維症の発症は野生型と同程度起こることが本研究のなかで明らかとなった．以上の研究結果から，100年以上も昔からマクロファージは1種類しかないと考えられてきていたが，実際にはわれわれの体内には疾患ごとに対応したさまざまなタイプのマクロファージ（疾患特異的マクロファージ）が存在していることが考えられる（図3）．これらの疾患特異的な細胞を標的とした創薬は，その疾患特異性の高さから，副作用の少ない創薬応用につながることも期待される．

文献

1) Gordon S : Nat Rev Immunol, 3 : 23-35, 2003
2) Satoh T, et al : Nat Immunol, 11 : 936-944, 2010
3) Satoh T, et al : Nature, 495 : 524-528, 2013
4) Carlin LM, et al : Cell, 153 : 362-375, 2013
5) Auffray C, et al : J Exp Med, 206 : 595-606, 2009
6) Satoh T, et al : Nature, 541 : 96-101, 2017

Profile 著者プロフィール

佐藤 荘：概論の著者プロフィールを参照．

特集 疾患を制御するマクロファージの多様性

脂肪酸代謝バランスによる マクロファージの機能制御

青木秀憲,有田 誠

脂質はエネルギー源や生体膜成分という役割に加え,生体内でシグナル分子として機能する.これら脂質の三大機能は生体内の脂質代謝バランスにより制御されており,これらがマクロファージの分化や機能制御とも密接に関与することがしだいに明らかになりつつある.本稿では特に,脂肪酸バランスの変化がマクロファージに及ぼす影響について,さらに特定の脂肪酸代謝酵素を発現するユニークなマクロファージ集団の機能的役割について,最近の知見を紹介する.

キーワード ω3脂肪酸,脂質代謝バランス,炎症,12/15-LOX,脂肪酸代謝酵素

はじめに

マクロファージには構造や機能の異なるサブセットが存在する.炎症性のM1サブセット,組織修復性のM2サブセットという分け方や,その起源より骨髄由来,卵黄嚢由来といった分け方がある.それぞれのマクロファージの機能を調節する因子の一つとして,細胞内あるいは細胞外の脂質代謝バランスの重要性が注目されている.例えば,細胞内外の脂肪酸バランスの違いがマクロファージの異物の貪食作用や代謝能,サイトカイン制御などに影響を及ぼすことが報告されている[1].一般的に多価不飽和脂肪酸には哺乳動物の体内において性質の異なるものが存在し,分子内二重結合の位置がω末端(メチル基末端)から6番目にあるものはω6脂肪酸(リノール酸,アラキドン酸など),一方でω末端から3番目にあるものはω3脂肪酸〔α-リノレン酸,エイコサペンタエン酸(EPA, eicosapentaenoic acid),ドコサヘキサエン酸(DHA, docosahexaenoic acid)など〕に分類される.ω6脂肪酸やω3脂肪酸,さらにそれらの機能性代謝物は炎症の制御や組織恒常性の維持に深くかかわることが知られている.またマクロファージのなかにはこれら機能性代謝物の生成,分解にかかわるさまざまな代謝酵素を異なるレベルで発現する細胞集団が存在し,これらが局所の脂肪酸代謝環境を調整することによって炎症の制御や組織恒常性の維持にかかわる可能性が指摘されている(図1).

1 ω3/ω6脂肪酸バランスと マクロファージの機能制御

ω3/ω6脂肪酸バランスが炎症・代謝性疾患の制御に大きく寄与することは広く認知されている.例えば,九州大学が行う疫学調査の久山町研究では末梢血中のω3/ω6脂肪酸比が高い人ほど心血管病のリスクが低いという結果が報告されており,またω3脂肪酸製剤を用いた大規模介入試験からも,心血管病に対するω3脂肪酸投与の有効性が示されている[2,3].また,ω3脂肪酸合成酵素(Fat-1)のトランスジェニックマウス

Fatty acid metabolism balance in regulation of macrophage function
Hidenori Aoki[1,2]/Makoto Arita[1~3] : Division of Physiological Chemistry and Metabolism, Keio University Faculty of Pharmacy[1]/Laboratory for Metabolomics, RIKEN Center for Integrative Medical Sciences[2]/Graduate School of Medical Life Science, Yokohama City University[3](慶應義塾大学薬学部代謝生理化学講座[1]/理化学研究所生命医科学研究センターメタボローム研究チーム[2]/横浜市立大学大学院生命医科学研究科[3])

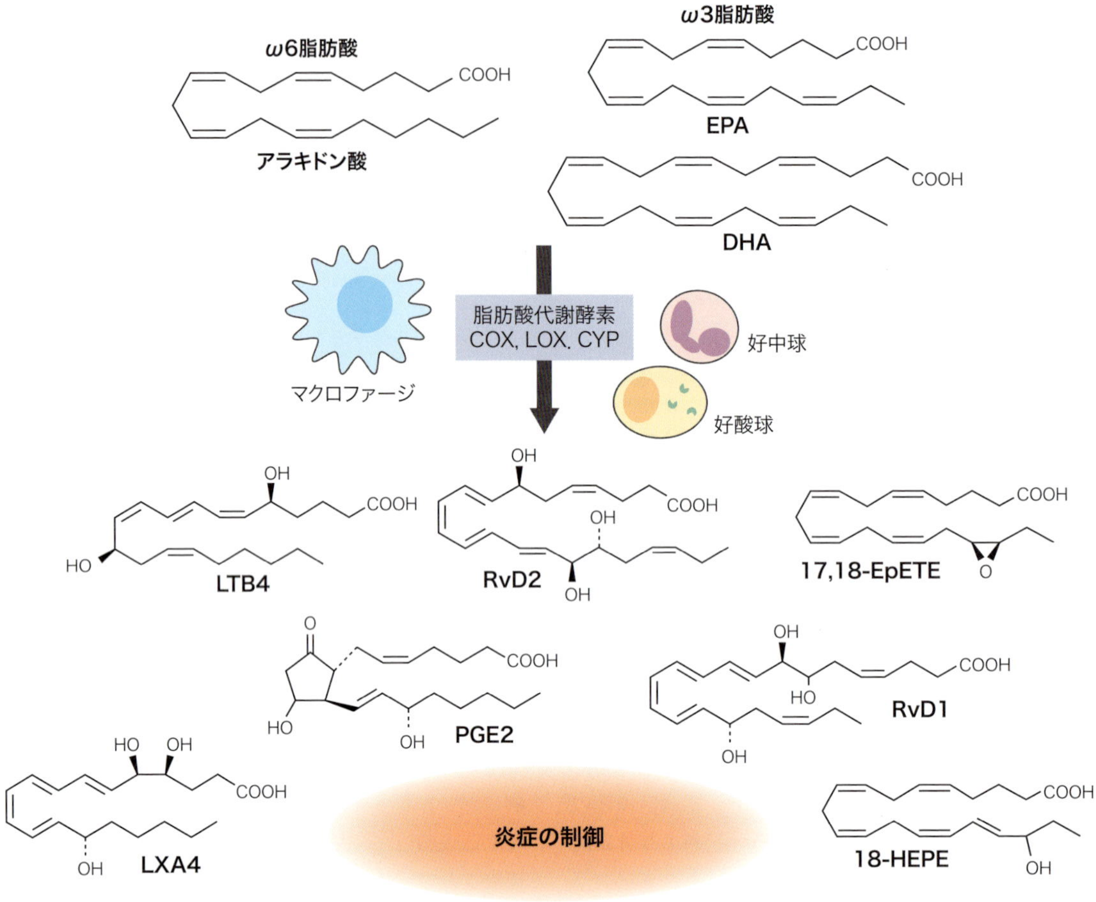

特集 疾患を制御するマクロファージの多様性

図1 脂肪酸代謝バランスによる炎症の制御
ω3/ω6脂肪酸に由来する機能性代謝物は，炎症反応を正や負に制御する作用をもつ．マクロファージをはじめ，好中球や好酸球などの細胞は，COX，LOX，CYPなどの脂肪酸代謝酵素をそれぞれに特徴的なパターンで発現しており，これらが局所の脂肪酸代謝環境を調整することによって炎症の制御や組織恒常性の維持にかかわっている．

(Fat-1 Tgマウス) を用いた研究からも，炎症の制御におけるω3/ω6脂肪酸バランスの重要性が示されている．われわれは，Fat-1 Tgマウスの心肥大・心不全モデル (TACモデル) において，圧負荷による心筋組織の線維化 (リモデリング) に対して抵抗性があることを報告している[4]．さらにリピドミクス解析を行った結果，線維化を抑制する機能性代謝物としてEPA由来の18-hydroxy-eicosapentaenoic acid (18-HEPE) を見出した．圧負荷ストレスに応じて骨髄から心臓に動員された単球・マクロファージが，局所でEPAから活性代謝物18-HEPEを生成し，それが近傍の線維芽細胞の過剰な活性化を抑えることで組織の線維化 (リモデリング) を抑制するメカニズムが示唆された．また，Fat-1 Tgマウスは代謝性疾患の進行においても抵抗性を示す．Fat-1 Tgマウスに対して高脂肪食を与えると，野生型マウスと同程度の肥満であるのにもかかわらず，耐糖能異常が起こりにくいことが明らかになった[5]．また脂肪組織を観察すると，野生型マウスでは肥大化した脂肪細胞をマクロファージがとり囲むような組織学的構造のcrown like structure (CLS) を多く形成していた．しかし，Fat-1 TgマウスではこのCLSの形成が抑えられ，また炎症性サイトカインやケモカ

インの発現量も抑えられていた．すなわち，組織中のω3/ω6脂肪酸バランスが高いことにより，肥満におけるマクロファージを介する脂肪組織の炎症性変化が抑えられ，その結果として耐糖能異常の形成が抑制されたものと考えられた．また，Fat-1 Tgマウスにエポキシド加水分解酵素（soluble epoxide hydrolase）の阻害剤を投与すると，組織中のω3脂肪酸由来の機能性代謝物（ω3脂肪酸エポキシド）の量が増大し，それに伴って脂肪組織のCLS形成など炎症性変化や全身性の代謝障害の改善が認められた[6]．すなわち，組織中のω3/ω6脂肪酸バランスおよびその代謝環境の変化が，マクロファージを介した炎症・代謝性疾患の進展に影響を及ぼすメカニズムが示唆された．

ω3脂肪酸およびその代謝物はマクロファージに直接作用し，炎症性反応を制御することが報告されている．DHAはマクロファージに発現する脂肪酸受容体GPR120を活性化し，細胞内シグナル伝達を介してNF-κBの抑制など抗炎症作用を発揮する[7]．またDHA代謝物であるD-シリーズレゾルビン類はマクロファージに作用して，貪食能の促進，M2分化誘導や抗炎症作用を発揮することが報告されている[8]．一方で，マクロファージの形質変化に伴い脂肪酸バランスが変化することも報告されている．マクロファージにLPS刺激を行うと，炎症性サイトカインの産生を伴うM1様形質から，その後24時間でM2様形質への遷移が認められる．この時，M2様形質への遷移に伴い，脂肪酸合成を調節する転写因子SREBP1の活性化および不飽和脂肪酸の割合の増加が認められた[9]．SREBP1はScd2，Fads1，Elovl5など不飽和脂肪酸の合成にかかわる遺伝子の転写因子として機能する．このSREBP1を欠損したマクロファージでは，M2分化に伴う細胞内の不飽和脂肪酸の増加傾向が抑制され，それに伴い炎症性応答の持続，遷延化が観察されている．

2 脂肪酸代謝酵素とマクロファージの機能制御

アラキドン酸やEPA，DHAなど多価不飽和脂肪酸は，シクロオキシゲナーゼ（COX, cyclooxygenase），リポキシゲナーゼ（LOX, lipoxygenase），シトクロムP450モノオキシゲナーゼ（CYP, cytochrome P450 monooxygenase）などの脂肪酸代謝酵素によりさまざまなタイプの脂質メディエーターに変換され，それぞれが炎症の制御をはじめとするさまざまな生体機能の調節にかかわっている（図1）[10]．例えば，COXや5-LOXによって産生されるプロスタグランジンやロイコトリエンは炎症の初期過程に一過性に生成し，血管透過性の亢進や好中球やマクロファージの遊走など，起炎反応を促進する作用を持つことが知られている．一方で12/15-LOXによって生成するリポキシン，レゾルビン，プロテクチン，またCYPによって生成するヒドロキシ脂肪酸やエポキシ脂肪酸には，抗炎症作用や組織保護作用などが報告されている．これらの脂肪酸代謝酵素は，マクロファージの異なるサブセットにおいて特徴的な発現パターンを示し，それぞれがマクロファージを介する生体制御にかかわることが示されている．

炎症反応は外傷や感染に対する重要な生体防御反応である．一方，いったん生じた炎症は適切に収束する必要があり，この制御が破綻すると慢性炎症や組織障害を伴う病態へと発展してしまう．すなわち，炎症の遷延化および慢性化の分子機構の一つとして，炎症の収束機構の障害の可能性が示唆されている[11]．急性炎症の初期過程においては，炎症局所で血管透過性亢進，それに続く好中球の浸潤が起こり，異物の迅速な除去が行われる（図2）．この過程ではサイトカイン，ケモカイン，プロスタグランジン，ロイコトリエンなどの起炎性メディエーターが産生され，それぞれが中心的な役割を果たしている．一方，炎症の収束過程においては，炎症部位でアポトーシス細胞や組織屑がマクロファージによって取り込まれクリアランスされる．さらに，異物を貪食した細胞および浮腫は，リンパ管を介したドレナージによって炎症組織から所属リンパ節へと除去される．われわれは，COX，LOXなどの産物が，急性腹膜炎の進行に伴いそれぞれ特徴的な挙動を示すことを見出し，特に12/15-LOXによって産生される一連の代謝物が炎症の開始とともに減少し，収束期にかけて再び増加するといったユニークなパターンを示すことに着目した．その結果，炎症の収束期に動員される好酸球が12/15-LOXを発現しており，12/15-

特集　疾患を制御するマクロファージの多様性

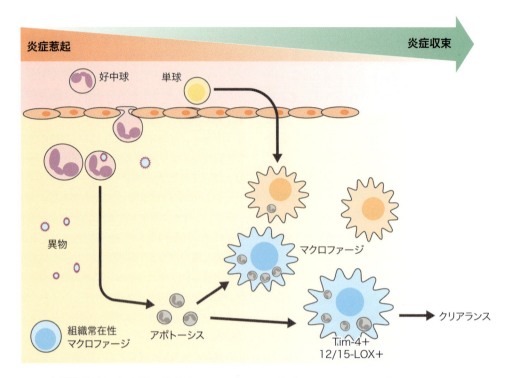

図2　マウス急性腹膜炎の収束期に機能する12/15-LOX高発現マクロファージ
炎症の収束過程においては，炎症部位でアポトーシス細胞や組織屑がマクロファージによって取り込まれクリアランスされる．さらに，異物を貪食した細胞および浮腫は，リンパ管を介したドレナージによって炎症組織から所属リンパ節へと除去される．炎症の収束時に現れる12/15-LOX高発現マクロファージは，ホスファチジルセリン受容体Tim-4を高発現しており，アポトーシス細胞の効率的なクリアランスを行う．

LOX由来の抗炎症性メディエーターの産生を介して周囲の細胞に作用し，炎症が適切に収束する環境を整えていることを明らかにした[12)13)]．また，急性炎症の収束期においては好酸球以外にも一部のマクロファージが12/15-LOXを高発現している（図2）．この12/15-LOX高発現マクロファージはホスファチジルセリン受容体Tim-4を高発現しており，アポトーシス細胞のクリアランス能が周囲のマクロファージに比べて非常に高い．12/15-LOXによる酸化リン脂質の生成により，12/15-LOX発現マクロファージが周囲のマクロファージに比べてアポトーシス細胞のクリアランスを効率的に行う分子メカニズムが提唱されている[14)]．さらに12/15-LOX欠損マウスではアポトーシス細胞の処理が適切に行われず，加齢に伴い自己免疫疾患様の症状が発症することが報告されている．

また，COXやLOXなどによって産生される脂肪酸由来の親電子性代謝物（lipid-derived electrophiles, LDE）は，細胞内タンパク質に共有結合することで，それらの活性や機能を調節する事例も報告されている．われわれは，アルキン修飾脂肪酸を用いたケモプロテオミクスの手法により，マクロファージ細胞内で12/15-LOXにより生成したLDEが，エネルギー代謝系の酵素タンパク質に共有結合して，それらの活性に影響を及ぼすことを明らかにした[15)]．実際に，12/15-LOXを欠損したマクロファージでは，解糖系やミトコンドリア呼吸鎖の活性が野生型と比べて有意に低下していた．また，その他細胞内のLDEの標的分子として，一連のファゴサイトーシス調節関連分子なども検出された．すなわち，細胞外への脂質メディエーターの放出のみならず，LDEの産生を介した細胞内タンパク質の調節などを介して，12/15-LOXはマクロファージの機能制御を行っていると考えられた．

おわりに

以上，マクロファージの機能制御における脂質代謝バランスの重要性について紹介した．マクロファージは組織恒常性の維持や疾患制御において重要な役割を担う細胞集団である．一方で，生体内の脂質代謝バランスは，*de novo*合成系による制御に加え，食事に由来する環境要因の影響を大きく受ける．これら脂質代謝バランスがマクロファージの機能制御にどのようにかかわっているのか，その分子メカニズムを明らかにすることは，脂質の栄養環境や代謝動態の変化などが恒常性維持や疾患制御にどのようにかかわってくるのか，その分子レベルでの理解につながることが期待される．

文献

1) Schumann J：Eur J Pharmacol, 785：18-23, 2016
2) Ninomiya T, et al：Atherosclerosis, 231：261-267, 2013
3) Japan EPA lipid intervention study (JELIS) Investigators.：Lancet, 369：1090-1098, 2007
4) Endo J, et al：J Exp Med, 211：1673-1687, 2014
5) White PJ, et al：Diabetes, 59：3066-3073, 2010
6) López-Vicario C, et al：Proc Natl Acad Sci U S A, 112：536-541, 2015
7) Oh DY, et al：Cell, 142：687-698, 2010
8) Serhan CN：Nature, 510：92-101, 2014
9) Oishi Y, et al：Cell Metab, 25：412-427, 2017
10) Arita M：J Biochem, 152：313-319, 2012
11) Nathan C & Ding A：Cell, 140：871-882, 2010
12) Yamada T, et al：FASEB J, 25：561-568, 2011
13) Tani Y, et al：FASEB J, 28：4036-4043, 2014
14) Uderhardt S, et al：Immunity, 36：834-846, 2012
15) Isobe Y, et al：ACS Chem Biol, 13：887-893, 2018

Profile

著者プロフィール

青木秀憲：1995年に千葉で生まれた．中・高・大学ではそれぞれ野球部・水泳部・アメフト部に所属し，一貫して続けたものはない．2016年，慶應義塾大学薬学部に新しく開設された代謝生理化学講座の1期生として配属される．有田誠教授のもと，脂質とマクロファージの研究に魅了され，人生でやっと一貫して続けられそうなものを手にした．現在，慶應義塾大学と理化学研究所という素晴らしい研究環境とユニークな仲間たちに刺激されながら，研究に熱中しております．

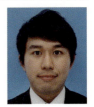

有田　誠：1992年，東京大学薬学部卒業．'97年，同大学院博士課程修了．博士（薬学）．同年より東京大学薬学部助手．2000年より米Harvard Medical Schoolにて，脂肪酸由来の抗炎症性代謝物の研究に従事．'03年より同Instructor．'07年より東京大学大学院薬学系研究科准教授．'14年より理化学研究所IMSチームリーダー，横浜市立大学客員教授．'15年より新学術領域研究「脂質クオリティが解き明かす生命現象」領域代表．'16年より慶應義塾大学薬学部教授，理化学研究所・横浜市立大学は引き続き兼任．

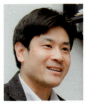

特集関連書籍のご案内

実験医学 Vol.35 No.18
造血研究—新時代への挑戦
～複雑・精緻な血液システムに迫る

石川文彦／企画

成体でも日々大量の血液細胞を生み出す「造血」が行われている．その大もととなる造血幹細胞が多様な細胞を造る機序と，その破綻による白血病発症までの最先端研究を紹介！

B5判　137頁　2017年10月発行
定価（本体 2,000円＋税）
ISBN 978-4-7581-2501-7

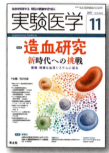

実験医学増刊 Vol.32 No.17
炎症
—全体像を知り
　慢性疾患を制御する

松島綱治／編

乱立していた研究成果がつながり，因子・細胞の関係性と全体の中での役割が明瞭に！いま注目の研究分野「炎症」の，最新知見を整理した総集編．炎症開始から慢性化の仕組みまでしっかりわかる！

B5判　220頁　2014年10月発行
定価（本体 5,400円＋税）
ISBN 978-4-7581-0342-8

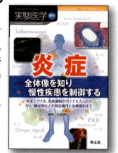

免疫ペディア
～101のイラストで免疫学・
　臨床免疫学に強くなる！

熊ノ郷　淳／編

免疫細胞の種類から，がん免疫，関節リウマチまで重要語句を豊富なイラストで解説！複雑な免疫学もすぐ参照，すぐ理解！多忙な臨床医，免疫学入門者におすすめです！

B5判　317頁　2017年6月発行
定価（本体 5,700円＋税）
ISBN 978-4-7581-2080-7
詳しくは本誌 2374ページへ

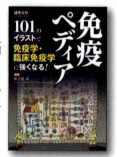

免疫・アレルギー疾患の
　分子標的と治療薬事典
～生物学的製剤，低分子化合物のターゲット分子と
　作用機序，薬効のすべて

田中良哉／編

分子標的治療が多角的に理解できる！ターゲット分子の生理機能は見開きで簡潔に解説．薬剤は辞書形式で掲載し，標的・適応・薬効などが一目瞭然．基礎，臨床問わず必携の書．

B5判　375頁　2013年3月発行
定価（本体 7,600円＋税）
ISBN 978-4-7581-2041-8

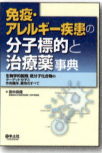

からだをまもる
　免疫のふしぎ

日本免疫学会／編

アレルギーってどうしてなるの？がんは免疫で治るの？ぼくと猫が目撃する免疫のふしぎのお話．子供から大人まで楽しく読めて，しっかりとした科学が身につく新しい絵本です．

A4変型判　71頁　2008年4月発行
定価（本体 1,800円＋税）
ISBN 978-4-7581-0725-9

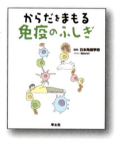

免疫学は
　やっぱりおもしろい

小安重夫／著

複雑な免疫学の世界をわかりやすくかみ砕いた名著が待望の改訂！最新の話題や，歴史上のエピソードを紹介したコラムを追加，免疫学が一層おもしろくなる必読の書です．

四六判　239頁　2008年3月発行
定価（本体 2,800円＋税）
ISBN 978-4-7581-0724-2

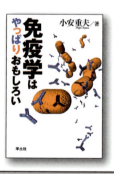

発行　羊土社 YODOSHA　〒101-0052　東京都千代田区神田小川町2-5-1　TEL 03(5282)1211　FAX 03(5282)1212
E-mail：eigyo@yodosha.co.jp
URL：www.yodosha.co.jp/　　　ご注文は最寄りの書店，または小社営業部まで

特集関連バックナンバーのご案内

本特集「マクロファージ」に関連した,これまでの実験医学特集・増刊号の一部を以下にラインナップしました.分野の歴史の学習から関連トピックの理解まで,ぜひお役立てください.

実験医学 1984 年号 Vol.2 No.2
免疫と生体調節
企画／大沢利昭

実験医学 1988 年 2 月号 Vol.6 No.2
T 細胞研究の新展開
企画／多田富雄

実験医学 1994 年増刊号 Vol.12 No.17
免疫研究の最前線
編集／笹月健彦,平野俊夫,本庶　佑

実験医学 1997 年増刊号 Vol.15 No.11
免疫研究の最前線 '97〜'98
監修／笹月健彦,編集／北村俊雄,中山敬一,山本一彦

実験医学 2001 年増刊号 Vol.19 No.5
免疫 総集編 2001
編集／烏山　一,小安重夫

実験医学 2004 年増刊号 Vol.22 No.5
免疫研究のフロンティア
編集／中山俊憲,清野　宏,笹月健彦

実験医学 2007 年増刊号 Vol.25 No.20
粘膜免疫からの感染と免疫応答機構
編集／清野　宏

実験医学 2008 年増刊号 Vol.26 No.20
樹状細胞による免疫制御と臨床応用
編集／稲葉カヨ

実験医学 2010 年増刊号 Vol.28 No.12
サイトカインによる免疫制御と疾患
編集／吉村昭彦,上阪　等,村上正晃,善本隆之

実験医学 2012 年 4 月号 Vol.30 No.6
慢性アレルギー炎症—免疫系の役者たちの新たな姿
企画／久保允人

実験医学 2012 年 12 月号 Vol.30 No.19
新発見が続く自然リンパ球
企画／小安重夫

実験医学 2013 年増刊号 Vol.31 No.17
病態の理解に向かうアレルギー疾患研究
編集／椛島健治

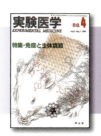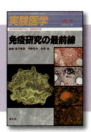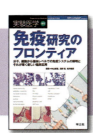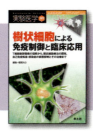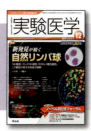

2016年以前の号は羊土社ホームページから電子版（PDF）でご購入できます

DIGITAL ARCHIVE　〜 電子バックナンバー 〜

「実験医学」既刊誌をデジタルデータで復刻いたしました.
現在市販されていない「実験医学」既刊誌の,1983年創刊号から2016年までを電子版（PDF）にて取り揃えております.

実験医学online　www.yodosha.co.jp/jikkenigaku/archive/

各研究分野を完全網羅した最新レビュー集

実験医学増刊号

年8冊発行 [B5判]
定価(本体5,400円+税)

Vol.36 No.12（2018年7月発行）
脳神経回路と高次脳機能
スクラップ＆ビルドによる
心の発達と脳疾患の謎を解く

編集／榎本和生，岡部繁男

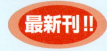
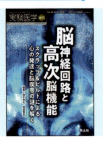

序にかえて―スクラップ＆ビルドで発達する脳神経回路と
高次脳機能　　　　　　　　　　　　榎本和生，岡部繁男

第1章　脳発達を駆動する
　　　　　脳神経回路再編メカニズム

＜1＞シナプスリモデリングの分子機構　岩崎広英，岡部繁男
＜2＞神経突起の選択的除去メカニズム
　　　　　　　　　長谷川恵理，北谷育子，栁　学理，榎本和生
＜3＞神経幹細胞のダイナミックな転写制御
　　　　　　　　　影山龍一郎，大塚俊之，下條博美
＜4＞グリア細胞による神経回路のスクラップアンドビルド
　　　　　　　　　和氣弘明，加藤大輔
＜5＞スクラップ＆ビルドによる小脳神経回路の動的制御
　　　　　　　　　掛川　渉，柚﨑通介
＜6＞視床大脳皮質投射系における軸索分岐のリモデリング
　　　機構　　　　　　　　　　　　山本亘彦
＜7＞マウス体性感覚野の回路発達と神経活動
　　　　　　　　　中沢信吾，水野秀信，岩里琢治
＜8＞嗅覚回路から神経回路再編メカニズムを解き明かす
　　　　　竹内俊祐，藤島航大，奥山　圭，冨樫和也，榎本和生

第2章　脳発達と回路再編により生み出される
　　　　　高次脳機能

＜1＞スクラップ化した記憶はどこへ　　　奥山輝大
＜2＞発声学習を決定する臨界期の聴覚経験依存的神経回路
　　　形成　　　　　　　　　　　杉山（矢崎）陽子
＜3＞睡眠の制御メカニズムとその破綻に伴う行動異常
　　　　　　　　　大石　陽，林　悠，柳沢正史
＜4＞手綱核による危険予知と絶望　岡本　仁，天羽龍之介
＜5＞相手を知り，理解し，適切な行動を生み出す神経回路
　　　　　　　　　　　　　　　　菊水健史
＜6＞知覚が発生する神経基盤　　福田めぐみ，村山正宜

第3章　脳発達・再編と病気・障害

＜1＞発達障害―自閉症の病態とシナプス動態を中心に
　　　　　　　　　　　　　　　　内匠　透
＜2＞思春期の発達脳科学と発達精神病理学の統合にもとづく
　　　統合失調症の脳病態研究　　　笠井清登
＜3＞哺乳類における老化・寿命を制御する視床下部神経細胞
　　　およびその分子機序　　　　　佐藤亜希子
＜4＞発達・病態における神経回路再編成
　　　　　　　　　　　江藤　圭，竹田育子，鍋倉淳一
＜5＞脳の障害後に残存する神経回路による機能回復
　　　　　　　　　　　高桑徳宏，伊佐　正
＜6＞うつ病に神経回路再編は関係するのか　加藤忠史

第4章　脳発達と再編の仕組みを研究するための
　　　　　最新技術・モデル

＜1＞脳の透明化を用いた神経回路構造の定量解析
　　　　　　　　　　　　　　　　今井　猛
＜2＞CUBICによる全脳全細胞解析最前線
　　　　　　　　　　　　　　　　真野智之，上田泰己
＜3＞電子顕微鏡を使った革新的脳組織解析法
　　　―コネクトーム研究　　　窪田芳之，川口泰雄
＜4＞遺伝子発現の光制御技術と神経幹細胞研究への応用
　　　　　　　　　　　　　　　　今吉　格，鈴木裕輔
＜5＞シナプス光遺伝学―シナプス・アンサンブルを可視化・
　　　操作する技術の創出　　　　林（高木）朗子
＜6＞神経系オルガノイドにおける自発的軸形成
　　　　　　　　　　　　　　　　瀬戸裕介，永樂元次
＜7＞脳神経研究における新たな「スーパーモデル」：
　　　マーモセット　　　　　　吉田　哲，岡野栄之
＜8＞ブレイン・マシン・インターフェースの基礎と最先端
　　　　　　　　　　　　　　　　平田雅之

発行　羊土社 YODOSHA　〒101-0052　東京都千代田区神田小川町2-5-1　TEL 03(5282)1211　FAX 03(5282)1212
E-mail：eigyo@yodosha.co.jp
URL：www.yodosha.co.jp/
ご注文は最寄りの書店，または小社営業部まで

実験医学 次号以降の予告

次号（2018年10月号）のご案内

特集 脂肪の量と質を制御する
〜新たな制御機構を理解しメタボ克服に挑む（仮題）

企画／菅波孝祥（名古屋大学環境医学研究所）

過剰な脂肪蓄積は，メタボリックシンドロームの病態基盤をなします．近年の研究成果により，脂肪の量に加えて，脂肪の質や蓄積する臓器の重要性が明らかになってきました．さらに，老化やエピゲノムなど新たな制御機構も注目されています．本特集では，さまざまな臓器や分子メカニズムによる脂肪の量と質の制御に関して，メタボリックシンドロームの病態に触れながら紹介し，メタボ研究の新展開をお伝えします．

目次
- 概論―量から質へと展開する脂肪研究 …… 菅波孝祥
- 褐色・ベージュ脂肪細胞による制御 …… 梶村真吾
- 脂肪酸組成の制御 …… 松坂 賢，島野 仁
- 炎症・線維化による制御 …… 田中 都
- エピゲノムによる制御 …… 橋本貢士，小川佳宏
- 老化による制御 …… 池上龍太郎，南野 徹
- 異所性脂肪の制御 …… 田村好史
- 細胞内脂質代謝による制御 …… 大石由美子

連載

新連載 研究者のナレッジマネジメント（仮） …… 梅本勝博

Update Review
フェノタイピング（仮） …… 荻島創一

クローズアップ実験法
iPS細胞を用いた正確なゲノム編集法（MhAX法）（仮） …… 香川晴信，松本智子，Shin-Il Kim，Knut Woltjen

---

さらにその後の特集は…
- 11月号「腸内エコロジーと炎症性腸疾患治療（仮）」　企画／長谷耕二
- 12月号「RNA修飾（仮）」　企画／五十嵐和彦，深水昭吉

※予告内容は変更されることがあります

News & Hot Paper Digest

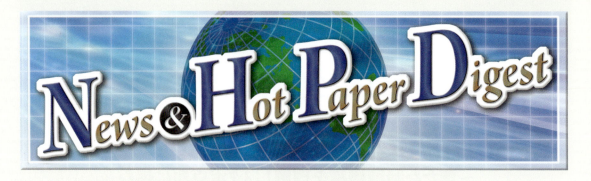

トピックス リアルタイムにドーパミン動態を可視化！

　ドーパミン（DA）は，強化学習，意思決定，行動制御などに非常に重要な役割を果たす神経修飾因子であり，DAニューロンの欠落はパーキンソン病などの障害と関連があることが知られている．黒質・腹側被蓋野のDAニューロンは脳内に張り巡らした軸索からDAを放出させる．DAニューロンの活性化パターンと行動との関係性については，電気生理学やカルシウムイメージングを用いて，これまでに多く研究されてきた．近年，DAニューロンには特定の脳領域を専門的に担当する亜集団が存在することが見出されており（Lerner TN, et al：Cell, 162：635-647, 2015／Beier KT, et al：Cell, 162：622-634, 2015），脳内にDAは均質に広がるわけではなく，特定のインプットや状態に応じて特異的なパターンがつくられる可能性が示唆されている．しかし，DAがいつ，どこで，どのような濃度変化を起こすことによって動物の行動に影響を与えるのかについては，解析手法の制約からよくわかっていなかった．例えば脳内に留置した微小ピペットを用いて脳髄液を直接解析するマイクロダイアリシスは時空間分解能が著しく低かった．DA受容体のシグナル伝達を蛍光強度の変化によって読みとるCNiFERsや転写因子の活性化によって標識するiTangoといった光学的手法も近年報告されたが，細胞の移植が必要であったり，反応に転写を介するために時間分解能が低いという問題があった．

　今回，カリフォルニア大学Davis校のTianらのチームは，DA受容体の構造変化を利用したリアルタイムの蛍光タンパク質センサー（図1）を開発することに成功した（Patriarchi T, et al：Science, 360：10.1126/science.aat4422, 2018）．DAはGタンパク質共役受容体（GPCR）であるDA受容体に結合する．GPCRは，7本の膜貫通ヘリックスをもち，細胞外のリガンドによって活性化され，細胞内へと情報を伝達するという共通の性質をもつ．筆者らは，リガンドが結合すると，膜貫通ヘリックスの構造が変化する性質を利用して，DA受容体の膜貫通（TM）ドメイン，TM5とTM6の間に，リンカーとcircularly permuted GFP（cpGFP）を組み込んだ．cpGFPはカルシウム指示タンパク質であるGCaMPにも使用されており，リガンド依存的に構造変化を受けることにより，GFPの蛍光強度が変化する．これにより，DAの濃度依存的にGFPの蛍光強度が変化する機能的なセンサーの開発に成功し，dLight1と名付けた．培養細胞や脳スライスカルチャー，行動中の生体マウスの脳内といったさまざまな状況でこのdLight1がミリ秒単位の時間分解能でリアルタイムにDA動態を測定可能であることを示している．

　著者らは，同じ原理を利用して他のGPCRによって受容される神経修飾因子，例えばアドレナリン，オピオイド，セロトニン，メラトニンのセンサーが作製可能であると報告している．今後の改良によって，任意のGPCRの活動をリアルタイムに多色イメージングによりモニターすることが可能になると，さまざまな神経修飾因子がどのような時空間パターンで制御

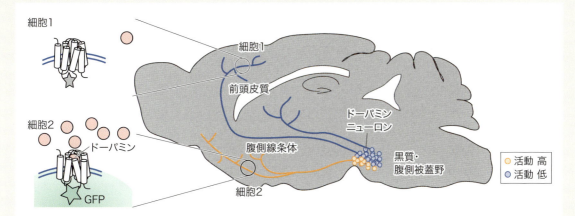

図1　DAニューロンの活動量と投射先におけるDA動態のイメージング
黒質・腹側被蓋野のDAニューロンは脳内に張り巡らした軸索からDAを放出させる．活性の低いDAニューロン（青色）からは，ほとんどDA放出がないためその軸索付近の細胞1のdLight1のGFP蛍光は低い．一方で，活性の高いDAニューロン（黄色）からは多くのDA放出があり細胞2のdLight1のGFP蛍光は高くなる．

されて行動を修飾しているかという問題を解くための強力なツールとなるだろう．さらに，さまざまな神経疾患モデルにおいて神経修飾因子の時空間的な動態にどのような異常があるのかを解析することが可能となり，副作用の少ない薬剤スクリーニングや根本治療のための戦略を探索する手がかりが得られるものと期待される．

（理化学研究所
生命機能科学研究センター
後藤弘子，宮道和成）

トピックス　改良養子免疫細胞療法の絶大な効果
転移性末期乳がんが完全消失

米国立がん研究所のRosenberg医師らは，以前より患者がん組織より腫瘍浸潤リンパ球（tumor-infiltrating lymphocytes, TILs）を単離，増殖させた後，再移入する養子免疫細胞療法を試みていたが，効果にばらつきがあることが課題であった．この度，腫瘍特異的変異抗原（ネオアンチゲン）へ反応性のあるT細胞を選択的に増殖後，移入する改善を施行したところ，転移性の末期乳がんが2年にわたり完全消失したという驚異的な成績を得たことが報告された（Zacharakis N, et al：Nat Med, 24：724-730, 2018）．

対象となったのは，エストロゲン受容体陽性，HER2陰性の転移性乳がんの49歳女性患者で，いくつかの標準的治療法が無効となった後，今回の個別化医療の治験を受けることとなった．チームは，まず腫瘍の全エクソーム解析とRNAシークエンスにて，ネオアンチゲンとなりうる62の非同義置換体細胞変異（アミノ酸に変異が生じる変異）を同定した．次に，患者由来の抗原提示細胞にこれらのネオアンチゲンを提示させた系を用いて，腫瘍反応性のあるTILの選別，増殖を行った．これらはSLC3A2，KIAA0368という2つのネオアンチゲンを認識しているT細胞であることが免疫学的解析より判明したが，さらにT細胞クローン解析ならびにT細胞受容体の単細胞ディープシークエンス解析によりT細胞レパトアを詳細に検討したところ，SLC3A2とKIAA0368はそれぞれ$CD4^+$，$CD8^+$T細胞によって認識されており，7つのSLC3A2，1つのKIAA0368反応性のT細胞クローンの存在が確認された．

次に，体外で増殖，調整したこれらの自己T細胞$8.2×10^{10}$個を移入した．移入細胞の62.5％はエフェクター記憶CD4T細胞で構成されていた．シクロホスファミドによる移入前リンパ球枯渇ならびにIL-2の投与により，移入細胞の増殖と生存をサポートするこれまでの標準的な手順に加え，免疫チェックポイント阻害剤である抗PD-1抗体の投与も行われた．6週間後の評価で51％の腫瘍の縮小率が観察された後，腫瘍の完全消失がみられ，22カ月後の評価でも皮下と肝臓の転移がすべて消失しており，画像上腫瘍は見られないという驚異的な治療効果が観察された．

患者末梢血中のT細胞受容体のレパトア解析を行ったところ，6週間後の検査では移入したすべてのクローンが確認されたが，ネオアンチゲンのCADPS2とCTSBに対する3つのT細胞クローンも増殖していることが判明した．そこで，移入細胞を再解析したところ，非常に低頻度であり移入前には見過ごされていたが，これらのクローンも移入細胞に存在していたことが明らかとなった．今回の治療では，移入前に同定されていた8つと合わせて，4つのネオアンチゲンを認識する11のT細胞クローンを移入していたと確認された．17カ月後の末梢血解析でもこの11のうち8つのクローンの存在が確認されたことから，移入細胞による持続的な抗がん効果が得られていると考えられた．

ネオアンチゲン応答性のT細胞クローンは非常に頻度が低い．ネオアンチゲンのなかで，T細胞に提示され認識される変異は0.1％以下とも言われている．本論文でも，今回ネオアンチゲン応答性と定義されたT細胞クローンは17カ月後には全クローンの0.81％を占めるという低頻度であり，またこれらのクローンのうち，移入前に患者末梢血中に同定できたのは非常に低頻度の2種類のみであった．今後，限られた生検腫瘍組織からどのように稀なクローンを同定し，そのなかから抗がん応答作用の高い機能的クローンを選別して増殖させるかということは大きな課題として残されているといえよう．

本論文は，免疫療法の効果があまり望めないとされている乳がんに対しての免疫学的手法の絶大な有効性が示されたという点に大きな意義がある．また，免疫チェックポイント阻害剤と養子免疫細胞療法の併用に大きな副作用などがみられなかったことなど，今後の併用療法に向けての新たな知見も提供している．今回は1症例のみの報告であるが，この戦略の有効性がさらに大規模な治験で確認されれば，がん治療の大きな進歩になると期待される．

（ハーバード大学／マサチューセッツ総合病院　柏木　哲）

トピックス タンパク質の相分離が長期記憶を形成する分子機構

RNA結合タンパク質は，天然変性領域（intrinsically disordered region：IDR）を介して濃縮され液滴（droplet）を形成して相分離（phase separation）を起こす．相分離は，膜のない細胞内小器官であるストレス顆粒などの形成に関与している．今回，RNA結合タンパク質であり，ストレス顆粒の構成要素であるTLS/FUSの相分離現象が細胞内の長期的な空間記憶を誘導するという画期的な報告がなされた（Dine E, et al：Cell Syst, 6：655-663.e5, 2018）．

数理モデルの解析から均一な粒子の溶液が相分離を起こし，溶液の非対称性として記憶を保持することが予測された．この予測を検証するために，光でタンパク質を制御する光遺伝学的システムを用いた．TLS/FUSと蛍光タンパク質を光合成細菌のタンパク質PixDとPixEに融合させた，コンストラクトをマウスNIH3T3細胞で発現させるPixELLs（Pix Evaporates from liquid-like droplets in Light）系を構築した（図2A）．PixDとPixEは暗条件で会合し青色光（450 nm）照射で解離するが，暗条件に戻すと再び会合する．さらに，PixELLs系は，相分離を起こすFUSのN末端にPixを融合させたので，暗闇で相分離し青色光照射で解離する．この系は，光照射で相分離を制御できる．

PixELLs系を用いて一過性の刺

News & Hot Paper Digest

A 光で解離性される PixELLs

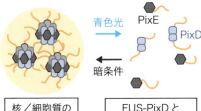

C 光で誘導される膜の光液滴 (optoDroplet)

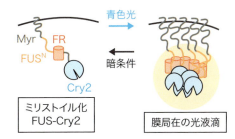

B 液滴を局所させると空間記憶が形成される

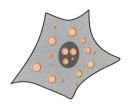
タンパク質液滴の均一な分布

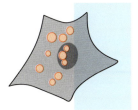
局所的で一過性の光照射が一部の液滴を解離させる

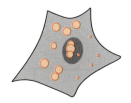
刺激を止めても液滴の局在は持続する

図2 相分離が長期記憶を形成する分子機構の光遺伝学的解析
A) PixELLs系による解析．暗条件で，PixELL (pix evaporates from liquid-like droplets in light) 系は会合して液滴になる．これが相分離である．青色光照射で解離する．FUS-蛍光色素FR-PixDは二量体に解離する．FUS-蛍光色素Cit-PixEは一量体に解離する．なお，液滴は蛍光により検出する．FR：FusionRed〔赤色蛍光タンパク質（Evrogen社）〕，Cit：Citrine（緑色蛍光タンパク質）．B) 液滴の分散を局所的に制御すると空間記憶が形成される．液滴の形成，相分離により，細胞内に非対称な状態が生じる．この非対称性に記憶が保持される．C) 光液滴（optDroplet）系による解析．Cry2タンパク質の性質により，青色光照射によりクラスター化（会合）する．暗条件で解離する．Cry2：シロイヌナズナのcryptochrome2，青色光に反応してオリゴマー化する．

激を長期記憶として保持できるかを検証した．PixELLs-NIH3T3細胞に青色光を10分間照射すると，照射部分の液滴は数秒で消滅し，その状態が40分間保持された．これは，PixELLsの非対称な細胞内分布が青色光照射を停止した後も持続的に維持されることを示している．さらに，光照射された部分と非照射部分は鮮明な境界を形成した（図2B）．

弱い刺激を液滴の局在に変換して保持できるかを検証した．この目的で青色光強度の直線的なグラジエントで細胞を処理した場合のPixELLsの細胞内分布を観察すると，鮮明な境界が形成された．この境界は，光照射終了後100分間ほど保持されていた．このことは，相分離が，一過性の弱い生化学的シグナルを長期間持続する細胞内分布に変換できることを示している．したがって，相分離現象は，一過性の刺激を長期の液滴形成としての細胞内の空間記憶情報に変換できる．

相分離の安定性を検証するために，PixELLsにミリストイル化

タッグ（Myr）とCry2（クリプトクロム2）を組み込んだコンストラクトを細胞膜に結合させた，optDroplet（光液滴）系を作製した（図2C）．PixELLs系とは逆に，Myr−光液滴系は，Cry2の性質により青色光照射で細胞膜上にクラスター化し，照射30分後には消滅した．

このクラスター化が長期の記憶形成に寄与するかを検証した．Myr−光液滴は，光照射によりクラスター化が誘導される．しかし，空間記憶の形成にはクラスターを

解離させる必要がある．そこで，局所への光照射の後，全体を照射（local-to-global照射）すると，クラスター化されて記憶が形成されると考えられた（図2C）．実際に，local-to-global照射は，細胞膜のMyr-光液滴の局在を少なくとも1時間は保持できた．局所での光照射は5分から10分でクラスター化を誘導し，非照射領域での光液滴の濃度を減少させた．以上から，空間記憶は安定で，細胞質，核，細胞膜において，2つの光遺伝学系により再現できた．

次に，光液滴をFGFR（線維芽細胞増殖因子受容体）の細胞質ドメインに接続したコンストラクトを作製した．このFGFR-光液滴を用いて，クラスター化による長期記憶が細胞運動を誘導するかを検証した．このFGFRはErk（extracellular signal-regulated kinase）系を活性化することが確認された．この系を導入した細胞に光を照射すると細胞骨格が応答して，細胞全体の収縮がみられた．この収縮は，光照射が続く限り継続し照射を止めると元に戻った．このFGFR-光液滴も，local-to-global照射法ではじめに照射された部位にクラスター化が起こった．そして，光照射によるクラスター化は，細胞の収縮とリンクしていた．以上から，FGFR-光液滴のクラスター化により誘導される空間記憶が細胞膜上の受容体の活性とリンクして細胞運動を制御できることが示された．

今回紹介した論文では，RNA結合タンパク質の相分離現象が"細胞内の"長期記憶に関わることを示したものだが，このメカニズムの延長に"大脳の"長期記憶の形成機構があるかもしれない．

（埼玉医科大学
ゲノム医学研究センター
黒川理樹）

トピックス 肝細胞の分化転換による新たな胆管系の構築

ある種の細胞が別の細胞へ完全に変化することを「分化転換」という．かつて，成体哺乳類の細胞分化は不可逆であり，分化転換は起こらないと考えられていた．しかし，現在，生物学分野の革新的な技術によって，成体哺乳類の分化細胞をさまざまな種類の細胞へ分化転換させることが生体外において可能となっている．また，生体内でも損傷した器官において，失われた細胞が残存する他の細胞の分化転換によって補充されることが発見されており，幹細胞を介さない再生のしくみが明らかにされつつある．それでは，分化転換によって新たな器官を形成することも可能だろうか？今回，H Willenbringらは，ヒトのアラジール症候群（ALGS）の肝臓表現型を模倣した胆管系マウスモデルにおいて，肝細胞が成熟胆管細胞へ分化転換し，発生中に形成されなかった肝内胆管構造を新たに構築できることをはじめて明らかにした（Schaub JR, et al：Nature, 557：247-251, 2018）．

ヒトやマウスの肝臓では，胆汁うっ滞性肝損傷が起こった場合に，肝細胞が反応性胆細胞を形成することが複数の論文で報告されている．しかし，肝細胞に由来する胆管細胞は肝細胞の特徴を残しており，肝損傷が回復すると，元に戻ってしまう．また，肝細胞由来の胆管は胆汁の排液に貢献しない．すなわち，これらの知見は分化転換ではなく，化生（metaplasia）であることを示している．これらの研究は，完全に発達した胆管系を有する動物を使用しており，既存の器官構造から失われた細胞を補充する場合に限定されていた．そこで，筆者らは肝内胆管系を欠損したマウスにおいて肝細胞が分化転換し，機能的な胆管系構造を構築できるかを調べた．

肝細胞と肝内胆管細胞は機能も形態も全く異なっているが，肝芽細胞を共通の細胞起源とする．筆者らは，まず，肝発生過程の肝芽細胞において，胆管細胞分化に必須であるNOTCHシグナル伝達を欠損するトランスジェニックマウスを作製した．同マウスは，肝門型胆管（hBD，胆管樹の幹部分）は形成されているが，末梢型肝内胆管（pBD，胆管樹の枝部分）を欠損しているため，胆汁が排液できない．そのため，出生時から重度の胆汁うっ滞である．しかし，興味深いことに，生後120日には効率的に胆汁を排液する胆管系を形成し，胆汁うっ滞および肝障害が解消さ

れた．筆者らは，新たに形成されたpBDが肝細胞に由来すると仮説し，アデノ随伴ウイルス（AAV）を用いてGFP標識した肝細胞を追跡した．その結果，pBDの胆管細胞はすべてGFPに標識されていた．これらの結果から，出生後のマウスにおいて肝細胞が成熟胆管細胞へ分化転換し，機能的な胆管系を形成することが示された．

次に，どのようなシグナル伝達によって，肝細胞のpBD形成（HpBD）が駆動されるかを調べた．以前の研究で，肝芽細胞における肝細胞および胆管細胞分化が，TGFβシグナル伝達によって制御されることが報告されていた．そこで，肝芽細胞がNOTCHとTGFβシグナル伝達（TGFβ受容体Ⅱ型受容体）を同時に欠損するトランスジェニックマウスを作製し，HpBD形成におけるTGFβシグナル伝達の関与について調べた．その結果，同マウスは生後120日になっても機能的な胆管系を形成できず，重度の胆汁うっ滞性肝障害であった．一方，NOTCHシグナル伝達のみを欠損するトランスジェニックマウスへ構成的活性型TGFβ受容体Ⅰ型を発現させるAAVを静脈注射すると，HpBDの形成が増強された．これらの結果から，TGFβシグナル伝達がHpBD形成における分化転換および形態形成を駆動することが示された．

また，分化転換が未成熟な肝細胞に限定される可能性を排除するため，成熟肝細胞がHpBDを形成できるかを調べた．AAVを用いてGFP標識した成熟肝細胞を別の成体マウスへ移植した結果，門脈域においてGFPに標識された成熟胆管細胞が認められた．これらの結果は，移植した成熟肝細胞が胆管欠損肝臓の分化転換および形態形成シグナルに応答し，HpBDを形成することを示している．

さらに，この補償機構がヒトALGSに関連しているか，pBDsを含む再生結節を形成したALGS患者の肝臓において調べた結果，正常なヒトの肝臓にはないTGFβシグナル伝達の活性化が認められた．これらの結果は，マウスにおいて同定されたTGFβシグナル伝達によるHpBD形成機構が，ALGS患者の一部においても機能していることを示唆する．

以上の結果を総括すると，ヒトALGSの肝臓表現型を模倣した胆管系マウスモデルにおいて，TGFβシグナル伝達が肝細胞を成熟胆管細胞へ分化転換し，効率的に胆汁を排出する機能的な胆管系を新たに形成することによって，胆汁うっ滞性肝損傷を回復できると結論できる．これらの発見は，ALGSおよび胆管の欠如に関連する他の疾患に対して，臨床治験が進んでいるAAVベクターおよび肝細胞移植の技術を用いた，新しい治療法の開発に貢献するだろう．今後のさらなる研究の発展を期待したい．

（日本大学生物資源科学部　沖　嘉尚）

ニュース　米「未承認薬を試す権利法」成立とその実施の難しさ

2018年5月31日にドナルド・トランプ大統領が署名し成立した「未承認薬を試す権利（right-to-try）法」は，承認薬を使った治療選択肢が尽き，また臨床試験への参加が不可能な終末期患者を対象に，少なくともフェーズⅠ臨床試験が完了している未承認薬の使用を認めるものだ．マイク・ペンス副大統領は，インディアナ州知事時代の2015年に，同法案を州レベルで成立させており，連邦レベルでの成立を選挙期間中から強く訴えていた．

州レベルでは，すでに40州が未承認薬の使用を認める内容の州法をもっている．また未承認薬の利用については，FDAが過去20年以上にわたり，終末期患者を対象に未承認薬の例外的使用（compassionate use）を認めるプログラムを実施している．FDAは未承認薬使用申請の大部分を承認しているが，製薬企業には患者に未承認薬を提供する義務はない．むしろ，患者に問題が起こった場合の責任問題や風評リスクを考えると，製薬企業にとっては提供のデメリットが大きいのが現状だ．

未承認薬を試す権利法の成立か

ら約2週間後の6月20日，イスラエル拠点のバイオテク企業Brainstorm Cell Therapeutics社（以下，Brainstorm社）が，FDA未承認の筋萎縮性側索硬化症（ALS）治療を同法に基づいて米国で提供することを検討中と報じられた．Brainstorm社は，自家骨髄細胞由来の成人幹細胞を用いた神経変性疾患治療の開発に取り組んでいる．ALSの治療法として現在フェーズⅢ試験段階で開発されているNurOwnは，ニューロン生存を促進するよう患者の細胞を改変し，患者の体内に戻す再生医療である．

未承認薬を試す権利法では，製薬企業は「直接経費のみ」を請求できると定められている．Brainstorm社のCEOは，提供プログラムの詳細は未定としながらも，カスタムメイド細胞療法の米国におけるコストは30万ドルを超えることに言及した．保険会社は，未承認の治療をカバーしないと考えられることから，コストは患者の全額自己負担となる可能性が高い．Brainstorm社は，慈善団体などと協力し，治療を受けるALS患者3人につき1人分の費用を支援してもらう計画も考案していると述べた．また，過去にNurOwnの臨床試験に参加したことのある治験担当医師のみを治療担当者とすることで投与時の安全性にも配慮すると述べた．

しかし結局，報道から1週間後の6月26日，未承認薬を試す権利法に基づくNurOwnの提供を見送ることを発表．Brainstorm社は，適切な倫理面の枠組み構築と，実施要綱の作成に成功したものの，高額な医療費を払えない患者を援助するための資金調達について，解決策が見出せなかったと説明している．

法律では，高額な細胞療法を含め，未承認薬が同法に基づいて具体的にどのように米国民に提供されるかまでは規定されていない．今回の例ではそれを実行する難しさが露呈した形だ．

（MSA Partners, pharma@msapr.com）

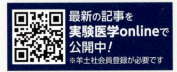

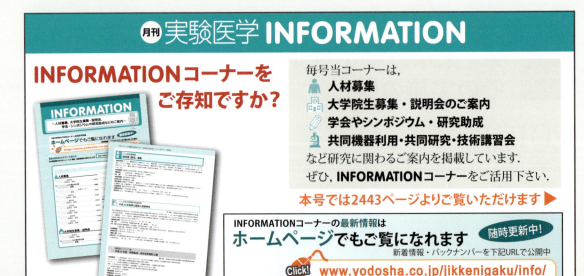

羊土社の教科書・サブテキスト
ライフサイエンス界をリードする

基礎から学ぶ 遺伝子工学 第2版
田村隆明／著
■ 定価（本体3,400円＋税） ■ B5判

基礎からしっかり学ぶ 生化学
山口雄輝／編著，成田 央／著
■ 定価（本体2,900円＋税） ■ B5判

基礎から学ぶ 生物学・細胞生物学 第3版
和田 勝／著　髙田耕司／編集協力
■ 定価（本体3,200円＋税） ■ B5判

理系総合のための 生命科学 第4版　新刊
東京大学生命科学教科書編集委員会／編
■ 定価（本体3,800円＋税） ■ B5判

演習で学ぶ 生命科学 第2版
東京大学生命科学教科書編集委員会／編
■ 定価（本体3,200円＋税） ■ B5判

生命科学 改訂第3版
東京大学生命科学教科書編集委員会／編
■ 定価（本体2,800円＋税） ■ B5判

現代生命科学
東京大学生命科学教科書編集委員会／編
■ 定価（本体2,800円＋税） ■ B5判

やさしい基礎生物学 第2版
南雲 保／編著
今井一志，大島海一，鈴木秀和，田中次郎／著
■ 定価（本体2,900円＋税） ■ B5判

Ya-Sa-Shi-I Biological Science
（やさしい基礎生物学English version）
南雲 保／編著
今井一志 ほか／著，豊田健介 ほか／英訳
■ 定価（本体3,600円＋税） ■ B5判

診療・研究にダイレクトにつながる 遺伝医学
渡邉 淳／著
■ 定価（本体4,300円＋税） ■ B5判

解剖生理や生化学をまなぶ前の 楽しくわかる生物・化学・物理
岡田隆夫／著，村山絵里子／イラスト
■ 定価（本体2,600円＋税） ■ B5判

よくわかるゲノム医学 改訂第2版
服部成介，水島-菅野純子／著　菅野純夫／監
■ 定価（本体3,700円＋税） ■ B5判

大学で学ぶ 身近な生物学
吉村成弘／著
■ 定価（本体2,800円＋税） ■ B5判

はじめの一歩シリーズ

はじめの一歩の 病態・疾患学
林 洋／編
■ 定価（本体2,700円＋税） ■ B5判

はじめの一歩の 病理学 第2版
深山正久／編
■ 定価（本体2,900円＋税） ■ B5判

はじめの一歩の イラスト薬理学
石井邦雄／著
■ 定価（本体2,900円＋税） ■ B5判

はじめの一歩の 生化学・分子生物学 第3版
前野正夫，磯川桂太郎／著
■ 定価（本体3,800円＋税） ■ B5判

はじめの一歩の イラスト生理学 改訂第2版
照井直人／編
■ 定価（本体3,500円＋税） ■ B5判

はじめの一歩の イラスト感染症・微生物学
本田武司／編
■ 定価（本体3,200円＋税） ■ B5判

発行　羊土社 YODOSHA
〒101-0052　東京都千代田区神田小川町2-5-1　TEL 03(5282)1211　FAX 03(5282)1212
E-mail：eigyo@yodosha.co.jp
URL：www.yodosha.co.jp/

ご注文は最寄りの書店，または小社営業部まで

若きサイエンスの萌芽

3号連載-1

第6回 TOBIRA 研究助成とびら賞

　第6回 TOBIRA 研究助成とびら賞は、下記の5題に決定いたしました。
奨励賞の演題については次号より、更に詳しい内容を発表を誌面上にて掲載します。

核酸クロマトグラフィーを利用したファーマコゲノミクス検査薬

平塚　真弘
東北大学大学院薬学研究科
生活習慣病治療薬学分野

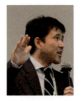

【研究概要】
　核酸クロマトグラフィーを利用して、医薬品の効果や副作用を予測するファーマコゲノミクス検査薬を開発した。PCR 後、約5分以内に1本のストリップで最大6カ所の SNP を目視でマルチプレックス検出できる。

褐色脂肪機能不全の簡易診断法の開発に向けた血清マーカーの同定

佐伯　久美子
国立国際医療研究センター研究所
疾患制御研究部

【研究概要】
　褐色脂肪細胞 (BA) は肥満 / 糖尿病で減少 / 消失する熱産生体であるが、その量を簡便に計測する技術はない。本研究ではヒト BA 特異的モノクロ抗体が認識する血清分子を同定し BA 機能不全の血清診断法を開発する。

迅速で信頼性の高い新規敗血症診断マーカー HRG の開発

和氣　秀徳
岡山大学大学院
医歯薬学総合研究科薬理学

【研究概要】
　集中治療を要する患者を対象に血中の高ヒスチジン糖タンパク質 (HRG) 値を測定した。その結果、HRG の敗血症診断性能は既存マーカーよりも良く、さらに予後予測も可能であることを示した。

COPDバイオマーカー診断を目指したデスモシンの定量分析

臼杵　豊展
上智大学
理工学部物質生命理工学科

【研究概要】
　エラスチンの架橋アミノ酸デスモシンは、COPD の進行に伴い生体内に代謝される。化学合成した同位体標識デスモシンを内部標準としたLC－MS定量分析により、COPDバイオマーカー診断法を確立した。

分子標的を用いた網羅的癌早期発見

高橋　淳
吉備国際大学
保健医療福祉学部 理学療法学科

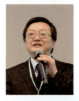

【研究概要】
　大半の癌で異常増加する FEAT 蛋白を検出する ELISA キットを作成した。血中 FEAT は 14 種の癌患者 134 名で健常人 8 名より有意に高かった。40 歳以上の日本人約 7000 万人を血液検査で 1/100 に絞り FDG-PET で検出する癌早期診断を目指したい。

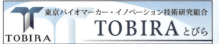

第8回研究交流フォーラム 2019.5.10 開催予定
E-mail : info@tobira.tokyo
URL : http://www.tobira.tokyo/
TEL : 03-6380-9530

産・官・学・医の連携を

Current Topics

Nakamura K, et al : Cancer Cell, 33 : 634-48.e5, 2018

多発性骨髄腫の炎症性微小環境における IL-18の役割

中村恭平

「がんの進展を促進する炎症」と,「抗腫瘍免疫応答の回避」は,がんのホールマーク(特徴)として,位置づけられている.本研究は,サイトカインIL-18が,多発性骨髄腫の微小環境において2つのホールマークを司る重要なサイトカインであることを明らかにした.

多発性骨髄腫は,骨髄を主座とした形質細胞の腫瘍性増殖,単クローン性の免疫グロブリンの産生,多発性の溶骨性病変,貧血や腎障害などの全身性の臨床症状を特徴とする造血器悪性腫瘍である.プロテアソーム阻害剤や免疫調節薬の登場により治療の選択肢は大幅に増えたものの,依然として根治が難しく,新規の治療法が望まれる.近年,骨髄腫細胞上に発現するCD38分子を標的とした抗体療法が承認され,臨床治験においてはキメラ抗原受容体発現T細胞療法が優れた効果を示しており,免疫療法が有望な選択肢として注目されている.

免疫療法を軸とした治療効果を最大限に引き出すためにも,がん固有の微小環境,特に免疫抑制機構の理解が不可欠である.古くから骨髄腫細胞は,骨髄微小環境(骨髄ニッチ)に強く依存して,生存,増殖することが研究されていた(図1).しかしながら,多発性骨髄腫の免疫抑制環境のメカニズムは十分に理解されていない.われわれは骨髄腫が骨髄内で組織傷害やリモデリングを起こしながら進展する点に着目し,慢性的な組織傷害によって誘導される自然免疫応答,自然炎症が骨髄腫の炎症性微小環境の形成に深くかかわっている,と仮説を立てた.われわれは本研究において,マウス骨髄腫モデル,新規骨髄腫患者のトランスクリプトーム解析,骨髄サイトカイン解析によって,自然炎症を司るインフラマソーム[1],およびその下流のサイトカインであるIL-18が骨髄の免疫抑制環境の形成に寄与し,病態の進展に深くかかわっていることを明らかにした.

骨髄腫の進展におけるIL-18の役割

Vk*MYCマウス骨髄腫モデルは,C57BL/6マウスへの同系移植が可能であり,骨髄を主座として骨髄腫細胞が増殖し,骨髄腫の病態をよく反映した進展をすることから,優れた前臨床モデルとして確立されている[2)3)].われわれは,このモデルを用いて多発性骨髄腫の進展にかかわる炎症経路の同定を試みた.とりわけ,自然炎症の中心的な担い手である,インフラマソーム,およびその下流のIL-1ファミリーサイトカインに着目した.IL-1ファミリーサイトカインのなかで,IL-1β

Dysregulated IL-18 is a key driver of immunosuppression and a possible therapeutic target in the multiple myeloma microenvironment
Kyohei Nakamura : Immunology in Cancer and Infection, QIMR Beghofer Medical Research Institute (クイーンズランド医学研究所)

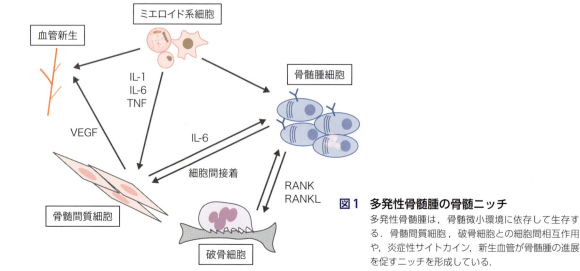

図1 多発性骨髄腫の骨髄ニッチ
多発性骨髄腫は，骨髄微小環境に依存して生存する．骨髄間質細胞，破骨細胞との細胞間相互作用や，炎症性サイトカイン，新生血管が骨髄腫の進展を促すニッチを形成している．

は炎症を強く惹起する一方で，IL-18はIFN-γ誘導能をはじめとする抗腫瘍作用を有する炎症性サイトカインとして知られている[4]．Vk*MYCマウス骨髄腫をIL-1受容体欠損マウス，IL-18欠損マウスに移植し，骨髄腫の進展を評価したところ，野生型マウスとIL-1受容体欠損マウスとの間に生存率に差は認められなかった．予想に反して，IL-18欠損マウスは骨髄腫の進展に強い抵抗性を示し，有意な生存率の延長が認められた．上流のインフラマソームのなかでも，近年，IL-18産生に強くかかわっていると報告されたNLRP15を欠損するマウスにおいても，同様に骨髄腫の進展に強い抵抗性を認めた．これらの結果より，IL-18が骨髄腫の進展において不可欠な役割を果たしていると考えられた．

骨髄腫の免疫微小環境の網羅的解析と，IL-18の役割

われわれは，IL-18が主として多発性骨髄腫の骨髄環境で産生されていることから，IL-18が骨髄腫を促進する微小環境の形成にかかわっていると仮説を立てた．まず，骨髄腫の免疫微小環境を明らかにする目的で，73名の新規骨髄腫患者において，骨髄腫細胞を除去した骨髄組織の細胞集団のトランスクリプトームを解析した．その結果，細胞傷害性リンパ球に関連する遺伝子群と，多形核細胞系のミエロイド由来抑制細胞（polymorphonuclear myeloid-derived suppressor cells，PMN-MDSCs）に関連する遺伝子群との間に，負の相関が認められた．さらに，81名の多発性骨髄腫の患者の骨髄免疫細胞の解析により，PMN-MDSCsが骨髄内に豊富に存在しており，T細胞応答を制御する主たる免疫抑制細胞であることがわかった．

トランスクリプトームの解析をもとに，*IL18*遺伝子の発現と相関する遺伝子を調べたところ，308の遺伝子の発現との間に有意な相関が認められた．エンリッチメント解析の結果，*IL18*遺伝子は，PMN-MDSCsに関連する遺伝子群と強く相関することがわかった．一般に，MDSCsは骨髄の未熟なミエロイド系細胞が，炎症性サイトカインや増殖因子によって免疫抑制機能を獲得した細胞集団と考えられている[6]．実際にIL-18の刺激により，マウス，および患者由来のミエロイド前駆細胞は，高い免疫抑制能を獲得し，T細胞応答を強く制御することがわかった．以上のことから，IL-18は，骨髄腫微小環境において，免疫抑制の誘導にかかわる重要な因子であることが明らかとなった．

骨髄IL-18高値は，独立した予後不良因子である

つづいてわれわれは，多発性骨髄腫患者152名の診断時における骨髄血漿中のIL-18を測定し，予後への影響を後方視的に検討した．興味深いことに，骨髄

IL-18高値は，診断後の治療，年齢や病期，高リスク染色体異常の有無と無関係に，予後不良を予測することがわかった．一方で，骨髄血漿中のIL-1β，IL-6，血管内皮増殖因子，顆粒球単球コロニー刺激因子，いずれも高値群と低値群との間に生存の差は認められなかった．これらの結果より，骨髄血漿におけるIL-18高値は，多発性骨髄腫の予後を独立して予測する因子であり，IL-18が骨髄腫の炎症性微小環境の中心的なサイトカインであると考えられた．

近年の研究により，プロテアソーム阻害剤を含めた悪性腫瘍治療薬は，immunogenic cell death（ICD）とよばれる抗腫瘍免疫応答を賦活化させるがん細胞死を誘導し，直接のがん細胞傷害のみならず，免疫応答を介して作用を発揮していることがわかっている[7]．そこで，われわれは，抗IL-18中和抗体による阻害，およびプロテアソーム阻害薬の併用療法の効果をマウスモデルにおいて評価したところ，併用療法は細胞傷害性T細胞依存性に生存率を向上させることがわかった．以上のことから，骨髄腫の免疫抑制環境を形成するIL-18は，有力な治療標的であると考えられた．

おわりに

多発性骨髄腫は古くから炎症性微小環境を骨髄内に形成することが知られており，なかでもIL-6が骨髄腫細胞の生存・増殖の中心的なサイトカインであると考えられていた．しかしながら，臨床試験においてIL-6の中和抗体は限られた効果しか示さず[8]，骨髄腫の炎症性微小環境の深い理解が必要である．本研究により，自然炎症によって誘導されるIL-18が，骨髄腫の免疫抑制環境の形成に深く関与していることが明らかとなった（図2）．免疫療法を軸とした治療戦略において，いかに骨髄内の炎症を制御し，免疫抑制環境をコントロールするか？ という点は，重要な課題である．今後，骨髄微小環境における炎症のメカニズムの包括的な理解が求められる．

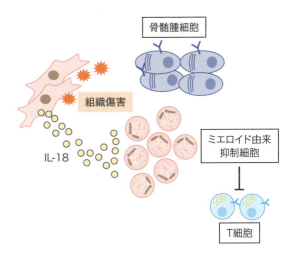

図2 IL-18は多発性骨髄腫の免疫抑制環境の形成を促進する

主としてインフラマソームによって制御されるIL-18は，骨髄内の未熟なミエロイド系細胞の免疫抑制機能を高め，ミエロイド由来抑制細胞（MDSC）を生じさせる．多発性骨髄腫の微小環境において，MDSCはT細胞応答を制御する中心的な免疫抑制細胞である．

筆頭著者のつぶやき

本研究テーマの設定は，血液・免疫病の診療経験によるところが大きい．とりわけ，関節リウマチの診療で抗サイトカイン療法の効果を診ることで，炎症性疾患の理解が深まったように思える．骨髄腫の炎症性微小環境の研究をはじめた当初は，IL-1に注目しており，じつはIL-18欠損マウスはネガコン（骨髄腫が増悪する群）と思って用いた．IL-18が骨髄腫の病態に大きな影響を及ぼすことは予想外であった．

審査の過程では査読者1は好意的，査読者2はとてもネガティブ．しかし，コメントをよく読むと，誤解や間違った知識に基づく，本質とは無関係な批判ばかりで，具体的な実験の要求はわずかであった．査読者2に対する30ページの反論文を書いて何とか受理されたものの，審査プロセスがもう少し有意義であればと思う． （中村恭平）

文献

1) Guo H, et al : Inflammasomes: mechanism of action, role in disease, and therapeutics. Nat Med, 21 : 677-687, 2015
2) Chesi M, et al : Drug response in a genetically engineered mouse model of multiple myeloma is predictive of clinical efficacy. Blood, 120 : 376-385, 2012
3) Chesi M, et al : IAP antagonists induce anti-tumor immunity in multiple myeloma. Nat Med, 22 : 1411-1420, 2016
4) Arend WP, et al : IL-1, IL-18, and IL-33 families of cytokines. Immunol Rev, 223 : 20-38, 2008
5) Murphy AJ, et al : IL-18 Production from the NLRP1 Inflammasome Prevents Obesity and Metabolic Syndrome. Cell Metab, 23 : 155-164, 2016
6) Ugel S, et al : Tumor-induced myeloid deviation: when myeloid-derived suppressor cells meet tumor-associated macrophages. J Clin Invest, 125 : 3365-3376, 2015
7) Galluzzi L, et al : Immunogenic cell death in cancer and infectious disease. Nat Rev Immunol, 17 : 97-111, 2017
8) San-Miguel J, et al : Phase 2 randomized study of bortezomib-melphalan-prednisone with or without siltuximab (anti-IL-6) in multiple myeloma. Blood, 123 : 4136-4142, 2014
9) Guillerey C, et al : Immune responses in multiple myeloma: role of the natural immune surveillance and potential of immunotherapies. Cell Mol Life Sci, 73 : 1569-1589, 2016

● 著者プロフィール ●

中村恭平：東北大学医学部卒業，2014年同大学院医学研究科博士課程修了（血液・免疫病学分野）．'15年よりオーストラリアQIMRB博士研究員，'18年より同上級研究員．現在，造血器悪性腫瘍を中心に免疫微小環境の研究を行っている．

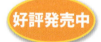
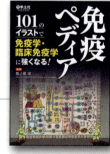

Current Topics

Miyazono K, et al : Sci Signal, 11 : eaao7227, 2018

TGF-βシグナルの主要転写因子SMAD2/3によるコファクター選択機構

宮園健一,田之倉 優

> TGF-βシグナル伝達系における主要転写因子SMAD2/3は,他の多様なタンパク質(コファクター)と共同的に作用し,複雑な遺伝子発現の制御を行っている.本研究では,SMAD2/3が共通のモチーフをもたない多数のコファクターと特異的に結合することができるメカニズムを明らかにした.

トランスフォーミンググロースファクターβ(TGF-β)スーパーファミリーは,細胞のさまざまな機能を調節する多機能性サイトカインであり,細胞の増殖・分化,アポトーシス,免疫,細胞外マトリクス産生等の制御を行っている[1].そのため,TGF-βシグナル伝達系の機能不全は,がんや繊維症といった重篤な疾病と関連する[2,3].細胞外から伝達されるTGF-βの刺激は,細胞膜上において,転写因子SMAD2およびSMAD3(SMAD2/3)のリン酸化へと変換される.リン酸化されたSMAD2/3は,SMAD4とヘテロ三量体を形成した後,核内へと移行しさまざまなTGF-βシグナル依存的な遺伝子発現の制御を行う(図1)[4,5].

多くの場合,SMAD2/3は他の補因子(コファクター)と共同して遺伝子発現の制御を行うことが知られており,TGF-βシグナルの多機能性は,そのコファクターの多様性と大きく関係している.SMAD2/3のコファクターの多くは,共通するSMAD2/3結合モチーフをもたないという特徴がある.これまでの研究では,各コファクターは類似の構造基盤を用いてSMAD2/3に対し結合すると考えられていた.しかしながら,そのような従来の予測では,「なぜ共通の結合モチーフを持たない多くのコファクターが,SMAD2/3に対し特異的に結合できるのか」という疑問を十分に説明できない.そこで本研究では,2つのSMAD2/3-コファクター複合体のX線結晶構造解析研究を通じて,SMAD2/3とコファクターの間の複雑な相互作用を説明する新たなモデルを提示した.

SMAD2/3-コファクター複合体の構造解析

SMAD2/3に結合するコファクターは多数知られているが,それらの構造学的な解析はきわめて限られていた.本研究で対象とした転写因子FOXH1および転写抑制因子SKIは,ともにSMAD2/3のHM2ドメインに結合するコファクターである.これまでの研究では,FOXH1およびSKIは,共通して保有するプロリン残基を使い,すでにSMAD2/3との複合体構造が既知であったSARAと同様の構造基盤で,SMAD2/3に対し結合すると考えられていた[6,7].しかしながら,SMAD3-FOXH1複合体やSMAD2-SKI複合体の構造をX線結

Hydrophobic patches on SMAD2 and SMAD3 determine selective binding to cofactors
Kenichi Miyazono/Masaru Tanokura : Laboratory of Basic Science on Healthy Longevity, Department of Applied Biological Chemistry, Graduate School of Agricultural and Life Sciences, The University of Tokyo(東京大学大学院農学生命科学研究科養生訓を科学する医食農連携寄付講座)

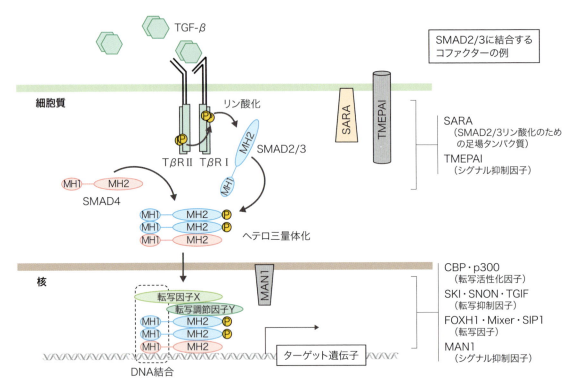

図1 SMAD2/3を中心とした細胞内TGF-βシグナル伝達系
SMAD2/3は，TGF-βのシグナル依存的にリン酸化され，SMAD4とヘテロ三量体を形成し核内へと移行する．SMAD2/3のリン酸化や，SMAD2/3による遺伝子発現の制御には，数多くのコファクター（SARA，TMEPAI，CBP，p300，SKI，SNON，TGIF，FOXH1，Mixer，SIP1，MAN1等）が関与することが知られている．コファクターの多様性は，TGF-βシグナルの多機能性と関係している．

晶構造解析法により決定すると，これらのコファクターは互いに異なる構造基盤でSMAD2/3に対し結合することが明らかとなった（図2A）．

これまでの研究で，SMAD2/3のMH2ドメインは，3つの領域（3ヘリックスバンドル領域，βサンドイッチ領域，ループヘリックス領域）に分けられることが知られていた[5]．SARAは，SMAD2/3のβサンドイッチ領域上の2つの疎水面（パッチB1，B2）および3ヘリックスバンドル領域の1つの疎水面（パッチA1）に対し結合する[7)8]．一方FOXH1は，SMAD3-FOXH1複合体の構造解析の結果，3ヘリックスバンドル領域の別の疎水面（パッチA2），βサンドイッチ領域の別の疎水面（パッチB3）およびパッチB2をつなぎSMAD3に対し結合することが明らかになった．またSMAD2-SKI複合体の構造解析の結果，SKIは，A1面および，3ヘリックスバンドル領域の別の疎水面（パッ

チA3）をつなぎSMAD2に対し結合することが明らかになった．これらの結果は，かつての予想とは異なり，FOXH1やSKIがSARAとは異なる構造や分子表面を用いて，SMAD2/3に対し結合することを示している（図2A）．

SKIのSMAD2/3結合領域のなかには，シュプリンツェン・ゴールドバーグ症候群の原因となる遺伝子変異が起こる箇所が存在する[9]．今回明らかになったSMAD2-SKI複合体の構造を見ると，シュプリンツェン・ゴールドバーグ症候群の原因となる変異は，SMAD2とSKIの分子間接触を妨げるような作用を示すことが明らかになった．実際，そのような変異をSKIに導入すると，SKIのSMAD2結合能は失われた．シュプリンツェン・ゴールドバーグ症候群の原因となるTGF-βシグナル伝達の増強は，SMAD2/3とSKIの間の相互作用が失われたことに起因すると考えられた．

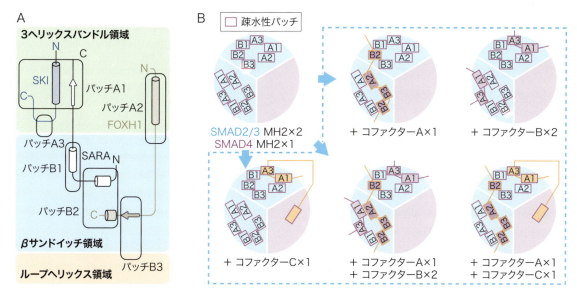

図2 SMAD2/3によるコファクター結合モデル
A) SMAD2/3のMH2ドメインとそこに結合するコファクターの模式図．SMAD2/3のMH2ドメインには，独立した6つの疎水性パッチ（A1〜A3，B1〜B3）が存在し，各コファクターはそれらをつなぐことにより，SMAD2/3に対し特異的に結合する．SARA，FOXH1およびSKIの二次構造を円柱（ヘリックス）と矢印（ストランド）で示した．B) SMAD2/3（水色）-SMAD4（ピンク）ヘテロ三量体に対するコファクター結合モデルの例．SMAD2/3-SMAD4ヘテロ複合体に対しては，より複雑な様式でコファクターが結合すると予想される．

SMAD2/3によるコファクター選択機構

前述の通り，SMAD2/3の機能は，他の多くのコファクターによって制御されている．しかしながら，なぜSMAD2/3は共通のモチーフをもたない多数のコファクターと特異的に結合することができるのかに関しては十分に理解されていなかった．今回決定したSMAD3-FOXH1複合体，SMAD2-SKI複合体の構造，および既知であったSMAD2/3-SARA複合体構造[7)8)]を比較すると，SMAD2/3のMH2ドメイン上には，コファクターが結合する可能性のある複数の疎水性パッチ（A1，A2，A3，B1，B2，B3，**図2A**）が存在することが明らかになった．SMAD2/3に結合するコファクターは，これらの疎水性パッチのなかから1つないし複数を選択し，それらをつなぐ形でSMAD2/3に対し結合すると考えられた．

このような予想が正しいならば，より多くの疎水性パッチを経由できる人工コファクターは，より強くSMAD2/3に対し結合すると考えらる．そこで，構造情報をもとにSARAとFOXH1のキメラタンパク質を作製し，そのSMAD2/3に対する結合力を表面プラズモン共鳴法や細胞を用いたアッセイにより評価したところ，より多くの疎水性パッチを経由するように設計したキメラタンパク質で，SMAD2/3に対するより強い結合が確認できた．また，FOXH1とSKIのキメラタンパク質では，SMAD2/3に対するより強い結合と，SMAD2/3の三量体化促進能を確認することができた．

SMAD2/3は，TGF-βシグナルの刺激を受けると，SMAD4と2：1のヘテロ三量体を形成し作用する[5)]．そのため，コファクターの多くは，より複雑な疎水性パッチの組合わせでSMAD2/3-SMAD4複合体に対し相互作用することができると考えられた（**図2B**）．例えば，複数のSMAD2/3結合ドメインを有するコファクター（FOXH1等）は，2つのSMAD2/3をまたがるように結合する可能性が考えられた．また，SMAD2/3結合ドメインとSMAD4結合ドメインをもつコファクター（SKI等）は，1つのSMAD2/3とSMAD4をまたがるように結合する可能性が考えられた．SMAD2/3のコファクターは，疎水性パッチの組合わせを変えることにより，時には共同的に，またときには競合的に

SMAD2/3に対し結合すると考えられた（**図2B**）．

おわりに

　TGF-βは，さまざまな生命現象を制御する多機能性因子であり，その多機能性はコファクターの多様性と大きく関係している．各コファクターによるSMAD2/3に対する結合をより詳細に理解することができれば，TGF-βシグナルの複雑さを解きほぐす手掛かりになると考えられる．また，TGF-βシグナルは，がんや繊維症といった重篤な疾病とも大きく関係している[2)3)]．本研究で同定した6カ所の疎水性パッチに特異的に結合できる化合物を設計・開発することができれば，複雑なTGF-βシグナルのうち，特定のコファクター群が関与する生命現象のみを抑制でき，がんや繊維症の治療へと応用できる可能性も期待される．

文献

1) Massagué J：TGFβ signalling in context. Nat Rev Mol Cell Biol, 13：616-630, 2012
2) Ikushima H & Miyazono K：TGFbeta signalling: a complex web in cancer progression. Nat Rev Cancer, 10：415-424, 2010
3) Meng XM, et al：TGF-β: the master regulator of fibrosis. Nat Rev Nephrol, 12：325-338, 2016
4) Massagué J, et al：Smad transcription factors. Genes Dev, 19：2783-2810, 2005
5) Chacko BM, et al：Structural basis of heteromeric smad protein assembly in TGF-beta signaling. Mol Cell, 15：813-823, 2004
6) Randall RA, et al：Different Smad2 partners bind a common hydrophobic pocket in Smad2 via a defined proline-rich motif. EMBO J, 21：145-156, 2002
7) Qin BY, et al：Smad3 allostery links TGF-beta receptor kinase activation to transcriptional control. Genes Dev, 16：1950-1963, 2002
8) Wu G, et al：Structural basis of Smad2 recognition by the Smad anchor for receptor activation. Science, 287：92-97, 2000
9) Doyle AJ, et al：Mutations in the TGF-β repressor SKI cause Shprintzen-Goldberg syndrome with aortic aneurysm. Nat Genet, 44：1249-1254, 2012

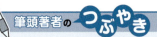

● 筆頭著者プロフィール ●

宮園健一：2003年，東京大学農学部卒業．'08年，同大学大学院農学生命科学研究科博士課程修了．東京大学大学院農学生命科学研究科特任助教を経て'17年，東京大学大学院農学生命科学研究科特任准教授（現職）．現在の専門は，生体高分子複合体の構造生物学研究．さまざまな難解な生命現象の，構造学的な手法による解明とその制御をめざす．

筆頭著者のつぶやき

　科学のなかには，皆が理解したつもりになっていても，じつはまだ十分には理解されていない分野が多数残されている．SMAD2/3とそこに結合するコファクターの間の関係性も同様で，それらの構造学的な解析は，2000年代初頭を最後にほとんど行われてこなかった．私は，自身が専門とする構造生物学的な手法を用いることにより，SMAD2/3とそのコファクターの間の曖昧な関係性を，解き明かすことができないかと研究をはじめた．SMAD2/3によるコファクター結合の多様性を理解するため，さまざまなSMAD2/3-コファクター複合体の調製とそれらの構造学的な解析を進めた結果，本研究のような新たなモデルを提唱するに至った．構造生物学は，さまざまな生命現象を原子レベルで可視化できるという大きな利点がある．今後もこの利点を生かして，さまざまな生命現象を解明していきたいと考えている．

（宮園健一）

各研究分野を完全網羅した最新レビュー集

実験医学増刊号

年8冊発行 [B5判]
定価（本体5,400円＋税）

Vol.36 No.10（2018年6月発行）

脂質クオリティ
好評発売中
生命機能と健康を支える脂質の多様性

編集／有田　誠

〈概論〉リポクオリティから解き明かす生命現象　　　有田　誠

1章　リポクオリティ研究とは
〜その生理的意義と疾患制御〜

〈1〉脂肪酸クオリティの生理的意義と疾患制御　　　有田　誠
〈2〉イノシトールリン脂質におけるリン酸化クオリティ制御の病態生理学的意義　　　高須賀俊輔，佐々木雄彦
〈3〉リゾリン脂質のリポクオリティ　　　青木淳賢
〈4〉スフィンゴ脂質代謝と疾患制御　　　木原章雄

2章　リポクオリティの違いを生み出し識別する機構

〈1〉ホスホリパーゼA_2ファミリーによるリポクオリティ制御　　　村上　誠，佐藤弘泰，武富芳隆，平林哲也
〈2〉脂肪酸伸長酵素・不飽和化酵素によるリポクオリティ制御　　　松坂　賢，島野　仁
〈3〉膜リン脂質生合成酵素によるリポクオリティ制御　—リゾリン脂質アシル転移酵素　　　進藤英雄，清水孝雄
〈4〉フリッパーゼとスクランブラーゼによる細胞膜リン脂質の分布制御　　　瀬川勝盛，鈴木　淳
〈5〉細胞内オルガネラ機能のリポクオリティ制御　　　向井康治朗，新井洋由，田口友彦
〈6〉生体膜のリポクオリティとタンパク質ドメインによる認識　　　北又　学，木田和輝，末次志郎
〈7〉脂質—イオンチャネル相互連関　　　岡村康司，大澤匡範

3章　リポクオリティによる疾患制御

〈1〉リポクオリティの違いに基づくプロスタノイドのがん疾患制御　　　土屋創健，杉本幸彦
〈2〉ロイコトリエン受容体の生理・病態における役割　　　横溝岳彦
〈3〉スフィンゴシン1リン酸による生体機能の制御　　　大日方　英
〈4〉脂質を認識するC型レクチン受容体と免疫応答制御　　　本園千尋

〈5〉酸化リン脂質クオリティ制御の破綻による疾患と抗がん剤治療戦略　　　今井浩孝
〈6〉腸内環境のリポクオリティと疾患制御　　　木村郁夫，長谷耕二
〈7〉中鎖脂肪酸による疾患の制御　　　原　康洋，平野賢一
〈8〉リポクオリティを基軸としたT細胞分化システムの新展開　　　遠藤裕介，中山俊憲
〈9〉脂質による皮膚バリア形成と疾患制御　　　村上　誠，木原章雄
〈10〉網羅的脂質解析によるクリスタリン網膜症の病態解明　　　畑　匡侑，池田華子
〈11〉メタボリックシンドロームとリポクオリティ　　　菅波孝祥，田中　都，伊藤綾香，小川佳宏
〈12〉ω3系不飽和脂肪酸の心血管イベントリスク低減作用　　　高島　啓，佐田政隆
〈13〉高比重リポタンパク（HDL）機能を制御するリポクオリティ　　　篠原正和，平田健一
〈14〉脂肪酸バランスと疾患リスク（久山町研究）　　　二宮利治
〈15〉リポクオリティに注目した臨床検査の可能性　　　蔵野　信，矢冨　裕

4章　リポクオリティの分析，可視化技術とその応用

〈1〉リポクオリティの可視化と操作　　　堀川　誠，瀬藤光利
〈2〉膜リン脂質クオリティの可視化　　　辻　琢磨，藤本豊士
〈3〉リポクオリティ認識プローブの開発と応用　　　田口友彦，小林俊彦，反町典子，仁木隆裕
〈4〉リポクオリティ変化を捉える脂質ラジカル検出プローブの開発と応用　　　山田健一
〈5〉リポクオリティを識別するリピドミクス解析技術　　　池田和貴，青柳良平，有田　誠
〈6〉脂質クオリティを捉える解析手法とデータベース　　　津川裕司，池田和貴，有田　誠，有田正規

発行　羊土社　〒101-0052　東京都千代田区神田小川町2-5-1　TEL 03(5282)1211　FAX 03(5282)1212
E-mail：eigyo@yodosha.co.jp
URL：www.yodosha.co.jp/

ご注文は最寄りの書店，または小社営業部まで

Current Topics

Abe H, Jitsuki S, et al：Science, 360：50-57, 2018

CRMP2結合化合物による脳損傷後機能回復の促進

實木　亨，高橋琢哉

> 脳卒中後の運動機能の回復を目的とした運動リハビリテーションはその効果は限定的であるため，より効果的な治療法が望まれている．今回われわれはCRMP2に結合しAMPA受容体のシナプス移行を増加させる低分子化合物を同定し，それにより脳損傷後のリハビリテーションによる機能回復を促進するということを明らかにした．

　脳損傷は重篤な麻痺を引き起こし，患者の生活の質は大きく損なわれる．回復を促進しリハビリテーションを補完する効果的な薬理学的介入はいまだ確立されていない．脳損傷後の運動障害の回復は，残存する脳領域の皮質運動マップの再編成を介した代償的な神経可塑性の結果であると考えられ[1]，経験依存的AMPA（α-amino-3-hydroxy-5-methyl-4-isoxazole-propionic-acid）受容体のシナプス移行は，学習やトレーニングといった神経可塑性を必要とする行動の分子基盤と認められている（図1）[2]〜[4]．われわれはこれまでにAMPA受容体のシナプス移行が感覚機能剥奪後の代償性皮質再編成において重要な役割を果たすことを示した[5]．したがって経験依存的AMPA受容体のシナプス移行の促進は，リハビリテーショントレーニング依存的な運動皮質の再構成および脳損傷後の運動機能回復の加速をもたらしうるのではないかと考えた．

　また，本研究において用いた神経保護作用と神経の形態変化をもたらす低分子化合物であるT-817MA[6]（現在の名称はedonerpic maleate）の分子ターゲットとシナプス可塑性における役割はいまだ明らかではなかった．

edonerpic maleateは経験依存的AMPA受容体のシナプスへの移行と脳損傷後機能回復を促進する

　経験依存的なシナプス可塑性におけるedonerpic maleateの役割を明らかにするため，成熟したマウスのバレル皮質（体性感覚皮質）の第4層から第2/3層の錐体細胞にかけて形成されるシナプスにおいて，AMPA受容体のシナプスへの移行について電気生理学的解析により検討した．AMPA受容体を介したシナプス電流に対するNMDA受容体を介したシナプス電流の比（AMPA／NMDA比）について調べたところ，edonerpic maleateを投与したマウスにおいては対照群と比べ高い値を示した．さらにこの値の増加はひげを切る（感覚入力の遮断）ことにより観察されなかった．したがって，edonerpic maleateは入力依存的にAMPA受容体のシナプスへの移行を促進することが明らかになった．

　脳卒中などの脳損傷後の機能回復は代償野（機能の

CRMP2-binding compound accelerates motor function recovery from brain damage
Susumu Jitsuki/Takuya Takahashi：Department of Physiology, Graduate school of Medicine, Yokohama City University（横浜市立大学大学院医学研究科生理学）

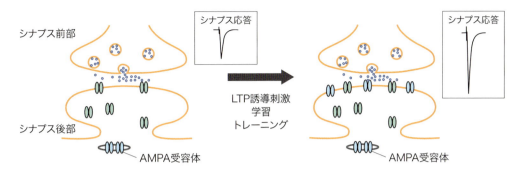

図1 経験依存的AMPA受容体のシナプス移行
シナプス伝達の長期増強現象（long term potentiation：LTP）を誘導する刺激や学習さらには運動等のトレーニングによりAMPA受容体はシナプスに移行する．

代償を担う損傷を免れた脳領域）の形成による可塑的な現象であると考えられている．そこで，edonerpic maleateは脳損傷後のリハビリテーション効果を促進するのではないかと考えた．このことを検証するため，マウスに上肢の運動機能を評価する行動を学習したマウスの運動野を凍結により損傷させ，持続的な前肢機能の低下を呈する脳損傷のモデルマウスを作出した．このマウスにedonerpic maleateの投与とリハビリテーショントレーニングを併用することにより前肢機能の顕著な回復がみられた．次に脳損傷後の機能回復におけるAMPA受容体シナプス移行の促進の役割を明らかにするため，入力に依存的なAMPA受容体のシナプスへの移行が阻害する機能をもつAMPA受容体のサブユニットの1つであるGluA1のC末端側にある細胞内ドメイン（GluA1 c-tail）を損傷周囲の領域に発現させたところ，edonerpic maleateによる機能回復が阻害された．このことから，edonerpic maleateによる機能回復はAMPA受容体のシナプスへの移行を惹起し，損傷周囲の領域に代償野を形成することが示された．また，実際にedonerpic maleateにより回復したマウスは代償野の領域におけるAMPA受容体を介したシナプス応答（mEPSC）の増加についても観察された．これらのことからedonerpic maleateによる機能回復の効果はトレーニングに依存的であり，さらには入力依存的に特定のシナプスの伝達効率が変化するというシナプスの可塑性の概念を反映する薬剤であると考えられる．

edonerpic maleateはCRMP2を介してリハビリテーションの効果の促進する

次にedonerpic maleateのターゲットとなるタンパク質の同定を試みた．edonerpic結合ビーズを用いてアフィニティークロマトグラフィーによりedonerpicと結合するマウス脳サンプル由来のタンパク質を抽出した．抽出されたサンプルを質量分析法により解析したところedonerpic maleateに結合するタンパク質としてcollapsin-response-mediator-protein 2（CRMP2）が同定された[7]．CRMP2は神経軸索伸長を反発するタンパク質として発見されたセマフォリン3Aの細胞内シグナルタンパク質として同定され，最近CRMP2はシナプスの機能における役割についても見いだされている[8]．そこで，CRMP2のノックアウトマウスを用いedonerpic maleate投与によるAMPA受容体のシナプス移行促進とCRMP2の役割を検討した．その結果，バレル皮質におけるedonerpic maleateによるAMPA受容体のシナプスへの移行の促進はみられず，さらにはedonerpic maleateの投与とリハビリテーショントレーニングの併用による脳損傷からの回復はみられなかった．このことから，CRMP2はedonerpic maleateによるリハビリテーションの効果の促進を仲介することが示唆された．

edonerpic maleateは霊長類における内包出血後の運動機能回復を促進する

霊長類であるカニクイザルを用いてedonerpic maleateによるトレーニング依存的機能回復の促進に

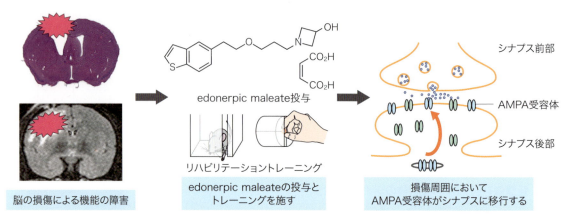

図2 edonerpic maleateはリハビリテーショントレーニング依存的に脳損傷後の機能回復を促進する
脳損傷により運動機能が障害された動物に対してedonerpic maleateの投与とリハビリテーションを併用することにより,損傷周囲においてAMPA受容体がシナプスに移行し,障害された運動機能が回復する.

ついて検証した．まず，カニクイザルに前肢の伸展および指先の巧緻性を評価する2つの行動課題を学習させた．1つは離れた場所にある餌をスリットから手を出してとる動作で，もう1つはアクリルパイプのなかに餌を提示し人差し指と親指とで餌をとる動作である．学習成立後にコラゲナーゼを用いてカニクイザルの内包に出血をひき起した．内包はヒトにおいても脳梗塞や脳出血がよく発生する部位で，重篤な運動の麻痺の起こることが知られている．カニクイザルにおいても出血の反対側の特に上肢において強い麻痺が出現した．このカニクイザルにedonerpic maleateの投与し先に述べた行動課題にてリハビリテーションを施した．その結果，edonerpic maleateの投与とリハビリテーショントレーニングにより両者とも劇的に回復し，特に指先の巧緻性をみる行動における効果が顕著であった．

これらの結果により，edonerpic maleateはリハビリテーションの効果を促進する薬剤として大きく期待をもつことのできる化合物であることが明らかにされた（図2）．

おわりに

リハビリテーションは地道にトレーニングを積み重ねるのが基本であり，シナプス可塑性を促進することによりリハビリテーションの効果を高める薬剤は未充足の医療ニーズ（unmet medical needs）である．現在，脳損傷後の機能回復のためには，ブレイン-マシン・インタフェースや身体機能補助ロボットなどのリハビリテーションのための工学的技術[9]が有望なツールになると期待されている．細胞移植などの生物学的技術[10]もedonerpic maleateとは異なるメカニズムを有する潜在的な治療選択肢としての可能性がある．したがって，これらのツールとedonerpic maleateとの組合わせによる応用により相乗効果を誘導することで，脳損傷を有する治療可能な患者の数を大幅に広げられる可能性がある．

文献

1) Murphy TH & Corbett D：Plasticity during stroke recovery: from synapse to behaviour. Nat Rev Neurosci, 10：861-872, 2009
2) Rumpel S, et al：Postsynaptic receptor trafficking underlying a form of associative learning. Science, 308：83-88, 2005
3) Mitsushima D, et al：Contextual learning requires synaptic AMPA receptor delivery in the hippocampus. Proc Natl Acad Sci U S A, 108：12503-12508, 2011
4) Kida H, et al：Motor Training Promotes Both Synaptic and Intrinsic Plasticity of Layer II/III Pyramidal Neurons in the Primary Motor Cortex. Cereb Cortex, 26：3494-3507, 2016
5) Jitsuki S, et al：Serotonin mediates cross-modal reorganization of cortical circuits. Neuron, 69：780-792, 2011
6) Hirata K, et al：A novel neurotrophic agent, T-817MA [1-{3-[2-(1-benzothiophen-5-yl)ethoxy]propyl}-3-azetidinol maleate], attenuates amyloid-beta-induced neurotoxicity and promotes neurite outgrowth in rat cultured central nervous system neurons. J Phar-

macol Exp Ther, 314：252-259, 2005
7）Goshima Y, et al：Collapsin-induced growth cone collapse mediated by an intracellular protein related to UNC-33. Nature, 376：509-514, 1995
8）Zhang H, et al：Brain-specific Crmp2 deletion leads to neuronal development deficits and behavioural impairments in mice. Nat Commun, 7：10.1038/ncomms11773, 2016
9）Aach M, et al：Voluntary driven exoskeleton as a new tool for rehabilitation in chronic spinal cord injury: a pilot study. Spine J, 14：2847-2853, 2014
10）Honmou O, et al：Intravenous administration of auto serum-expanded autologous mesenchymal stem cells in stroke. Brain, 134：1790-1807, 2011

● 筆頭著者プロフィール ●

實木 亨：2003年，北里大学医療衛生学部卒業，'09年，横浜市立大学大学院医学研究科修了，同年，同博士研究員，'11年より横浜市立大学大学院医学研究科助教．脳の機能は状況に応じて書き換わります．そのような脳の役割の書き換えのメカニズムについて明らかにすることを目標としています．

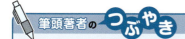

本研究において筆者が非常に驚いたこととして軸索ガイダンス分子であったCRMP2がedonerpic maleateのターゲットであったということである．CRMP2は最近シナプス機能における役割についても注目されつつあるが，AMPA受容体のシナプス移行との関連については皆無であった．さらに驚くべき偶然としてCRMP2はもともと当研究室の隣の分子薬理神経生物学教室の五嶋良郎先生が留学先でクローニングした分子であり五嶋先生の研究テーマであった．このようなことからCRMP2のノックアウトマウスやその分子に関する知見を容易に手に入れることができたことも今回の研究を進めるうえでのアドバンテージになったと考えられる．今後はCRMP2の機能をどのように調節することがAMPA受容体のシナプス移行促進に寄与するのかを明らかにしていこうと考えている．

（實木 亨）

Book Information

伝わる医療の描き方

患者説明・研究発表がもっとうまくいくメディカルイラストレーションの技術

著／原木万紀子　監／内藤宗和

好評発売中

オリジナルな研究にはオリジナルなイラストを！

研究成果を解りやすく示すため，発表にインパクトを出すために，イラストは有効なツールです．素材集に頼るのもアリですが，思い通りのものが見つからないことも．どうせなら，自作しませんか？ 必要なのは伝えたい気持ち．才能は不要です！誰でも実践可能なコツを，美術解剖学のプロが最小限の言葉で解説します．

◆定価（本体3,200円+税）　フルカラー　B5判　143頁　ISBN978-4-7581-1829-3

Current Topics

Obata F, et al : Dev Cell, 44 : 741-751, 2018

食物からのメチオニンに由来する SAMが司る腸の調和的な恒常性維持機構

津田（櫻井）香代子，小幡史明，三浦正幸

> 食物由来の栄養とその代謝産物は健康維持に欠かせないものであるが，どのように生体組織の恒常性維持にかかわっているかについては理解が進んでいなかった．今回われわれは，食物由来メチオニンの一次代謝産物であるSAMが指令分子となり，異なる細胞で異なる機能を発揮することで，栄養依存的に腸組織の恒常性が維持されていることを，ショウジョウバエを用いて明らかにした．

　自己複製能と分化能をもった細胞は幹細胞とよばれ，iPS（人工多能性幹）細胞やES（胚性幹）細胞などの，さまざまな細胞に分化可能な幹細胞は多能性幹細胞，個体組織内に存在し，ある程度分化経路が決まっている幹細胞は組織（体性）幹細胞という．組織幹細胞の増殖と分化により，内的・外的環境の変化に対しても組織の構造や機能は一定に保たれている（組織恒常性の維持）．腸もそのような組織の一つで，個体が摂取した栄養分を吸収する組織であるが，飢餓時には腸細胞の萎縮と喪失により腸が萎縮する一方，再摂食時には腸幹細胞の分裂が活性化し，萎縮した腸をもとに戻すという，非常に可塑性の高い組織であることが知られている．しかしながら，摂取栄養分がどのように腸幹細胞に作用して分裂を制御し恒常性維持に寄与しているのか，詳細な分子メカニズムについては不明な点が多く残されている．モデル生物であるショウジョウバエの腸組織にも，哺乳類同様に腸幹細胞が存在し，飢餓後の再摂食による幹細胞分裂活性化が観察される[1]．またショウジョウバエは遺伝学を用いた細胞特異的な解析手法に優れていることから，われわれはこのショウジョウバエを利用することで，細胞特異的な栄養飢餓応答の解析を試みた．栄養分のなかでも，われわれは必須アミノ酸の一つであるメチオニンに注目した．メチオニンの一次代謝産物であるS-アデノシルメチオニン（SAM）はメチル基供与体としてタンパク質，核酸などのメチル化に使われる．このSAMがヒトiPS細胞およびES細胞の生存と分裂に必須であることが，これまでの研究で示されていた[2]．そこで，栄養依存的な腸組織恒常性における腸幹細胞増殖にメチオニン・SAMが果たす機能について解析を行った．

必須アミノ酸の一つメチオニンは腸幹細胞の分裂に重要である

　最初に食餌中のメチオニンによる腸幹細胞分裂への影響を検討した．定常状態では腸幹細胞分裂は低頻度で，観察や定量が難しいため，腸幹細胞分裂を活性化し観察しやすくする目的で，さまざまな腸幹細胞増殖亢進実験系を用いてメチオニンの効果を観察した．抗がん剤の一つブレオマイシンを摂食させると，腸上皮細胞がダメージを受け，腸幹細胞の分裂が促進するこ

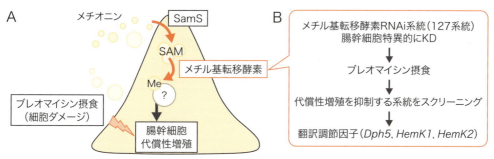
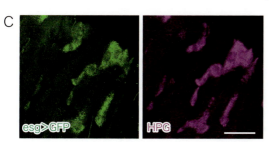

図1 腸幹細胞におけるメチル化酵素のスクリーニングと翻訳活性

A）ブレオマイシン摂食による腸幹細胞の代償性増殖には，SamSによって生じるメチオニン代謝産物のSAMが必要であることがわかった．SAMは標的タンパク質のメチル基供与体であることから，メチル基転移酵素を同定すれば代償性増殖に必要なメチル化の標的分子を同定できると考えた．B）代償性増殖に必要なメチル基転移酵素のスクリーニングの概要．C）メチオニンアナログであるHPGの取り込みによって翻訳活性を測定した．腸幹細胞と前駆細胞（esg陽性細胞）で高い翻訳活性が観察される．スケールバー＝20 μm．

とが知られている（代償性増殖）．完全組成餌を与えた場合（コントロール）に比べ，メチオニン除去餌を与えられた個体の腸では，この代償性増殖が抑制された．もう一つの腸幹細胞活性化の例として，老化した個体の腸における幹細胞過増殖が知られているが，この老化による過増殖もメチオニン除去餌で抑えられた．さらに，飢餓後の再摂食時にみられる腸幹細胞の分裂活性化を用いて実験を行った．再摂食の際にメチオニン除去餌を与えられた個体の腸では，腸幹細胞分裂活性化が抑制されたことから，摂取した餌に含まれるメチオニンが腸幹細胞の分裂に必要であることがわかった．

メチオニン代謝産物であるSAMが腸幹細胞分裂に必須である

われわれは次に，人工多能性幹細胞の分裂にはメチオニン代謝産物であるSAMが重要であることに注目し，組織幹細胞においても同様にSAMが機能しているのではないかと予想した．前述のように腸幹細胞の代償性増殖はメチオニン除去餌を与えられた個体で抑制されるが，この増殖抑制は食餌中にSAMを添加することで回復した．メチオニンからSAMを合成する酵素であるSamS遺伝子の発現を腸幹細胞特異的に阻害すると，通常条件飼育下での恒常的分裂や，ブレオマイシンによる代償性増殖，再摂食時の幹細胞分裂活性化や，インスリン受容体恒常活性化型の過剰発現による幹細胞増殖亢進などが，いずれも著しく阻害された．以上から，メチオニンではなくSAMが腸幹細胞の分裂や腸組織の恒常性維持に必要であることがわかった（図1A）．

SAMはタンパク質翻訳因子のメチル化を介して翻訳活性化と幹細胞分裂を制御している

SAMはメチル基転移酵素の基質であることから，腸幹細胞分裂において機能するSAMの修飾ターゲット分子が存在するはずである．この仮定のもと，腸幹細胞分裂に必要なメチル基転移酵素の機能を阻害すれば修飾ターゲット分子が同定できると考え，遺伝学的手法を用いてショウジョウバエゲノム中に存在するメチル基転移酵素について網羅的スクリーニングを行った．腸幹細胞特異的に発現を阻害したときに幹細胞増殖が抑制されるメチル基転移酵素を探したところ，Dph5，HemK1およびHemK2の3つのメチル基転移酵素遺伝子が同定された（図1B）．驚いたことに，これらはいずれもタンパク質の翻訳にかかわる因子のメチル化に必要な遺伝子であった．HemK1およびHemK2は翻訳終結因子（eRF1：eukaryotic release factor 1）の

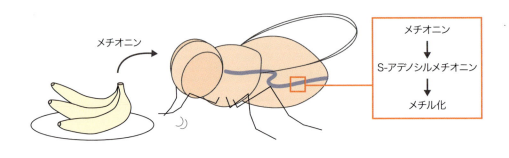

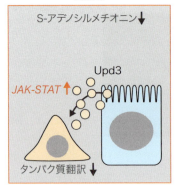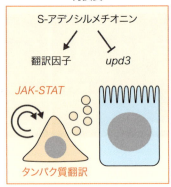

図2 メチオニン代謝による腸組織恒常性維持機構の模式図
通常摂食時，腸に取り込まれたメチオニンはS—アデノシルメチオニン（SAM）に代謝され，Dph5などによる翻訳因子のメチル化を介して，腸幹細胞のタンパク質翻訳を活性化する．飢餓時にはSAMが低下することによって腸幹細胞における翻訳が低下し，分裂が停止する．SAMの低下は同時に腸上皮細胞からのUpd3分泌を促進し，JAK-STAT経路を活性化する．再摂食時にはJAK-STAT経路の活性化と，タンパク質翻訳の亢進によって，腸幹細胞の分裂活性化が起こる．

メチル化，Dph5は翻訳伸長因子（eEF2：eukaryotic elongation factor 2）のジフタミド修飾を介し翻訳を調節することが知られている[3]〜[6]．この事実から，SAMは腸幹細胞において翻訳活性を制御していると考え，腸幹細胞における翻訳活性を測定した．その結果，腸幹細胞および前駆細胞で恒常的に高い翻訳活性が検出された（図1C）．また飢餓状態の腸やSamS，またはDph5遺伝子発現を低下させた腸幹細胞では，この翻訳活性が低下することがわかった．

SAMは腸上皮細胞からのUpd3発現を制御し，再摂食時の幹細胞増殖を誘導する

ここまでは腸幹細胞に注目して解析を行ってきたが，一方で，栄養分に含まれるメチオニンをはじめに感知する細胞といえば，栄養吸収性の腸上皮細胞が一番にあげられる．腸上皮細胞もSAMを感知し，何らかのシグナルを腸幹細胞へ送っているのではないか？このような疑問のもと，腸上皮細胞特異的にSamS遺伝子発現を抑制したところ，意外なことにサイトカインの一つIL-6のショウジョウバエホモログであるUpd3の発現が非常に高いレベルで誘導された．この現象はメチオニン除去食を与えた個体の腸でも観察された．Upd3はJAK-STAT経路を活性化して腸幹細胞の分裂を促進することが知られている[7]．そこでupd3変異体を用い，再摂食時の腸幹細胞分裂活性を測定したところ，upd3変異体では再摂食時の腸幹細胞分裂が有意に抑制された．以上の結果から，飢餓時の腸幹細胞ではSAM飢餓によって翻訳活性が低下し分裂が停止するが，腸上皮細胞で誘導されるUpd3が腸幹細胞のJAK-STAT活性を上昇させておくことで，再摂食時の腸幹細胞分裂活性化を誘導することがわかった（図2）．これらの結果から，SAMが細胞によって異なる飢餓応答を制御し，腸組織の細胞数制御および恒常性維持に寄与していることが明らかになった．

おわりに

近年，アミノ酸の代謝が組織幹細胞やがん細胞の増殖制御に重要な働きを示す例が複数報告されている．例えば，食餌中のバリンがマウスの造血幹細胞の分裂増殖に必須であることや，乳がんではアスパラギン代謝が，白血病においては分岐鎖アミノ酸の代謝変化が，がんの悪性化と密接に関与していることが示されている[8)～10)]．このように細胞の種類によってアミノ酸への依存度が異なることから，今後は生体組織の生理機能や病態機構を探るうえで，アミノ酸代謝の解析の重要性がさらに高まっていくと期待される．

文献

1) O'Brien LE, et al：Altered modes of stem cell division drive adaptive intestinal growth. Cell, 147：603-614, 2011
2) Shiraki N, et al：Methionine metabolism regulates maintenance and differentiation of human pluripotent stem cells. Cell Metabolism, 19：780-794, 2014
3) Figaro S, et al：HemK2 protein, encoded on human chromosome 21, methylates translation termination factor eRF1. FEBS Lett, 582：2352-2356, 2008
4) Ishizawa T, et al：The human mitochondrial translation release factor HMRF1L is methylated in the GGQ motif by the methyltransferase HMPrmC. Biochem Biophys Res Commun, 373：99-103, 2008
5) Polevoda B & Sherman F：Methylation of proteins involved in translation. Mol Microbiol, 65：590-606, 2007
6) Mattheakis LC, et al：DPH5, a methyltransferase gene required for diphthamide biosynthesis in *Saccharomyces cerevisiae*. Mol Cell Biol, 12：4026-4037, 1992
7) Jiang H, et al：Cytokine/Jak/Stat signaling mediates regeneration and homeostasis in the *Drosophila* midgut. Cell, 137：1343-1355, 2009
8) Taya Y, et al：Depleting dietary valine permits nonmyeloablative mouse hematopoietic stem cell transplantation. Science, 354：1152-1155, 2016
9) Knott SRV, et al：Asparagine bioavailability governs metastasis in a model of breast cancer. Nature, 554：378, 2018
10) Hattori A, et al：Cancer progression by reprogrammed BCAA metabolism in myeloid leukaemia. Nature, 545：500-504, 2017

● 筆頭著者プロフィール ●

津田（櫻井）香代子：2000年，東京都立大学理学部生物学科卒業．'06年同大学大学院博士課程修了．理化学研究所CDB特任研究員，三菱化学生命科学研究所特別研究員，日本学術振興会特別研究員（PD）等を経て，'13年より東京大学大学院薬学系研究科三浦研究室特任研究員．学部生以来ショウジョウバエ研究に魅了されている．本研究で幹細胞翻訳系の奥深さに気づき，新たな生命事象を開拓したいと思いつつ奮闘中．

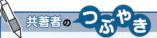

東京工業大学・粂先生との共同研究がきっかけで「ヒトのiPS細胞はメチオニン要求性が高い」事をはじめて知ったのが2012年．腸の幹細胞なら，栄養としてのメチオニンに反応するのでは？との寝言を並べて，やってみると予想的中．それから6年かかりましたが，月とスッポンより似ていなそうな，ヒトのiPS細胞とショウジョウバエ腸幹細胞の間で共通の現象が見えて来たのは非常におもしろかったです．SAMの下流を探そうということで完遂した，130個近いメチル化酵素のスクリーニングは，学生さんの根性と気合いの賜物です．あの先生はブラックだという噂がでないことを祈りつつ…

（小幡史明）

各研究分野を完全網羅した最新レビュー集

実験医学増刊号

年8冊発行 ［B5判］
定価（本体5,400円＋税）

Vol.36 No.7（2018年4月発行）
超高齢社会に挑む

骨格筋のメディカルサイエンス

筋疾患から代謝・全身性制御へと広がる筋研究を、健康寿命の延伸につなげる

編集／武田伸一

好評発売中

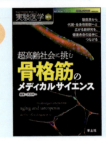

はじめに―骨格筋研究は新たな時代へ　武田伸一	〈1〉骨格筋の量と機能を決定する分子メカニズム 　　　　　　　　　　　　　　畑澤幸乃，亀井康富

序章　超高齢社会に向けて：骨格筋と老化研究最前線

〈Overview〉ヒトは筋肉から老いるか？　田中　栄
〈1〉ロコモティブシンドロームとサルコペニア：住民コホート研究ROADから　吉村典子
〈2〉フレイルとサルコペニア　小川純人
〈3〉筋骨格系の老化と骨折、転倒―骨粗鬆症とサルコペニア
　　　　　　　　　　　　　松本浩実，萩野　浩
〈4〉慢性腎臓病・透析患者におけるサルコペニア―筋腎連関をめぐる最近の知見　萬代新太郎，内田信一
〈5〉幹細胞・前駆細胞から見る骨格筋老化―幹細胞は筋の老化にかかわるのか？　上住聡芳，上住　円
〈6〉ミトコンドリアからみた骨格筋の老化
　　　　　　　小林天美，東　浩太郎，池田和博，井上　聡

第1章　骨格筋の代謝の調節機構

〈Overview〉骨格筋の代謝の調節機構　小川　渉
〈1〉骨格筋とエネルギー代謝制御
　　　　　　　山崎広貴，吉川賢忠，田中廣壽
〈2〉脂肪酸代謝とがん―悪液質における筋萎縮　布川朋也
〈3〉糖代謝制御における骨格筋の役割　小川　渉
〈4〉脂質代謝と骨格筋―筋肉のオートファジーとエネルギー代謝
　　　　　　　　　　　　　中川　嘉，島野　仁

第2章　骨格筋の発生と再生

〈Overview〉筋発生・再生研究のめざす先　深田宗一朗
〈1〉筋の再生能力とその進化：イモリ研究が示唆すること
　　　　　　　　　　　　　千葉親文
〈2〉骨格筋発生の分子制御機構　佐藤貴彦
〈3〉筋幹細胞の維持機構解明から制御へ
　　　　　　　竹本裕政，深田宗一朗
〈4〉クロマチン構造が規定する骨格筋分化　小松哲郎，大川恭行

第3章　骨格筋量・質の調節機構

〈Overview〉骨格筋萎縮の克服のための基礎研究　武田伸一

〈2〉アンドロゲンによる骨格筋制御―ドーピングから治療まで
　　　　　　　　　　　　　今井祐記
〈3〉神経筋接合部（NMJ）の形成・維持機構と筋力低下・筋萎縮に対する新たな治療戦略　山梨裕司，江口貴大
〈4〉骨格筋収縮・代謝特性の制御　和田正吾，秋本崇之

第4章　骨格筋の他（多）臓器連関

〈Overview〉生体システムの制御における骨格筋と他（多）臓器の連関　田中廣壽
〈1〉骨格筋活動と精神疾患　吾郷由希夫，深田宗一朗
〈2〉骨格筋と褐色脂肪とのクロストーク　田島一樹，梶村真吾
〈3〉骨と筋肉の恒常性と全身性制御　中島友紀
〈4〉骨格筋による局所神経免疫相互作用「ゲートウェイ反射」の活性化　上村大輔，村上正晃

第5章　骨格筋疾患研究の最前線・展望

〈Overview〉難治性筋疾患の治療法開発　青木吉嗣
〈1〉筋萎縮治療薬開発の現状　大澤　裕
〈2〉遺伝性筋疾患に対する治療薬開発の最先端
　　　　　　　　　　　　　青木吉嗣，野口　悟
〈3〉リビトールリン酸糖鎖異常型筋ジストロフィーの病態解明と治療法開発　金川　基，戸田達史
〈4〉iPS細胞を用いた筋ジストロフィーの治療研究
　　　　　　　櫻井英俊，佐藤優江
〈5〉ゲノム編集技術を利用した筋ジストロフィー研究および治療戦略
　　　　　　　鍵田明宏，徐　淮耕，堀田秋津

第6章　骨格筋の解析技術の基本・進展

〈1〉骨格筋標本の作成・基本染色・電子顕微鏡的検索　埜中征哉
〈2〉骨格筋の定量的解析技術―筋線維数，断面積，筋線維タイプの定量解析，および，筋再生実験　上住　円，野口　悟
〈3〉骨格筋の機能解析（筋肥大・萎縮誘導モデル、運動・筋機能評価、筋張力測定）　谷端　淳，野口　悟
〈4〉骨格筋特異的Creドライバーマウスの特徴と骨格筋研究への利用　細山　徹，深田宗一朗
〈5〉骨格筋からのサテライト細胞の単離法　林　晋一郎，小野悠介

発行　羊土社　YODOSHA
〒101-0052　東京都千代田区神田小川町2-5-1　TEL 03(5282)1211　FAX 03(5282)1212
E-mail : eigyo@yodosha.co.jp
URL : www.yodosha.co.jp/

ご注文は最寄りの書店、または小社営業部まで

Current Topics

Yoshizawa T, et al : Cell, 173 : 693-705, 2018

核内輸送受容体の知られざる働き
液—液相分離の抑制

吉澤拓也

> 細胞質で翻訳された核内タンパク質は，核内外をシャトルする核輸送受容体の積み荷となって核内へと運搬される．これまで，核内輸送受容体は核内タンパク質を核内へと運ぶ役割のみが知られてきた．本研究では，核輸送受容体が積み荷となるタンパク質と幅広い領域にわたってダイナミックに相互作用し，液—液相分離を抑制する分子シャペロンとしての機能をもつことを明らかにした．

核と細胞質との間の生体高分子のやりとりは，核膜上にある核膜孔を通して行われる．核へ不必要な物質の侵入を行わせないために，核内で機能するタンパク質は，インポーチンに代表される核内輸送受容体ファミリーによって運び入れられる[1]（図1）．核内輸送受容体によって運搬される核内タンパク質の多くは，特定のアミノ酸に富み，構造をもたない天然変性領域をもつことが知られている．核内タンパク質がなぜ天然変性領域をもつのかは長らく不明であった．近年，核内タンパク質，特にRNA結合タンパク質の天然変性領域に起因する液—液相分離（liquid–liquid phase separation）が報告され，これが膜をもたない細胞内構造体であるストレス顆粒あるいはRNA顆粒の形成機構である可能性が示され注目を集めている[2]．ストレス顆粒は，さまざまなストレス条件下において，RNA等を保護するために一時的に形成される細胞の防御機構であると考えられている．その一方で，ストレス顆粒の異常がALSなどの神経変性疾患の原因となることが示唆されている．疾患の原因となる異常な液—液相分離およびストレス顆粒は，本来であれば，核内に局在すべき核内タンパク質が細胞質に蓄積することによって誘発されると考えられる．

本研究では，核内タンパク質の液—液相分離における核内輸送受容体の働きに着目をして研究を行った．その結果，核内輸送受容体の輸送だけではない機能が見えてきた．

核内輸送受容体Kapβ2はRNA結合タンパク質FUSの液—液相分離を抑制する

核内輸送受容体Kapβ2は，プロリン—チロシン配列をもつ核移行シグナル（proline-tyrosine nuclear localization signal：PY-NLS）を認識して核内へと輸送する[3]．Kapβ2の輸送基質の1つであるFUSは526アミノ酸残基からなるRNA結合タンパク質であり，多くの天然変性領域をもつ．C末端の26残基がPY-NLSとなっており，Kapβ2はこのPY-NLSと高い親和性で結合することがわかっている[4]．

これまでに，家族性ALSの患者群において，FUSの

Another role of nuclear import receptors in phase separation
Takuya Yoshizawa[1)2)] : Department of Pharmacology, University of Texas Southwestern Medical Center[1)]/College of Life Sciences, Ritsumeikan University[2)]（テキサス大学サウスウエスタンメディカルセンター薬学系研究科[1)]/立命館大学生命科学部[2)]）

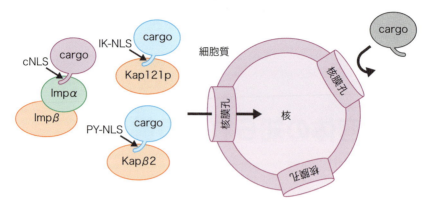

図1 核内輸送の基本プロセス
核輸送受容体は輸送基質（cargo）のもつ核移行シグナル（NLS）を認識して結合し，核膜孔を通って核内へと運搬する．核輸送受容体ごとに認識できる特有のシグナル配列が異なる．核輸送受容体と結合していないタンパク質は単独では核へ入ることができない．

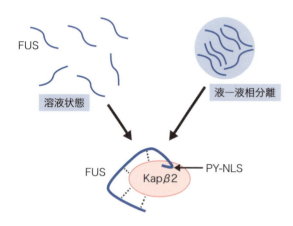

図2 本研究で見出された核内輸送受容体の働き
Kapβ2は溶液と液—液相分離のどちらの状態のFUSであっても結合し，安定化する機能がある．安定化にはPY-NLSとの強固な結合のほかに，天然変性領域を含むさまざまな領域との弱い相互作用がかかわっている．

Kapβ2がFUSの液—液相分離に与える影響を調べた．その結果，Kapβ2はFUSの液—液相分離を抑制することを明らかとした．実験には，可溶性タグであるMBPをFUSのN末端に付加し融合タンパク質を用いた．MBP-FUSは可溶性に得られるが，プロテアーゼによってMBPを除去するとFUSはたちまち液—液相分離を起こす．ここにあらかじめKapβ2を加えておくと，FUSの液—液相分離は起こらなかった．興味深いことに，Kapβ2による抑制は，FUSが液—液相分離した後でも有効であった（図2）．

Kapβ2による液—液相分離の抑制は，Kapβ2にFUSのPY-NLSよりも強固に結合するM9Mペプチドによって阻害された．つまり，Kapβ2とFUSのPY-NLSとの相互作用は，液—液相分離の抑制に重要であることが示された．

液—液相分離の抑制は，核"内"輸送受容体に特有の機能である

核輸送受容体は，核内への輸送を行う核"内"輸送受容体と，核内にあるタンパク質を核外へと運びだす核"外"輸送受容体に分けられる．いずれの核輸送受容体もαヘリックスが積み重なったHEATリピート構造より構成され，分子量は100 kDaを超える．FUSの液—液相分離を抑制する機能が，Kapβ2以外の核輸送受容体にも共通するものであるかを検証した．

PY-NLS領域にさまざまな変異が報告された[5]．こうした医学的研究と並行して，高い凝集性を示すFUSの凝集・会合体が粒滴状の液—液相分離であることが明らかとされた[6]．これらの研究から，FUSの核内移行の破綻によって細胞質への蓄積・凝集が起こり，疾患の原因となることが示唆された．

われわれは，液—液相分離におけるKapβ2の役割を明らかにするために研究を進めた．まずはじめに，

本研究では，核内輸送受容体として，ヒト由来のImp α/β複合体と出芽酵母由来のKap121p，核外輸送受容体として，ヒト由来のCrm1を用いた．Imp α/β複合体とKap121pはcNLSとIK-NLSをもつ輸送基質をそれぞれ認識して結合し，核内へと輸送する．一方，CrmはNESである核外移行シグナルNESを認識して結合し，核内から核外へのタンパク質の輸送を担う．

FUSのPY-NLSを，cNLS，IK-NLS，NESに置き換えたものについて，実験を行ったところ，Imp α/β複合体およびKap121pは，cNLS，IK-NLSをもつFUSの液—液相分離を抑制した．一方，hCrm1はNESをもつFUSと結合はできるが，液—液相分離を抑制することができなかった．

以上の結果から，液—液相分離の抑制には大型の分子が核移行シグナルに結合するだけでは不十分であり，核"内"輸送受容体の結合が重要なことが示された．

Kap β2はFUSの液—液相分離を促進する領域と相互作用する

われわれは，核内輸送受容体がFUS液—液相分離を抑制するためには，核移行シグナルを介した強固な結合に加え，他の要因があると考えた．Kap β2とFUSのPY-NLS以外の領域との相互作用を理解するため，プルダウンアッセイ，等温滴定カロリメトリー，ゲル濾過クロマトグラフィー，動的光散乱，X線結晶構造解析，X線小角散乱，NMRといった多様な物理化学的手法により解析を試みた．その結果，Kap β2はFUSの幅広い領域にわたって弱く相互作用することを明らかとした．

以上の実験によって得られた相互作用領域が，液—液相分離に与える影響を調べるため，FUS変異体解析を行った．天然変性領域であるN末端のLCドメインと，RGGリピート領域がFUSの液—液相分離を促進していることを明らかにした．これらの領域はKap β2との相互作用が検出された領域でもあった．

また，PY-NLSとの結合能を失ったKap β2であっても，Kap β2を過剰量添加することにより，FUSの液—液相分離は抑制された．このことから，核内輸送受容体による液—液相分離の抑制には，天然変性領域との弱い相互作用が寄与していることが明らかとなった．

おわりに

本研究によって，核内輸送受容体の新たな側面である分子シャペロンとしてのはたらきが明らかとなった．核内輸送受容体は，単に輸送基質を運ぶだけではなく，輸送基質を守りながら核内へと届けていると考えられる．

やわらかな凝集体ともいえる液—液相分離とその制御は，近年最もホットなトピックの一つである[7]．われわれのグループの他に，3グループが同時に同様の結果を報告した[8]〜[10]．分子内相互作用や，翻訳後修飾，疾患関連変異体，類縁タンパク質について，活発に議論がされている．ストレス顆粒にはFUSのみならず，RNAやその他のタンパク質も多くかかわっており，まだ明らかとされていない部分が多い．液—液相分離がいかにして異常を起こし疾患の原因となるのか，今後のさらなる展開が期待される．

筆頭著者のつぶやき

博士課程でX線結晶構造解析を専門としていた私は，留学先でインパクトのある結晶構造を決めたいと意気込んでアメリカにわたりました．しかし，X線結晶構造解析では狙った結果が出せず，暗中模索の日々でした．ちょうどそのころ，液—液相分離が注目されはじめました．私が試料調製のときにみていた，核輸送受容体と混ぜると溶解度があがるという現象自体が，とてもおもしろいものであることに気が付きました．それからさまざまな方の協力と助言を得て，苦しみながらも論文にすることができました．留学前には想像もしていなかった結果が，最高の形となり本当によかったと思います．支えてくれた方々に感謝しています．

（吉澤拓也）

文献

1) Xu D, et al : Recognition of nuclear targeting signals by Karyopherin-β proteins. Curr Opin Struct Biol, 20 : 782-790, 2010
2) Kato M, et al : Cell-free formation of RNA granules : low complexity sequence domains form dynamic fibers within hydrogels. Cell, 149 : 753-767, 2012
3) Lee B, et al : Rules for nuclear localization sequence recognition by Karyopherinβ2. Cell, 126 : 543-558, 2006
4) Zhang ZC & Chook YM : Structural and energetic basis of ALS-causing mutations in the atypical proline-tyrosine nuclear localization signal of the Fused in Sarcoma protein (FUS). Proc Natl Acad Sci U S A, 109 : 12017-12021, 2012
5) Vance C, et al : Mutations in FUS, an RNA processing protein, cause familial amyotrophic lateral sclerosis type 6. Science, 323 : 1208-1211, 2009
6) Burke KA, et al : Residue-by-residue view of *in vitro* FUS granules that bind the C-terminal domain of RNA polymerase II. Mol Cell, 60 : 231-241, 2015
7) Banani SF, et al : Biomolecular condensates : organizers of cellular biochemistry. Nat Rev Mol Cell Biol, 18 : 285-298, 2017
8) Guo L, et al : Nuclear-import receptors reverse aberrant phase transitions of RNA-binding proteins with prion-like domains. Cell, 173 : 677-692. e20, 2018
9) Hofweber M, et al : Phase separation of FUS is suppressed by its nuclear import receptor and arginine methylation. Cell, 173 : 706-719. e13, 2018
10) Qamar S, et al : FUS phase separation is modulated by a molecular chaperone and methylation of arginine cation-π Interactions. Cell, 173 : 720-734. e15, 2018

● 著者プロフィール ●

吉澤拓也：2012年，横浜市立大学大学院生命ナノシステム科学研究科博士課程修了．佐藤衛教授の研究室において，X線結晶構造解析を学ぶ．その後，米テキサス大学サウスウエスタンメディカルセンターのChook教授の研究室に留学．'16年4月より立命館大学生命科学部，松村浩由教授研究室助教．核輸送関連タンパク質の機能と構造を明らかにすることをめざしている．

国内随一の技術者集団のノウハウを結集！

実験医学別冊
細胞・組織染色の達人
実験を正しく組む、行う、解釈する
免疫染色とISHの鉄板テクニック

高橋英機／監，大久保和央／著
ジェノスタッフ株式会社／執筆協力
- 定価（本体6,200円＋税）　■AB判　■186頁
- ISBN978-4-7581-2237-5

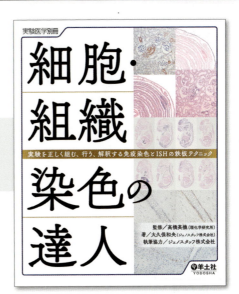

5月に発行となった免疫染色・in situ ハイブリダイゼーションの実験書『細胞・組織染色の達人』をご覧になった読者から，本書をご覧いただいた感想が続々と到着しています．本ページではその一部をご紹介させていただきます．本書が皆さまの実験のお役に立ちましたら幸いです．（編集部）

読者からの声・感想をご紹介します！

細胞・組織染色のエキスパートであるジェノスタッフ社が，これまでに蓄積してきた経験と叡智を結集し，染色実験を成功させるうえで重要なノウハウを分かりやすく解説しています．細胞・組織染色の実験をこれから行う学生にとっての必読書であるだけでなく，染色実験の経験者にとっても目から鱗が落ちる一冊だと思います．

後藤義幸
（千葉大学真菌医学研究センター感染免疫分野）

生体の固定方法や細胞の調製法といった，染色の"キモ"となる過程から詳細に解説してあるのは実験上，大変参考になる．近年，本書で紹介されている染色は外注することが多くなってきたが（実は私も），いったいどういった工程で行われているか，原理から学ぶこともでき，学生のみならず私のような若手研究者が読むには最適な参考書とも言える．

早川晃司（東京大学大学院農学生命科学研究科）

組織の調製方法から詳しく記載されており，初心者から熟練者まで使える幅広い教科書である．また，抗体を用いた染色は間違った結果（解釈）を得ることがあるが，本書での指導から研究者が注意すべき点がわかりやすくて良い．

進藤英雄
（国立国際医療研究センター／東京大学大学院医学系研究科）

素人の私にも読みやすく，わかりやすかっただけではなく，豊富な経験に基づく様々なノウハウが惜しげもなく書かれていてとても興味深く拝読しました．たくさん掲載されている染色された組織の画像もきれいで，見入ってしまいました．

今村理世（東京大学創薬機構）

染色について全てが分かる一冊です．手技が写真で示されており分かりやすいです．

上田容子（日本歯科大学生命歯学部）

※順不同・敬称略とさせていただきます

発行　羊土社 YODOSHA
〒101-0052　東京都千代田区神田小川町2-5-1　TEL 03(5282)1211　FAX 03(5282)1212
E-mail：eigyo@yodosha.co.jp
URL：www.yodosha.co.jp/

ご注文は最寄りの書店，または小社営業部まで

Update Review

渇きの神経科学：
知覚・情報処理・行動の統御

蛭子はるか，市木貴子，岡　勇輝

> 体の生存において，体内の水分量を適切に制御することは重要である．体内の水分は尿や汗，呼気として継続的に失われることから，生物は積極的に水分を摂取するしくみを持つ．本稿では，過去の知見とともに最近明らかにされた水分の摂取機構について紹介する．

はじめに

　人体の構成成分のうち70％を水が占める．適切量の水分保持は生命活動の維持に重要であり，1日あたりの水分量の変化は体重の0.2〜0.5％重量以内に留まるよう厳密に制御される[1]．この範囲からの逸脱は生命活動の維持に深刻なダメージをもたらし，例えば，通常約300 mmol/kgに制御されている体液浸透圧が，水分減少の結果350 mmol/kgを超えるとてんかんや昏睡を生じ，最悪の場合死に至る．

　汗や尿だけでなく呼気や体表面からも水分は蒸発し，継続的に失われる．生命維持には積極的に失われた水分を補う必要があり，生物は優れた水分摂取機構をもつ（図1）．具体的には，脱水や出血による体液濃縮や循環血液量減少は脳内で知覚され，水への"渇き"を生む．これまで，脳内の水分摂取の中枢として，脳内の第三脳室に面して存在する終板が考えられてきた．この終板について，過去の知見とともにこの数年で明らかにされた神経科学的知見について述べる．また体内の水分変化の結果働くと考えられていた水分摂取の制御メカニズムが，実際には体内の水分変化に先んじて働くことも近年明らかにされはじめており，これについても紹介したい．

飲水中枢としての終板

　視床下部に存在する終板の傷害は無飲症を引き起こし，終板への電気刺激は飲水行動を誘発することから，終板は脳内の飲水中枢だと考えられてきた[2]．終板は飲水中枢としての構造的特性をもち，終板を構成する3つの核〔脳弓下器官（subfornical organ, SFO），正中視索前核（median preoptic nucleus, MnPO），終板脈管器官（organum vasculosum of the lamina terminalis, OVLT）〕のうちSFOとOVLTは血液脳関門を欠く[3]．この特性が，SFO，OVLTが体液組成の変化（浸透圧やホルモン変化）を直接的に検出することを可能とし，飲水行動を誘発すると考えられている．一方，終板を構成するこれら3つの核は多様な細胞集団から構成されるが，個々の神経核の役割の違い，また異なる神経核および細胞集団間で行われる情報伝達やその役割については不明であった．以下に，ここ数年で明らかになった新しい知見について紹介する[4〜6]．なお，水分摂取と塩分摂取には密接な関係があることが知られており，終板の神経細胞も塩分摂取にかかわることが知られているが[7]，本稿では水分摂取の議論に留めたい．

Neural basis of water intake
Haruka Ebisu/Takako Ichiki/Yuki Oka：Division of Biology and Biological Engineering, California Institute of Technology（カリフォルニア工科大学生物・生物工学）

Update Review

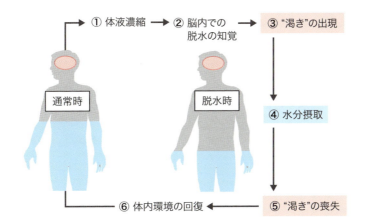

図1　渇きの制御
脱水により濃縮された体液の補正には，水分摂取が不可欠である．脱水による体液濃縮は，脳内センサーである終板によって知覚され，水への"渇き"を出現させる．"渇き"による水分摂取後，急速に"渇き"は失われるが，この時点で体内環境は回復していない．

❶ 終板内の興奮性神経細胞は飲水特異的なアクセルとして働き，抑制性神経細胞はブレーキとして働く

SFOは多様な細胞集団によって構成され，それぞれが異なる役割をもつ．具体的には，光遺伝学的または薬理遺伝学的に神経型一酸化窒素合成酵素（neuronal nitric oxide synthase, nNOS）陽性興奮性神経細胞を活性化させると飲水行動が生じ，小胞GABAトランスポーター（vesicular GABA transporter, Vgat）陽性抑制性神経細胞を活性化させると脱水による飲水行動が抑制される[8]．すなわち，SFOの興奮性と抑制性の2つの神経細胞集団はそれぞれが飲水行動におけるアクセルとブレーキであると考えられ，それは他の終板内の核にも共通する．例えば，MnPO内の興奮性神経細胞の活性化は飲水行動をもたらし，抑制性神経細胞の活性化は飲水行動を抑制する[9]～[12]．一方，OVLTにおいてはnNOS陽性の興奮性神経細胞の光刺激は飲水行動をもたらすことは示されているが[12]，抑制性神経細胞の役割については不明である．

第3の細胞種がアストロサイトであり，SFOにおいてもその生理的役割が示唆されている．SFOのアストロサイトはNaxチャネル（Nax sodium channel, Nax）を発現しており[13]，エンドセリン3の入力によりその応答性が変化することが報告された[14]．Naxを介したアストロサイトからの入力が，体液恒常性に何らかの影響がある可能性が考えられる[7]．

❷ 終板内の3つの核は共通した回路を構成する

終板内の3つの核には興奮性神経細胞が存在し，それぞれの核内でこれらの神経集団を光遺伝学的に活性化させると飲水行動が生じる[8]～[10]．一方で，これら3つの核が，それぞれ独立して飲水行動を制御するのか，それとも共通した特定の回路を形成するのかは不明であった．この問いを解くため，われわれのグループは3つの核のうち1つの核内のnNOS陽性神経細胞集団を遺伝的に不活化したうえで残りの核を光刺激し，飲水行動が発現するか観察した[12]．SFO，OVLTのnNOS陽性神経細胞を除去しても，MnPOを直接光刺激した場合に強い飲水行動がみられた．それに対し，MnPOのnNOS陽性細胞集団を不活化した場合，SFO，OVLTを光刺激しても飲水は誘導されなかった．すなわち，これら3つの核は飲水制御において独立した回路をもつわけではなく，MnPOのnNOS陽性細胞集団がSFO，OVLTからの情報を統合すると考えられる．

飲水終了制御の神経基盤

適切量の水分を得るには，飲水の開始制御だけでなく終了制御も重要である．前述のように終板において，飲水開始制御を司る神経回路の大部分は明らかにされてきた．飲水終了制御については，脱水した動物は飲水開始後すぐに飲水を終えるが，その時点では脱水に

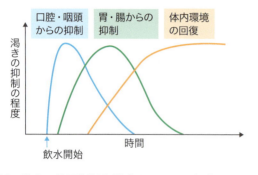 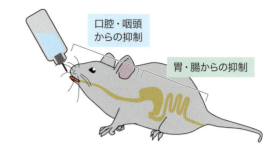

図2　飲水の終了制御を構成する3つの段階
第1に，口腔，咽頭からの早い抑制がある．一時的な抑制であり，液体摂取によって生じる．第2に，胃や腸からの飲水開始後数分で生じる長期的な抑制であり，浸透圧変化によって生じる．第3に，体内への水分吸収による脱水からの体内環境からの回復である．（左図は文献2より引用）

よる体液濃縮は回復していないことから[15]，恒常性の回復よりも早い段階で働く終了制御のメカニズムが存在すると予測されていた[2]．実際に近年，脱水に応答して上昇するSFOのnNOS陽性興奮性神経細胞やMnPOの興奮性神経細胞の活動性は，飲水開始と共に低下することが報告され[10)16]，神経回路レベルでも終了制御メカニズムの存在が示唆された．しかしながら，その神経基盤は長らく不明であり，われわれの研究室でその一端を明らかにしたのでここに紹介したい[12]．

飲水の終了制御には3つの段階がある（図2）．第1に口腔，咽頭からの早い一時的な抑制であり液体の嚥下によって生じる．第2に胃や腸からの，飲水開始後数分で起こる長期的な抑制であり，浸透圧変化により生じると考えられている．最後に，体内への水の吸収による脱水の回復である．第1の抑制は飲水開始と同時に生じ，SFOのnNOS神経細胞の活動の抑制として可視化できることから，SFOのnNOS陽性神経細胞にシナプス性に入力する抑制性神経細胞が第1の抑制の神経基盤であるとの仮説を立てた．狂犬病ウイルスを用いて逆行性にSFO nNOS陽性神経細胞へ入力する抑制性神経細胞を可視化した結果，MnPOからの抑制性神経細胞が大きな割合を占めていた．RNAシークエンス解析の結果，終板内の抑制性神経細胞でグルカゴン様ペプチド1受容体（glucagon-like peptide 1 receptor, Glp1r）が高発現していたことから，Glp1r陽性神経細胞に着目し研究を進めた．

続いて，MnPO Glp1r陽性神経細胞の活動を細胞内カルシウム変化として可視化した[17]．MnPO Glp1r陽性神経細胞は，マウスが飲水行動をとるそのタイミングで活性化し，飲水行動の終了とともにすみやかにカルシウムレベルが定常状態に戻った（図3）．これらの細胞は固形物の摂取には応答せず，水や生理食塩水，スクロース水，シリコンオイルなどの液体の嚥下に対してその神経活動を上昇させた．すなわち，MnPO Glp1r陽性細胞が第1の抑制の神経基盤であった．一方，第2の抑制の神経基盤は別に存在すると考えられるがその詳細は不明であり，今後の課題として残されている．

渇きの制御は予測的に行われる

体液組成の変化に従って渇きの制御は行われると考えられてきたが，実際には，体液組成の変化に先んじて，予測的に飲水制御に携わる神経細胞の活動性は変化し，飲水行動を制御することがわかってきた．以下では，予測的な渇きの制御について概説する．

❶ 摂食後の喉の渇き

摂食後に飲水が予測的に制御されることについて，2016年に2つの研究グループから報告されている．1つ目は，SFOのnNOS陽性神経細胞の神経活動に着目した研究である[16]．この神経集団は，脱水によって神経活動が高まり，活性化により飲水行動が生じることから，飲水中枢を構成する神経集団であると考えられている．彼らは，食物の摂取によって飲水が誘発され

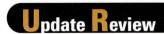

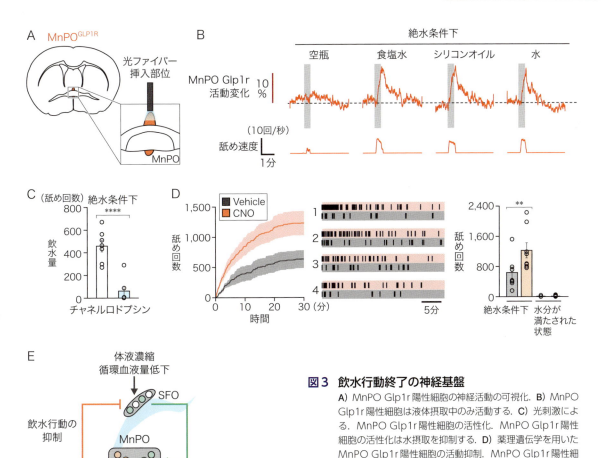

図3 飲水行動終了の神経基盤
A) MnPO Glp1r 陽性細胞の神経活動の可視化．B) MnPO Glp1r 陽性細胞は液体摂取中のみ活動する．C) 光刺激による，MnPO Glp1r 陽性細胞の活性化．MnPO Glp1r 陽性細胞の活性化は水摂取を抑制する．D) 薬理遺伝学を用いたMnPO Glp1r 陽性細胞の活動抑制．MnPO Glp1r 陽性細胞の活動を抑制することで，マウスは生理食塩水を過剰摂取した．E) MnPO Glp1r 陽性細胞は SFO nNOS 陽性細胞の活動を抑制することで，第1の抑制の神経基盤として働くと考えられる．（文献12より引用）

ることを確認した後，これらの神経集団が食物摂取に相関して活性化することを示した．そのメカニズムの詳細は不明であるが，消化管からの経シナプス性の刺激を介すと考えられる．また，他の研究グループは，体内の水分保持に重要な役割を果たすバソプレシン産生神経細胞に着目した[18]．従来，バソプレシン産生神経細胞も脱水に応じて活性化し，抗利尿ホルモンであるバソプレシンを分泌すると考えられていたが，バソプレシン作動性ニューロンもまた，摂食開始数秒後にその活動性が上昇した．これらの事実は，飲水制御に携わる神経細胞群が体液組成の変化に先んじてその活動性を上げる，予測的な制御を受けることを示す．

❷ 概日リズムによる飲水行動の制御

概日リズムによる予測的な飲水行動の制御もまた，2016年に報告されている[19]．入眠前の2時間にマウスの飲水量が増加することが彼らによって見出された．入眠前に飲水量が増加したマウスは睡眠を経た活動時間直前でも通常の体液組成が保たれていたが，水を飲まなかったマウスは，活動時間直前に脱水状態になっていた．結論として，この予測的な飲水行動は視交叉上核（suprachiasmatic nucleus, SCN）からの概日リズムの情報によってもたらされるものであった．OVLTへ投射するSCNのバソプレシン産生神経細胞はV1バソプレシン受容体を介してOVLTの神経細胞を活性化させ，逆に光遺伝学的に抑制すると，睡眠前の飲水行動が抑制されることから，OVLTが入眠前の飲水に重要であることが示された．

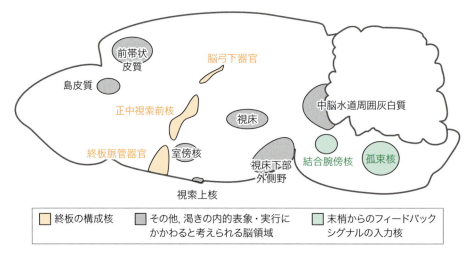

図4 水への渇きの形成・内的表象・行動制御にかかわると考えられる領域

今後の展望

体液中の情報は脳内の終板で知覚・統合され，飲水行動は誘発される．体内時計などの生物の内的状態も渇きの形成に大きな影響を及ぼし，多様な情報が適切に統合されてはじめて，正常な水への渇きは形成される．終板において，渇きの制御の神経回路の大枠は完成しつつあるが，いくつかの課題がこの分野には残されている（図4）．

第1に，終板以外の脳領域にも飲水中枢は存在することである．過去の報告によれば，終板を障害した動物は，脱水や血液循環量減少などの刺激に対して適切に応答できなくなるが，急性期を脱すると最低限の水を摂取しながら生きながらえることができる[2]．すなわち，終板以外に渇きの生成に必須な脳領域は存在すると考えられる．ヒトやサルなどを用いた研究から，その候補として前帯状皮質（anterior cingulate cortex, ACC）や中脳水道周囲灰白質（periaqueductal gray, PAG）があげられるが[4,20,21]，詳細な解析はまだ行われていない．

第2に，末梢からのフィードバックシグナル経路である．昨年，われわれの研究室より舌における水受容のメカニズムについて報告したが[22]，水受容の情報がどのようなルートで脳内へと伝達され，どのようにフィードバック制御されるのかはわかっていない．ま た，先行研究より，胃，腸にも水受容体は存在すると考えられるが，その詳細も不明である．

生物の生存において，水への渇きは避けられない．100年以上も前から人々の注目を集め研究が続けられてきたが，その詳細がわかりはじめたのは神経科学的ツールが発達したここ10年のことである．喉が渇き，水を飲むという非常にシンプルな行動であるが，奥深く，その理解には多くの課題が残されている．

文献

1) 「Auerbach's Wilderness Medicine」（Auerbach PS, et al），Elsevier, 2017
2) 「Thirst: Physiological and Psychological Aspects（ILSI Human Nutrition Reviews）」，（Ramsay DJ & Booth D eds），Springer, 1991
3) 「The Sensory Circumventricular Organs of the Mammalian Brain（Advances in Anatomy, Embryology and Cell Biology）」，（McKinley MJ, et al），Springer, 2003
4) Gizowski C & Bourque CW：Nat Rev Nephrol, 14：11-25, 2018
5) Zimmerman CA, et al：Nat Rev Neurosci, 18：459-469, 2017
6) Augustine V, et al：Trends Neurosci：10.1016/j.tins.2018.05.003, 2018
7) Matsuda T, et al：Nat Neurosci, 20：230-241, 2017
8) Oka Y, et al：Nature, 520：349-352, 2015
9) Abbott SB, et al：J Neurosci, 36：8228-8237, 2016
10) Allen WE, et al：Science, 357：1149-1155, 2017
11) Leib DE, et al：Neuron, 96：1272-1281, 2017
12) Augustine V, et al：Nature, 555：204-209, 2018
13) Watanabe E, et al：J Neurosci, 20：7743-7751, 2000

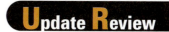

14) Hiyama TY, et al：Cell Metab, 17：507-519, 2013
15) 「The Hunger for Salt: An Anthropological, Physiological and Medical Analysis」,（Denton D）, Springer Verlag, 1982
16) Zimmerman CA, et al：Nature, 537：680-684, 2016
17) Lerner TN, et al：Cell, 162：635-647, 2015
18) Mandelblat-Cerf Y, et al：Neuron, 93：57-65, 2017
19) Gizowski C, et al：Nature, 537：685-688, 2016
20) Bourque CW：Nat Rev Neurosci, 9：519-531, 2008
21) Sewards TV & Sewards MA：Brain Res Bull, 61：25-49, 2003
22) Zocchi D, et al：Nat Neurosci, 20：927-933, 2017

Profile 筆頭著者プロフィール

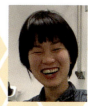

蛭子はるか：2010年に九州大学理学部を卒業後，東京大学大学院医学系研究科医科学専攻修士課程へ入学し，'10年から'17年まで河崎洋志先生（現 金沢大学教授）に師事しました．その後，神経発生学から神経行動学へと分野を移し，'17年よりカリフォルニア工科大学の岡 勇輝先生のもとでポスドクとしてのトレーニングを受けております．飲水後に水への渇きが癒されるメカニズムについて研究を進めています．

Update Review 最近の掲載号とテーマ

2017年	11月号	5-アミノレブリン酸（5-ALA） ―その生体機能と多彩な疾患への応用	▶千葉櫻 拓，中島元夫
	12月号	DOHaD研究の展望と課題	▶中野有也
2018年	1月号	発見から100年，ベールを脱ぐペリサイト	▶西山功一
	2月号	新たな上皮完全性維持機構 ―細胞膜結合型セリンプロテアーゼとインヒビター	▶片岡寛章
	3月号	IP3受容体のチャネル開口機構の最新知見	▶濱田耕造，御子柴克彦
	4月号	細胞骨格による転写制御 ―アクチンダイナミクスによる転写調節と細胞機能	▶林 謙一郎，森田 強
	7月号	神経回路形成因子LOTUSの挑戦 ―神経発生機能と神経再生治療への展開	▶竹居光太郎

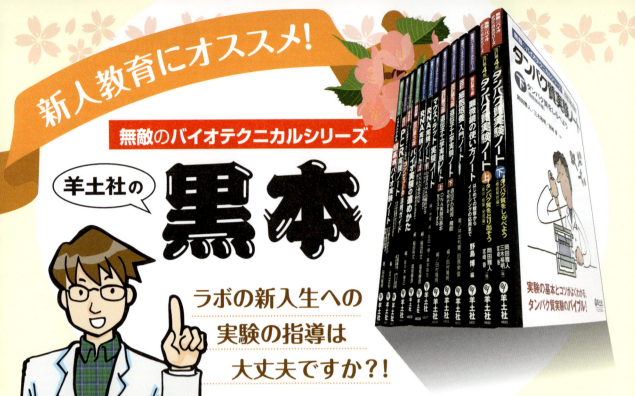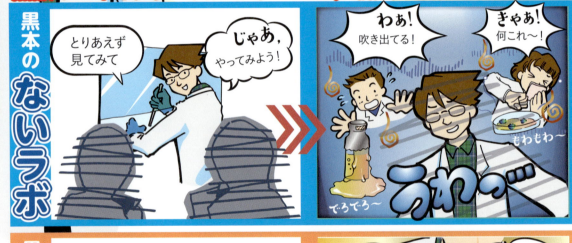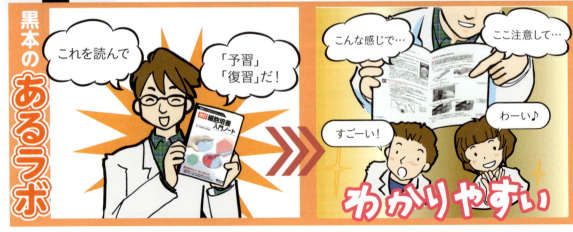

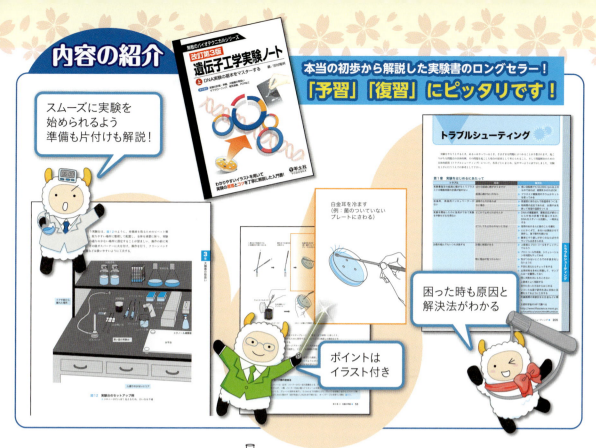

好評シリーズ既刊！

改訂第3版 遺伝子工学実験ノート
田村隆明／編

- **上** DNA実験の基本をマスターする
  <大腸菌の培養法やサブクローニング，PCRなど>
  ■ 定価（本体3,800円＋税） ■ 232頁 ■ ISBN978-4-89706-927-2
- **下** 遺伝子の発現・機能を解析する
  <RNAの抽出法やリアルタイムPCR，RNAiなど>
  ■ 定価（本体3,900円＋税） ■ 216頁 ■ ISBN978-4-89706-928-9

改訂第4版 タンパク質実験ノート

- **上** タンパク質をとり出そう（抽出・精製・発現編）
  岡田雅人，宮崎 香／編
  ■ 定価（本体4,000円＋税） ■ 215頁 ■ ISBN978-4-89706-943-2
- **下** タンパク質をしらべよう（機能解析編）
  岡田雅人，三木裕明，宮崎 香／編
  ■ 定価（本体4,000円＋税） ■ 222頁 ■ ISBN978-4-89706-944-9

RNA実験ノート
稲田利文，塩見春彦／編

- **上** RNAの基本的な取り扱いから解析手法まで
  ■ 定価（本体4,300円＋税） ■ 188頁 ■ ISBN978-4-89706-924-1
- **下** 小分子RNAの解析からRNAiへの応用まで
  ■ 定価（本体4,200円＋税） ■ 134頁 ■ ISBN978-4-89706-925-8

改訂 PCR実験ノート
谷口武利／編　■ 定価（本体3,300円＋税） ■ 179頁 ■ ISBN978-4-89706-921-0

改訂第3版 顕微鏡の使い方ノート　動画視聴サービスあり
野島 博／編　■ 定価（本体5,700円＋税） ■ 247頁 ■ ISBN978-4-89706-930-2

改訂 細胞培養入門ノート　動画視聴サービスあり
井出利憲，田原栄俊／著
■ 定価（本体4,200円＋税） ■ 171頁 ■ ISBN978-4-89706-929-6

マウス・ラット実験ノート
中釜 斉，北田一博，庫本高志／編
■ 定価（本体3,900円＋税） ■ 169頁 ■ ISBN978-4-89706-926-5

バイオ研究がぐんぐん進む コンピュータ活用ガイド
門川俊明／企画編集　美宅成樹／編集協力
■ 定価（本体3,200円＋税） ■ 157頁 ■ ISBN978-4-89706-922-7

イラストでみる 超基本バイオ実験ノート
田村隆明／著　■ 定価（本体3,600円＋税） ■ 187頁 ■ ISBN978-4-89706-920-3

改訂第3版 バイオ実験の進めかた
佐々木博己／編　■ 定価（本体4,200円＋税） ■ 200頁 ■ ISBN978-4-89706-923-4

★「実験医学online」でも詳しく紹介しております．www.yodosha.co.jp/jikkenigaku/ ★

eppendorf

ピペットキャンペーンのご案内　　期間：2018年11月30日まで

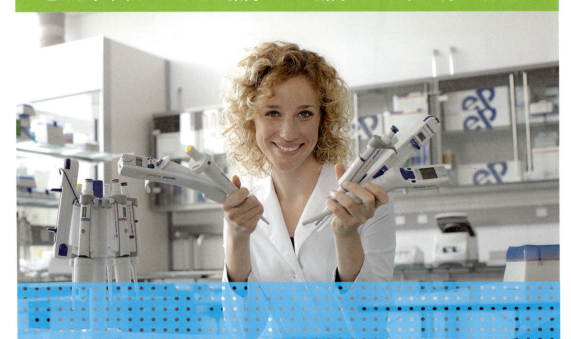

Special offer

ピペット精度管理スタートアップキャンペーン 実施中！

確実で精度の高いピペット運用をサポート！
本キャンペーンでは、特別プランを適用したご購入で **出荷前検定証明書付のピペットに、通常検定または年間契約の無料クーポン（最大15,400円相当）** を付けてご提供します。
エッペンドルフはISO 8655に対応したサービスで、信頼できる実験結果をサポートします。信頼できる結果を維持するため、本キャンペーンをご活用ください！

詳細はこちら

ピペット下取りキャンペーン 実施中！

ピペットを下取りで43% OFF！
エッペンドルフ製または他社製のマイクロピペットを下取りに出していただくと、**43% OFFの期間限定価格** で弊社マイクロピペットや連続分注器をご提供します。
この機会に信頼と使いやすさのエッペンドルフ製品を導入しませんか？

詳細はこちら

www.eppendorf.com・info@eppendorf.jp
エッペンドルフ株式会社　101-0031　東京都千代田区東神田2-4-5　Tel:03-5825-2361　Fax:03-5825-2365

クローズアップ実験法 series 302

DREADDsを用いた自由行動下の動物における神経活動操作

犬束　歩，山中章弘

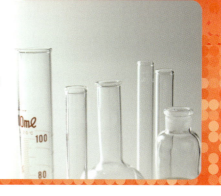

何ができるようになった？

自由行動下にある動物のなかで特定の細胞活動を選択的に操作することができる．オプトジェネティクスと特徴を比較すると，光学装置が不要で長期間の活動操作が可能なため，摂食・代謝など神経内分泌分野との相性がよいと考えられる．

必要な機器・試薬・テクニックは？

標的細胞にCreリコンビナーゼを発現するマウスがあれば，ウイルスベクターを局所投与するだけで比較的簡単に特定神経の活動操作が可能である．リガンドの投与は腹腔内投与や飲水への添加で機能する．

 ## はじめに

動物の行動を制御する神経機構を知りたい場合，自由行動下で特定神経を選択的に活動操作する必要がある．近年，オプトジェネティクスがさかんに用いられているが，活動操作の手法はオプトジェネティクスだけではない（図1）．光を操作のトリガーとして用いるオプトジェネティクスは，標的に光が当たらない骨や脂肪組織などで覆われた神経には適用が難しい．こうした場合にはDREADDs（designer receptors exclusively activated by designer drugs）とよばれる人工のリガンドで人工のGPCRを駆動する技術[1]が役に立つ．DREADDsは血液脳関門を透過するリガンドを用いた操作を行うため，① 光ファイバー等の物理的障害がなく，行動実験との組合わせが簡便．② 光を透過しない骨や脂肪組織に覆われた領域でも操作可能．③ 距離的に離れた場所に散在した神経細胞でも同時操作可能．④ 単回投与で長時間における活動操作が可能．といった利点をもつ．こうした利点は摂食・代謝

	イオンチャネル／ポンプ	GPCR
光	オプトジェネティクス	Opto-XRs
リガンド	PSAM-PSEM	ケモジェネティクス（DERADDs）

図1　神経活動を操作する方法の分類
外的操作の種類および駆動する分子の種類によって，4つに大別した．光でイオンチャネルやイオンポンプを駆動するのがオプトジェネティクス，光でGPCRを駆動するのがOpto-XRs，リガンドでイオンチャネルを駆動するのがPSAM-PSEM，そしてリガンドでGPCRを駆動するのがDREADDsである．

How to use DREADDs for manipulation of neuronal activity *in vivo*
Ayumu Inutsuka[1]/Akihiro Yamanaka[2]：Department of Physiology, School of Medicine, Jichi Medical University [1]/ Research Institute of Environmental Medicine, Nagoya University[2]（自治医科大学医学部生理学教室[1]／名古屋大学環境医学研究所[2]）

や自律神経の応答を調べる際には有用であろう．神経細胞だけでなく，膵臓のβ細胞を長期間にわたって操作した，という例も報告されている[2]．一方で，時間分解能は低いため，行動選択や感覚応答のような短時間における神経回路機能を評価するような実験系にはオプトジェネティクスが適している．

原理

DREADDs（designer receptors exclusively activated by designer drugs）は，人工のリガンドに選択的に応答する人工の受容体を用いることで，特定神経の活動操作を行う手法である．現在，最も広く用いられているDREADDsはヒトM3受容体の改変体であるhM3Dqである．hM3Dqは本来アセチルコリンを

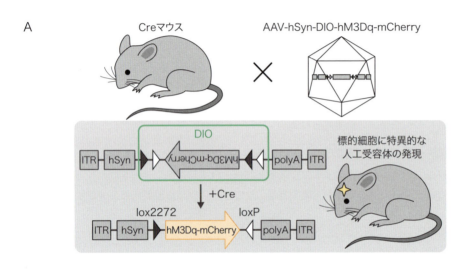

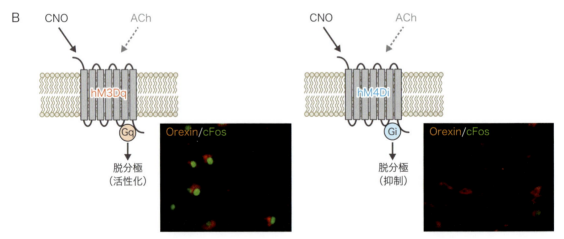

図2 DREADDsの作動原理

A） DREADDsの標的細胞特異的な発現手法．DREADDsを標的細胞に特異的に発現させるためには，標的細胞にCreリコンビナーゼを発現しているCreマウスとCre依存的にDREADDsを発現させるウイルスベクターを用いる．DIO（double-floxed inverted ORF）とよばれるloxP配列とlox2272配列を組合わせたカセットは，Creリコンビナーゼによる組換えによってプロモーターと遺伝子の方向が一致してDREADDsが発現する．**B）** CNOによるDREADDsの駆動とその確認．アセチルコリン受容体の一つであるヒトM3受容体に2カ所の点変異を加えることで，DREADDs法で最もよく使われている分子hM3Dqは作出された．hM3Dqは本来のリガンドであるアセチルコリン（ACh）に対する応答性が失われている一方で，体内に存在しないリガンドであるclozapine-N-oxide（CNO）に応答する．CNOによってhM3Dqが駆動するとGqの経路が働き，最終的にその神経細胞の興奮性が高まる．hM4DiではGiの経路が働き，興奮性は低下する．

リガンドとするヒトM3受容体に2カ所の点変異を加えることで，アセチルコリンに対する応答を消失させている[1]．一方で，変異前のヒトM3受容体が応答しないリガンドであるclozapine-N oxide（CNO）によってhM3Dqは駆動される．細胞膜上でhM3Dqが活性化されるとGqのシグナル経路がはたらき，細胞膜電位が脱分極することでその神経の活動は上昇する（図2）．一方，ヒトM4受容体を改変したhM4Diでは，Giのシグナル経路がはたらき，細胞膜電位の過分極が生じることで神経活動は抑制される．これらhM3Dq，hM4Diを用いれば特定神経の選択的な活動操作が可能となる．

準備

実験をはじめるにあたって準備するものは① リガンド，② 受容体，③ 動物の3点である．①の特異的リガンド（CNO）に関しては簡便に購入可能である．一般的にはシグマ アルドリッチ社のものがよく用いられる．大型動物に投与する場合や，飲水に混ぜて長期間経口投与する場合などには，大量に使うことになるため，より安価なEnzo Life Sciences社の試薬（BML-NS105）を検討してもよいかもしれない．②の受容体に関しては，われわれはウイルスベクターを自作している．アデノ随伴ウイルス（AAV）ベクターの作製に関しては文献3を参考にしていただきたい[3]．Addgeneから作製済みのウイルスベクターを購入することも可能である．AAVのセロタイプは感染効率に大きく影響するので，標的とする神経細胞の種類に応じて適切なものを選択したい．③の動物に関しては，標的とする神経に特異的な遺伝子発現を誘導するためにCreマウス，Creラットなどが必要となる．Cre選択的にDREADDsを発現させる遺伝子改変マウスも存在するが，その場合は注目している組織外の受容体が作動する潜在的なリスクを考慮する必要がある．

- 標的細胞特異的にCreリコンビナーゼが発現している遺伝子改変動物（The Jackson Laboratoryなど）
- AAVベクター〔Addgene：#44361（hM3Dq），#44362（hM4Di），#50459（コントロール）〕
- Clozapine-N-oxide（シグマ アルドリッチ社：C0832）
- マイクロインジェクター（ベックス社：BJ-110）
- Stereotaxic（David Kopf Instruments社）
- 10％ホルマリン溶液（富士フイルム和光純薬社：060-01667）
- O.C.T. コンパウンド（サクラファインテックジャパン社：#4583）
- c-Fos抗体（Santa Cruz Biotechnology社：sc-52）

プロトコール

1 AAVベクターのインジェクション

① Creマウスの標的細胞が存在する脳領域にStereotaxicを用いてウイルスを局所投与する．活性化の場合はAAV-hSyn-DIO-hM3Dq-mCherry，抑制の場合はAAV-hSyn-DIO-hM4Di-mCherry，あるいはコントロールとしてAAV-hSyn-DIO-mCherryを数百nL（2×10^9 vg程度）の液量をマイクロインジェクターで注入する．

② AAVベクター注入後，導入遺伝子の発現を2週間以上待つ．

2 CNOによるDREADDsの駆動
① CNO（1.0 mg/kg，体重25μgのマウスでは濃度100μg/mLの溶液を0.25 mLインジェクション）もしくは生理食塩水をDREADDs発現マウスに腹腔内投与する．
② DREADDsによる行動上の変化，生理応答をモニタリングする．

3 DREADDs駆動による神経活動変化の免疫染色を用いた確認
① 行動実験の終了したマウスを二群に分け，CNOあるいは生理食塩水投与してから90分後に灌流固定（10％ホルマリン溶液）する．
② 脳を摘出し10％ホルマリン溶液中で4℃オーバーナイト後固定．
③ 固定液を30％スクロース/PBS溶液で置換し，脱水されて4℃で脳が沈むのを待つ．
④ OCTコンパウンドで包埋し，凍結する．
⑤ クライオスタットで40μmの脳切片を作成し，c-Fosの発現変化を免疫染色で確認．

 実験例

オレキシン神経を標的とした実験例[4]を紹介する．オレキシン神経は視床下部外側野から多くの脳領域に投射しており，さまざまな生理応答を調整している[5]．われわれは視床下部のオレキシン神経が覚醒・摂食・代謝にどういった制御を及ぼしているのかを統合的に解析するため，DREADDsを用いた選択的活動操作を行った．CLAMS（comprehensive lab animal monitoring system）とよばれる代謝ケージを用いた解析では，運動量・摂食量・飲水量・呼吸交換率を同じ個体から並行して計測できる．閉鎖された代謝ケージのなかで光ファイバー等の物理的干渉がなく，数時間にわたって活動操作できることからDREADDsを採用した．CNOの腹腔内投与によるオレキシン神経のhM3Dqを介した活動操作によって運動量・摂食量・飲水量がともに増加し，呼吸交換率も緩やかに上がっていることが観察された（**図3**）．CNO投与後の運動量，摂食量，飲水量のグラフはほぼ同時に立ち上がっており，オレキシン神経による摂食・飲水の変化は運動量増加による二次的変化ではないことが示唆された．

●Connecting the Dots●

人工のリガンドで細胞内のシグナル経路を操作する，というDREADDsの基本的な概念は今なお拡張され続けている．DREADDsを開発したBryan Rothのグループからはκオピオイド受容体を改変してsalvinorin Bをリガンドとして駆動するようになったKORDという分子が2015年に報告された[7]．CNOをリガンドとしてhM3Dqを，salvinorin BをリガンドとしてKORDを動かせば，同一個体において同じ神経を活性化することも抑制することもできるという点が新しい．また，GPCRではなくイオンチャネルを人工のリガンドで駆動するPSAM-PSEMという手法も存在する[8]．今後はこうした多くの手法のなかからより洗練されたリガンドと受容体の組合わせが生き残っていくことが想定される．逆行性感染するウイルスベクター[9]を用いれば，オプトジェネティクスでは光がアクセスしづらい組織の神経の操作が可能なこともDREADDsの利点として今後活用されていくだろう．

（犬束　歩）

クローズアップ実験法

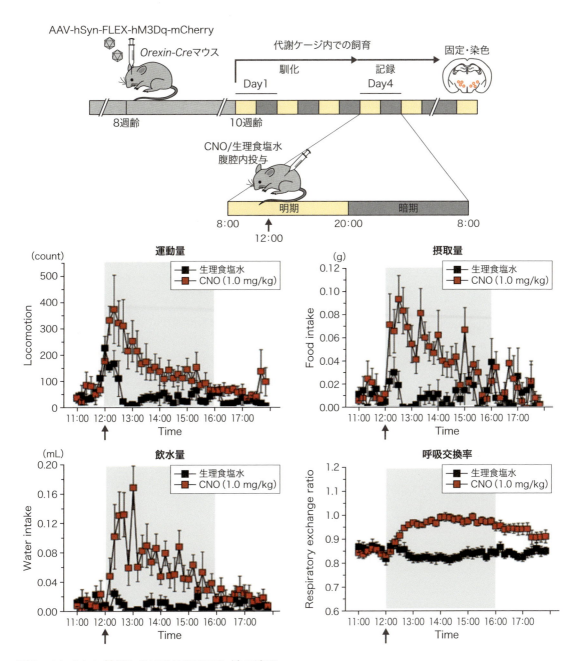

図3 オレキシン神経におけるDREADDs法の適用
オレキシン神経特異的な活動操作を行うため，オレキシン神経特異的にCreリコンビナーゼを発現するOrexin-Creマウスの視床下部外側野に，Cre依存的にhM3Dq-mCherryを発現させるアデノ随伴ウイルスベクターを局所投与した．CNOの投与はオレキシン神経の活動が低下する明期の昼12時に行った．（文献4より引用）

 おわりに

　DREADDsを用いる行動実験については，コントロールのとり方に注意が必要である．近年，DREADDsは本当にCNOをリガンドとして応答しているのかという疑義が提出された[6]．論文の主張内容は，①CNOは血液脳関門の透過性が低く，②CNOは体内でクロザピンに代謝されており，③DREADDsはCNOではな

く，代謝されたクロザピンに応答しているのでは？というものである．クロザピン自体は抗精神薬として広く用いられている薬物であり，これまでCNOは生体内ではほとんど代謝されないと考えられていたが，CNOが代謝産物としてクロザピンを生じる場合には，その影響を除外する必要がある．そのため実験をする際には，生理食塩水の投与だけでなくDREADDsを発現していない動物にCNOを投与した場合の行動・生理応答をコントロールとして比較検討することが重要である．

文献

1) Armbruster BN, et al：Proc Natl Acad Sci U S A, 104：5163-5168, 2007
2) Jain S, et al：J Clin Invest, 123：1750-1762, 2013
3) Inutsuka A, et al：Sci Rep, 6：29480, 2016
4) Inutsuka A, et al：Neuropharmacology, 85：451-460, 2014
5) Inutsuka A & Yamanaka A：Front Endocrinol (Lausanne), 4：18, 2013
6) Gomez JL, et al：Science, 357：503-507, 2017
7) Vardy E, et al：Neuron, 86：936-946, 2015
8) Magnus CJ, et al：Science, 333：1292-1296, 2011
9) Tervo DG, et al：Neuron, 92：372-382, 2016

● 著者プロフィール ●

犬束 歩：自治医科大学生理学教室助教．京都大学理学部卒，2010年京都大学理学研究科生物物理学教室で博士（理学）取得．新潟大学医歯学総合研究科博士研究員，名古屋大学環境医学研究所の研究機関研究員，特任助教を経て現職．最近の趣味はナノボディを使った分子ツールの設計．E-mail：inutsuka@jichi.ac.jp

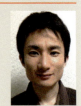

山中章弘：名古屋大学環境医学研究所教授．静岡県立大学薬学部卒，2000年筑波大学医学系研究科博士（医学）取得．筑波大学基礎医学系助手，講師，'08年自然科学研究機構生理学研究所准教授を経て現職．最近の趣味は丸ごとの魚を使った料理．E-mail：yamank@riem.nagoya-u.ac.jp

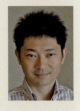

次回は ▶ **iPS細胞を用いた正確なゲノム編集法（MhAX法）（仮）**

実験医学別冊 最強のステップUpシリーズのご案内

シングルセル解析プロトコール

わかる！使える！
1細胞特有の実験のコツから最新の応用まで

医学・生物学研究の最新手法が今すぐ出来る！
本邦の初実験プロトコール集が登場

編集／菅野純夫

■定価（本体8,000円＋税） ■B5判 ■345頁 ■ISBN978-4-7581-2234-4

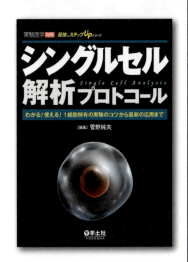

シリーズ好評既刊

新版 フローサイトメトリー
もっと幅広く使いこなせる！

マルチカラー解析も、ソーティングも、もう悩まない！

監／中内啓光，編／清田 純　　■定価（本体6,200円＋税）　■326頁　■ISBN978-4-7581-0196-7

**初めてでもできる！
超解像イメージング**

STED、PALM、STORM、SIM、
顕微鏡システムの選定から撮影のコツと撮像例まで

編／岡田康志　　■定価（本体7,600円＋税）　■309頁　■ISBN978-4-7581-0195-0

**エクソソーム解析
マスターレッスン**

エクソソーム研究をあなたのラボで！
基本手技が見て解る動画付録

編／落谷孝広　　■定価（本体4,900円＋税）　■86頁＋手技が動画で解るDVD付録
■ISBN978-4-7581-0192-9

今すぐ始めるゲノム編集
TALEN&CRISPR/Cas9の必須知識と実験プロトコール

ノックアウト/ノックインを自在に行う
新手法で，遺伝子解析に革命を！

編／山本 卓　　■定価（本体4,900円＋税）　■207頁　■ISBN978-4-7581-0190-5

**原理からよくわかる
リアルタイムPCR完全実験ガイド**

発現解析からジェノタイピング，
コピー数解析までをやさしく解説！

編／北條浩彦　　■定価（本体4,400円＋税）　■233頁　■ISBN978-4-7581-0187-5

発行　羊土社 YODOSHA　〒101-0052　東京都千代田区神田小川町2-5-1　TEL 03(5282)1211　FAX 03(5282)1212
E-mail：eigyo@yodosha.co.jp
URL：www.yodosha.co.jp

ご注文は最寄りの書店、または小社営業部まで

創薬に懸ける
日本発シーズ、咲くや？咲かざるや？

企画／松島綱治（東京大学大学院医学系研究科）

第13話 新規がん免疫治療薬抗PD-1抗体ニボルマブの研究開発

小野薬品工業株式会社 研究本部 免疫研究センター　柴山史朗

ニボルマブとは…

ニボルマブ（ONO-4538／MDX-1106／BMS-936558）は，Medarex社（現Bristol-Myers Squibb社，以下BMS社）のヒト型抗体作製技術（UltiMAb）により作製したヒトPD-1（Programmed death-1）に対するヒト型モノクローナルIgG4抗体である．ニボルマブはPD-1とPD-1のリガンドであるPD-L1およびPD-L2との結合を阻害することにより抗原特異的なT細胞の活性化を増強し，抗腫瘍効果を示すと考えられる．

ニボルマブの臨床試験は，2006年より米国において第Ⅰ相単回投与試験を開始し，2008年より日本第Ⅰ相試験および米国第Ⅰ相反復投与試験を実施した．米国第Ⅰ相反復投与試験を拡大した結果，悪性黒色腫，腎細胞がんおよび非小細胞肺がんに対するニボルマブの有効性が示唆された．日本においては，根治切除不能な悪性黒色腫を対象として，2014年7月に世界に先駆けて製造販売承認を取得した．

はじめに

抗PD-1抗体を含むがん免疫療法は，今や主だった製薬企業が参入し，熾烈な開発競争を繰り広げる注目の領域となっている．ところが，われわれが抗PD-1抗体研究に着手した当時のがん免疫療法の位置づけは，今と全く異なる状況にあった．

免疫チェックポイント分子PD-1

PD-1（別名：CD279）は，活性化したリンパ球（T細胞，B細胞）および骨髄系細胞に発現するCD28ファミリー（T細胞の活性化を補助的に正と負に制御する分子群）に属する受容体である（図1）．PD-1は，抗原提示細胞に発現するPD-1リガンド〔PD-L1（別名：B7-H1，CD274）およびPD-L2（別名：B7-DC，CD273）〕と結合し，リンパ球に抑制性シグナルを伝達してリンパ球の活性化状態を負に調節すると考えられている．

PD-1は末梢性免疫寛容（自己に対する免疫反応が末梢で抑制される現象）に深く関与する分子であると考えられている．PD-1を欠損させた各種系統のマウスでは，加齢に伴いおのおのの遺伝的背景に応じて異なる自己免疫疾患関連症状（BALB/c：自己抗体の産生を伴う拡張型心筋症の発症，C57BL/6：全身性エリテマトーデス様の糸球体腎炎および関節炎の発症，MRL：自己抗体の産生を伴う心筋炎の発症，NOD：Ⅰ型糖尿病の発症促進）を呈した[1,2]．

PD-1は腫瘍免疫にも関与していると考えられている．マウスミエローマ細胞株（J558L）を野生型マウスに移植した場合には増殖するが，PD-1欠損マウスに移植した場合には腫瘍増殖が抑制された[3]．一方，マ

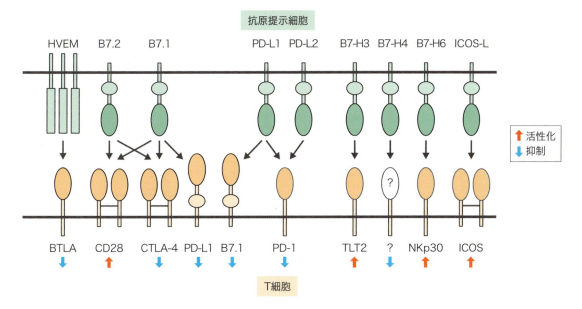

図1　CD28／B7ファミリーの概要

ウス大腸がん細胞株（MC38）担がんマウスに，抗PD-1抗体を投与したところ，予防的投与および治療的投与において腫瘍の増殖が抑制された．

PD-L1の発現は抗原提示細胞以外に，多くの正常組織に分布していることが知られており，複数のがん組織でもその発現が観察されている．ヒトのさまざまながん腫において，切除した腫瘍組織におけるPD-L1の発現と術後の生存期間との間に負の相関関係があることが報告されている[4]．その一方で，悪性黒色腫では組織浸潤T細胞が産生するインターフェロン-γによってPD-L1の発現が誘導されることからPD-L1の発現と術後の生存期間との間には正の相関関係があるとの報告もある[5]．

PD-1研究の経緯

PD-1は，京都大学医学部本庶佑教授の研究室において単離・同定され，1992年に報告された[6]．T細胞の活性化による細胞死誘導時に発現が増強される遺伝子としてPD-1は発見された．PD-1の機能は長らく不明であったが，同研究室において作製されたPD-1欠損マウスを用いて，さまざまな検討がなされた．PD-1欠損マウスは，脾臓重量増加，血中免疫グロブリン増加等が観察された[7]．また前述したように，PD-1欠損マウスは加齢に伴い自己免疫疾患関連症状を呈した．本庶研究室ではPD-1は生体内において免疫反応を制御する重要な分子であると考えた．その後PD-1のリガンドとして同定されたPD-L1の発現は，さまざまな組織に分布していた．これらの情報をもとに，PD-1/PD-L1シグナルが自己免疫，腫瘍免疫等に広く関与するという可能性を考え，医薬への応用をめざして当社（小野薬品工業株式会社）においてもPD-1研究を開始した．

一方，本庶研究室と湊研究室（湊長博教授，現 京都大学理事）において，腫瘍免疫にかかわるPD-1研究が開始された．PD-1欠損マウスを用いて，PD-1機能の欠損が腫瘍免疫を増強することが示された[3]．このことから，がん細胞が腫瘍免疫を回避する機序の一つとして，PD-1/PD-L1経路が関与していることが示唆された．すなわち，PD-1/PD-L1経路の遮断薬が腫瘍免疫を活性化するがん治療薬となる可能性が考えられた（図2）．

がん免疫療法の歴史

しかし，がん免疫療法は長らく懐疑的な見方をされ

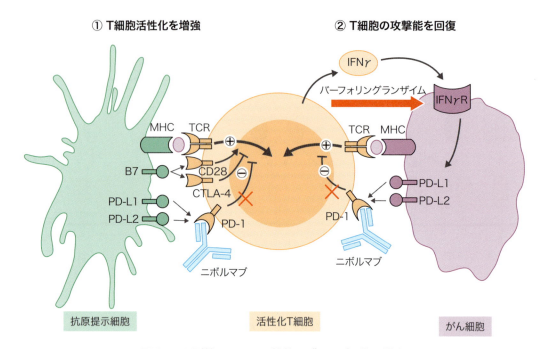

図2　ヒト型抗ヒトPD-1抗体ニボルマブの作用機序

てきた歴史がある．われわれが抗PD-1抗体の研究開発に着手しようと考えた2000年代初頭，がん免疫療法は依然として確たるがん治療法としての地位を獲得していなかった．1921年W. McCarthyらが腫瘍に浸潤するT細胞とがん患者の生存の関係性を示唆する報告をした後，1980年代S. Rosenbergらが「IL-2治療」や「養子免疫療法」という新しい治療法への道を切り開いた．1991年にがん抗原遺伝子が同定されて以降，さまざまな「がんワクチン療法」が試みられてきた．腫瘍免疫を利用したさまざまな挑戦が継続されていたが，2000年代初頭，いずれもがん免疫療法の地位を確たるものとする十分な根拠を得られていなかった．したがって，この時代にがん免疫療法に取り組んだわれわれ担当者は，当然のごとく社内及び社外の厳しい逆風を乗り越えていく必要があった．その後，2010年に新たながん免疫療法として前立腺がんワクチンSipuleucel-T（商品名Provenge）が米国で承認された．2011年には免疫チェックポイント分子の1つとして知られるCTLA-4の阻害薬であるヒト型抗CTLA-4抗体イピリムマブ（商品名Yervoy）が悪性黒色腫の治療薬として米国で承認された．2013年には，キメラ抗原受容体（CAR）を用いた遺伝子改変T細胞療法や本稿で紹介するニボルマブを含む免疫チェックポイント阻害剤の高い有効性が臨床試験において確認されたことから，がん免疫療法がScience誌によるBreakthrough of the Year 2013に選ばれた[8]．

ニボルマブの適応

ニボルマブは，先述したように2014年7月に日本で根治切除不能な悪性黒色腫の治療を適応とする世界初の承認を取得した後，日欧米においてさまざまな適応について承認を取得した．

その一部を列挙する．2014年12月に米国においてイピリムマブでの治療後またはBRAFV600変異陽性で，BRAF阻害剤での治療後に病勢進行が認められた切除不能または転移性悪性黒色腫の治療を適応として承認を取得した．2015年3月，米国においてプラチナ製剤による化学療法での治療中または治療後に進行が認められた転移性肺扁平上皮がん患者の治療薬として承認を取得した．2015年10月には，米国においてプラチナ製剤による化学療法での治療中または治療後に

病勢進行が認められた切除不能な進行・再発の非小細胞肺がん患者に対して適応拡大の承認を取得した．一方，2015年10月米国において，BRAF V600野生型で切除不能または転移性の悪性黒色腫患者を対象としてニボルマブと抗CTLA4抗体イピリムマブとの併用療法の承認を取得した．2015年11月，米国において血管新生抑制の治療歴を有する進行期腎細胞がんの治療薬として承認を取得した．さらに，2015年12月日本においても，切除不能な進行・再発の非小細胞肺がんの治療を適応とする承認を取得した．2016年以降も多くのがん腫に対しての適応を取得しており，2017年3月末時点では，日本で6がん腫，米国で8がん腫，欧州で6がん腫の適応を承認取得している．

おわりに

従来，がんの標準治療法は外科療法・化学療法・放射線療法の三大治療法であった．がん免疫療法の歴史の項で触れたように，本庶教授やわれわれが抗PD-1抗体のがん治療への応用に取り組もうとしていた2000年初頭は，がん免疫療法はがんの標準治療法には加えられていなかった．ヒトに元来備わっている免疫応答を利用することにより腫瘍を排除する副作用の少ない治療法として期待が高かった反面，長らく期待通りの効果が得られず失望感が期待感を萎縮させるような時代であった．抗PD-1抗体ニボルマブの研究開発は，がん免疫療法に対する根強い偏見に晒されながらも進めて来られたおかげで，今日におけるがん免疫療法の躍進の一端を担うこととなった．2013年，がん免疫療法がScience誌によるBreakthrough of the Yearに選ばれて以降，専門家以外の人々からもがん免疫療法へ高い関心が注がれるようになった．

京都大学本庶研究室で発見されたPD-1を標的としたがん免疫治療薬であるニボルマブは，さまざまながん腫に対して単剤での有効性が示唆されていることに加え，他剤との併用療法においても有効性が期待されており，臨床試験においてニボルマブと化学療法，分子標的薬またはIpilimumabとの併用時の有効性および安全性をさまざまながん腫を対象に検討中である．今後ニボルマブだけでなく，さまざまながん免疫療法が，がん治療の選択肢を広げるものと期待される．

> 日本薬学会会誌ファルマシア52巻4号322頁-326頁「セミナー」(2016年) より転載（一部改変）．

文献

1) Okazaki T & Honjo T：Trends Immunol, 27：195-201, 2006
2) Wang J, et al：Int Immunol, 22：443-452, 2010
3) Iwai Y, et al：Proc Natl Acad Sci U S A, 99：12293-12297, 2002
4) Zou W & Chen L：Nat Rev Immunol, 8：467-477, 2008
5) Taube JM, et al：Sci Transl Med, 4：127ra37, 2012
6) Ishida Y, et al：EMBO J, 11：3887-3895, 1992
7) Nishimura H, et al：Int Immunol, 10：1563-1572, 1998
8) Couzin-Frankel J, et al：Science, 342：1432-1433, 2013

profile

柴山史朗：小野薬品工業株式会社研究本部免疫研究センター・センター長．大阪大学大学院工学研究科修士（工学），京都大学大学院医学研究科博士（医学）．2016年日本薬学会創薬科学賞，'16年JBDA（日本バイオベンチャー推進協会）創薬大賞．研究内容は免疫領域での創薬研究．

実験医学別冊

マンガでわかる ゲノム医学
ゲノムって何？ を知って健康と医療に役立てる！

水島-菅野純子／著　サキマイコ／イラスト
- 定価（本体 2,200円＋税）
- A5判
- 221頁
- ISBN 978-4-7581-2087-6

羊土社 新刊書籍 立ち読みコーナー

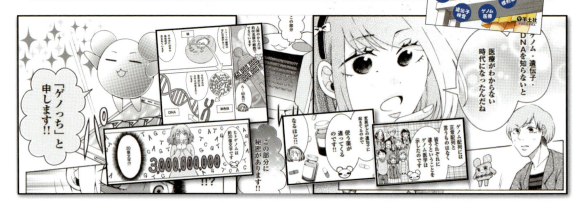

「ゲノム」を学ぶこと，教えることが，楽しくなる一冊

遺伝子パネル検査ががん診療の現場に実装され，「ゲノム医療元年」とも呼ばれるこの頃．専門・非専門を問わずゲノムの知識が当たり前に求められるようになっています．一方で，ある調査では日本人の9割近くが「ゲノム」の意味が解らない…と答えたそうです．医療職の養成校でも「遺伝子」という言葉に何となく抵抗を感じている方が少なくないと伺います．

そうした現場と教育のギャップを埋めるのが本書です．「遺伝子って解らない」「ゲノムって難しそう」という方でも，親しみやすいキャラクター《ゲノっち》と一緒に SNP，遺伝子検査，個別化医療…などのコンセプトを無理なく学べます．学術的な解説も充実し，これからゲノム医療を受ける，提供する，研究する，あらゆる方にお役立ていただける一冊になっています．

目次
プロローグ	ゲノムって何だろう？
第1章	遺伝子でわかること、わからないこと
第2章	遺伝子検査
第3章	がんとゲノム（前編）—ゲノムに基づく医療
第4章	がんとゲノム（後編）—がんの遺伝要因と環境要因
第5章	ゲノム配列だけでは人生は決まらない
第6章	病気を遺伝子で治療する
第7章	ゲノム情報は究極のプライバシー？
エピローグ	ゲノムに正常配列はない

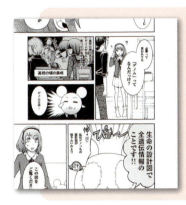

遺伝学が苦手でも，《ゲノっち》と一緒なら大丈夫

本書のマンガでは，大学生の主人公が可愛いキャラクターの《ゲノっち》と一緒にゲノムとは何かを学んでいきます．主人公は《ゲノム》の理解を通じて，病気の原因も最適な医療も一人ひとり異なること，そして私たちは誰一人として同じでない特別な存在であることに気づきます．

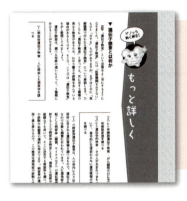

専門の基礎固めにも適した情報量

本書の半分はマンガですが，残り半分には文章による解説（「もっと詳しく」）を掲載しています．マンガを一読してコンセプトが頭に入ったら，さらに興味が膨らんだら「もっと詳しく」を読むことで，大学レベルのキーワードが無理なく身につきます．

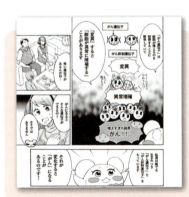

がんゲノム医療の理解に
《遺伝子の病気》は遺伝する？従来のがん治療と《がんゲノム医療》はどう違う？

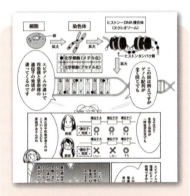

ゲノム多様性の理解に
才能も，姿かたちも，健康状態も遺伝子で決まる？私たちの個性は，ゲノムの差異から生じる？

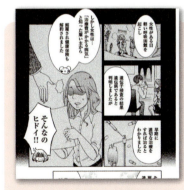

ゲノムの適切な取扱いに
ゲノム情報が《個人情報》として保護されているのはなぜ？

★ウェブサイトでマンガの冒頭部分を無料でお読みいただけます★
https://www.yodosha.co.jp/em/book/9784758120876/

Conference & Workshop No.1 開催しました

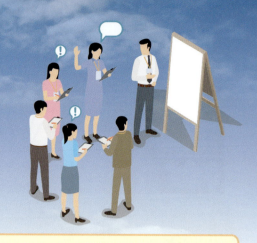

Campus & Conference 探訪記よりコーナーリニューアル！
国内外の注目の，学会やワークショップについて，その参加記，奮闘記を多彩な立場からレポートしていただきます．

世界中の心臓血管発生研究者が，はじめて奈良に集結！
Weinstein Cardiovascular Development and Regeneration Conference 2018

■ 山岸敬幸（慶應義塾大学医学部小児科）

はじめに

　われわれは，米国で発祥した心臓血管発生および再生研究における世界最高峰の国際学術会議Weinstein Cardiovascular Development and Regeneration Conference（以下Weinstein Conference）を日本に誘致することに成功し，奈良・春日野国際フォーラム「甍」（I・RA・KA）で，2018年5月16〜18日の3日間に開催した．この国際学会にとって，アジア・極東・オセアニア地域での開催は初の挑戦であり多くの苦労があったが，最後まで熱心に聴講する参加者の姿，会の成功を讃えてくれる多くの言葉やメールに，至高の喜びを感じずにはいられなかった．同時に，日本からこの領域を国際的にリードする大仕事を成し遂げた達成感と，重責を果たした安堵感を味わうことができた．本稿で振り返ってみたい．

Weinstein Conferenceとは

　Weinstein Conferenceは，NIH（National Institute of Health）の女性研究者である故Constance Weinstein博士の名に由来する．博士は，心臓病の子ども達のために長年にわたり米国政府からの資金調達と社会支援に尽力し，研究費を配分するための成果報告会を毎年開催していた．これが前身となり，1994年にはじめてSouth Carolina大学のRoger Markwald博士（**写真1C**）を会長とする学術集会が開催された．Markwald博士は，今や，心臓発生における上皮間葉転換や新たな前駆細胞の発見など，数々の概念を確立してきた大御所である．

　Weinstein Conferenceは毎年5月に米国で開催されてきたが，しだいに欧州，豪州，日本などからの参加も広がり，国際学会として成長した．組織委員会も国際化し，2004年にはじめて米国外のオランダで開催された．この時会長を務めたLeiden大学のAdriana Gittenberger de Groot博士（**写真1C**）も，鶏胚を用いて心臓血管発生のさまざまな現象を解明してきた欧州の大御所となっている．

　私とWeinstein Conferenceとの出会いは，1998年米国テネシー州・Vanderbilt大学の構内だった．心臓血管発生研究を志し，1996年暮れに米国Texas大学（ダラス）に留学した私は，メンターのDeepak Srivastava博士（**写真1B**）らと一緒に参加し，転写因子dHAND/Hand2の研究ではじめて学会発表した．緊張

Conference & Workshop

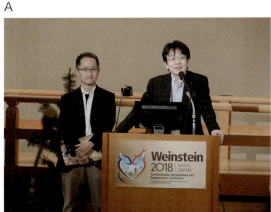
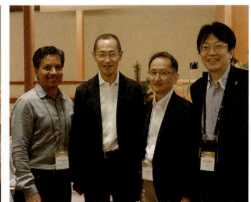
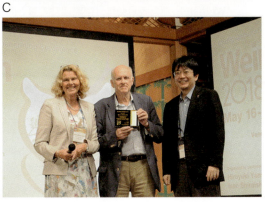
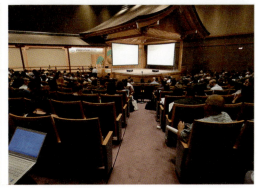

写真1　会場の風景
A）開会挨拶：共同会長の白石公先生（左）と筆者（右）．B）基調講演後の記念写真：左からSrivastava先生（座長），山中先生（演者），白石先生，筆者．C）25周年記念講演：左からGittenberger de Groot博士（座長），Markwald博士（演者），筆者．D）能楽堂の舞台を使ったPlatform Session会場．

感もあったが，アットホームな雰囲気で，自然のなかでバーベキューをしたり，夜はバンドの演奏とダンスで楽しい交流の場も多く，一方，ポスター発表では皆とても熱心に研究成果に喰い入り，議論が尽きないとても刺激的な会だったと記憶している．この時のわれわれの成果は翌1999年，本誌・実験医学8月号の表紙を飾った．その後も毎年成果を発表し，2002年の米国Utah大学での開催時，はじめて口演発表に選出された．怒涛の質疑応答に耐え抜いたとき，世界の第一線の研究者たちと肩を並べることができた実感を得て，その年の暮れに日本に帰国した．

誘致活動

Weinstein Conferenceでは，毎年の総会で開催地候補がプレゼンテーションされ，投票により決定される．2011年の総会で4年ごとに米国外で開催されることが決まり，スペインと中国が名乗りをあげたが，私たちはまだ手をあげることができなかった．翌年，2014年の開催地がスペインに決まり，その4年後の2018年にまたチャンスが訪れることを認識した．アジア・オセアニア地域では初めてとなる日本への学会の誘致を成功させるためには，All JAPANの力を結集するしかない．米国や欧州に比べて心臓血管発生研究者の少ないわが国で若手を育成し，この領域を発展させるためには，本学会の誘致は重要事項であった．

一方，国内では2013年に第7回Takao国際シンポジウム（中西敏雄会長・東京女子医科大学）が開催され，私は事務局長を務めた．日本の「小児心臓病の父」とよばれる故 高尾篤良先生（東京女子医科大学）のよ

表1　Weinstein 2018運営組織

国際運営委員
Bill Pu（USA），Frank Conlon（USA），Joy Lincoln（USA），Hiroyuki Yamagishi（Japan），Stacey Rentschler（USA），Kelly Smith（Australia）
特別国際アドバイザー
Deepak Srivastava（USA）
開催地運営委員（All Japan Team）
白石　公（会長：国立循環器病研究センター），山岸敬幸（会長：慶應義塾大学），古川哲史（東京医科歯科大学），濱岡建城（宇治徳洲会病院），今中－吉田　恭子（三重大学），小垣滋豊（大阪急性期総合医療センター），小久保博樹（広島大学），小柴－竹内和子（東洋大学），栗原裕基（東京大学），南沢　亨（東京慈恵会医科大学），三浦直行（浜松医科大学），宮川－富田幸子（ヤマザキ動物看護大学），望月直樹（国立循環器病研究センター），中川雅生（京都きづ川病院），中川　修（国立循環器病研究センター），中島裕司（大阪市立大学），白井　学（国立循環器病研究センター），竹内　純（東京医科歯科大学），内田敬子（事務局長：慶應義塾大学），八代健太（大阪大学），横山詩子（横浜市立大学）

びかけにより，先天性心疾患の成因研究と臨床への応用を目的として，古く1978年に始まり，世界から第一線の研究者・臨床医を招待して5年ごとに開催されてきたが，2006年の高尾先生の他界以来途絶えていた．2012年のWeinstein Conference総会でTakaoシンポジウムの復活をプレゼンテーションしたとき，Markwald博士がそのすばらしさについて「Weinstein Conferenceのモデルであった」とまで語ってくれた．第7回Takaoシンポジウムでは30題の口演はすべて招待，一般演題はすべて海外招待者を座長としたポスターという形式で，参加者は約120名を数えた．Weinstein組織委員会からも参加いただき，最先端の研究発表と日本の着物体験や居酒屋体験を交えた懇親会で，このシンポジウムのすばらしさが再認識された．同時に，日本にWeinstein Conferenceを開催する力があることも認められたように感じた．

2014年のスペイン大会で，前年のTakaoシンポジウムの成功を含めて，白石公先生と私が共同会長として，2018年にWeinstein Conferenceを日本で開催するための最初のプレゼンテーションをした．会場の反応は良好で，対抗馬になりそうだった中国を圧倒した印象だった．欧州からも手は挙がらなかった．その後，米国外での開催についてオランダとスペインの主催経験者と情報交換しながら，2015年には開催地を奈良に決め，より具体的な開催方法についてプレゼンテーションし，万票を得て開催が決定した．

開催準備

以下に，具体的に開催準備として行ったことを述べる．Weinstein運営委員会は，国際運営委員と開催地運営委員で構成され（**表1**），開催地運営委員がそれぞれの個性を生かした運営を行う．今回，All Japan体制を構築するため，私が会長を務める日本心臓血管発生研究会の幹事10数名を軸に開催地運営委員をお願いした．

基調講演には日本人でインパクトを与えてくれる方として，真っ先に山中伸弥博士（京都大学iPS細胞研究所，2012年ノーベル生理学・医学賞受賞者）を考えた．私の米国留学中のメンターのSrivastava博士がサンフランシスコのGladstone研究所に異動し，山中先生と懇意であることを頼りにお願いにうかがった．山中先生は初対面の私をとても気さくに迎えてくださり，記念写真まで撮ってくださり，基調講演をご快諾いただきとても感激した．

開催経費の準備は，学会開催で最もたいへんな部分である．白石先生のご尽力が大きく，山田科学財団，宮田心臓血管研究振興基金，上原記念財団，内藤記念科学振興財団を中心として，製薬メーカー，研究関連業者，出版業者などからご援助をいただいた．また，参加者の奈良県内での宿泊数が基準を上回り，奈良コンベンションビューローを通じて，県より開催費補助を受けることができた．さらに，JNTO（日本政府観光局）のシステムを通じて，本学会に理解ある個人および団体からのご寄付をいただいた．そして，慶應義塾大学小児科同窓会からも支援をいただいた．山田財団の江尻宏泰理事長には開会ご挨拶をいただき，宮田基金の宮田宏章理事長には，山中先生への感謝状・盾のプレゼンターをしていただいた．

開催前には，欧米から距離が遠いため交通費などの

経済的理由で，特に若手研究者の参加人数が減ることが懸念された．そこで参加費を例年より2割程安価とし，会期中のすべての食事を含む設定とした．さらにTravel Awardの数を例年より大幅に増やし，特に若手研究者の交通費支援に充てた．

プログラム構成

プログラムの構成では，最先端の未発表研究成果をいち早く共有することと，将来を担う若手研究者，すなわち大学院生，博士研究員，独立したばかりのPI（Principal Investigator）のキャリア形成の支援になることを考えた．応募演題のすべてに発表の機会を与え，データの創出に尽力した若手を発表者とすることを原則とした．開催地運営委員の査読により，全201応募演題のなかから33題をプログラムの主軸となるPlatform Session（口演）に採択した（写真1D）．うち28題は，独立して間もないPI・博士研究員・大学院生の発表である．構成は表2のように10セッションとした．Weinstein ConferenceでPlatformに登壇することは，この領域の若手研究者とそのメンターにとってはこのうえない栄誉であり，それをめざして研究に励むのである．

残りの168応募演題もすべてポスター発表として採択した．ポスターセッションは，内容の近いものを集め，各グループの演題数を考慮して8つのグループで構成した．Weinstein Conferenceでは，ポスターセッションがある意味本番である．セッション中はもちろん，昼食や休憩時間中にもポスターの前にできる議論の輪が途切れることはない（写真2A）．若手研究者たちの最新の研究データが，この領域の一流の研究者たちの目に晒され吟味される．こうして，科学を推進する個々の能力が鍛えられ，自らのキャリア形成と研究費獲得や国際共同研究への発展の貴重な機会を得る．

基調講演には山中先生に加えて，斎藤通紀先生（京都大学大学院医学系研究科機能微細形態学）をお招きした．山中先生からは，iPS細胞の発見と現状および将来の展望について，数々の裏話を含めてうかがった（写真1B）．斎藤先生は，生殖細胞分化の分子機構の研究を基盤として，精子と卵子の発生・分化を完全に「再構成」できることを示された．すべての聴衆，特に

表2　Platform Session構成

① 心臓前駆細胞
② 心臓発生領域
③ 心臓血管の形態形成
④ 動脈管および肺動
⑤ 心臓弁
⑥ 心外膜および刺激伝導系
⑦ 心血管発生のエピジェネティック機構
⑧ 先天性心疾患の遺伝学的解析手技
⑨ 心臓幹細胞の運命
⑩ 心血管の再生医学

心臓構成要素の分化・発生・発達・成熟の全体を網羅し，最先端のシングルセル解析や従来の概念にチャレンジする新たなモデルの提唱から，再生医療を見据えた応用的研究を含む，世界最前線のプログラムをめざした．

国内外の若い博士研究員や大学院生が両先生のご講演に目を輝かせながら必死にメモをとる姿を目の当たりにした．両先生の基調講演が，将来を担う若手研究者の育成を目的に掲げるWeinstein Conferenceに大きな成功をもたらしたことを確信し，感謝に絶えない．

今回の日本開催は，Weinstein Conferenceの25周年の節目の年となり，前例のない3つの試みをした．まず25周年を記念し，Weinstein Conferenceの原型を築いたMarkwald博士に，Memorial Lectureと題してWeinstein Conferenceの沿革と博士の研究を振り返る講演をしていただいた（写真1C）．故Weinstein博士がどんな思いでConferenceをはじめたかを聞いた若手からベテランまで，本学会のもつ科学的・臨床的な重要性と意義を再認識し，研究への情熱を新たにした．

2つ目は，Platformに選ばれなかったが，Nature，Scienceといった一流誌に掲載予定となったポスター発表3題を，Hot Topics Pick Upとして表2のPlatform Sessionとは別枠でミニ口演発表に繰り上げた．レベルの高い未発表データは，注目を集めた．

3つ目は，世界のトップランナーであるPIの講演を企画し，特に日本の若手研究者やこれから大学院を考える若手臨床医に対して，基礎研究の刺激を与えていただいた．欧米と比べ，アジア・オセアニア地域ではこの領域の研究者数も論文数も少ない．この地域の心臓血管発生・再生研究を発展・加速させるためには，若い世代の教育・啓蒙の機会が必要だ．米国のJim Martin博士には，生後に哺乳類の心筋が細胞周期を停止する分子機構におけるHippoシグナルの研究，ドイ

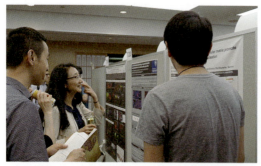
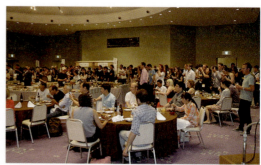
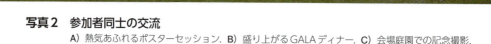

写真2　参加者同士の交流
A）熱気あふれるポスターセッション．B）盛り上がるGALAディナー．C）会場庭園での記念撮影．

ツのDidier Stainier博士には，ゼブラフィッシュの心筋が成熟する過程で生じる肉柱形成の分子機構，英国のPaul Riley博士には，心臓のリンパ管の発生と成体の心臓リンパ組織が心筋梗塞後の心機能と組織修復に果たす役割についてご講演をいただいた．例年のWeinsteinでは少ない確立したPIの講演を，基調講演を含めて6題用意した．実際には，Weinstein Conferenceの基本を崩さずにTakaoシンポジウムのテイストを加えた形として，うまくバランスをとるように考えた．

会場準備

初の日本開催として海外から人気の高い京都を念頭に，関西の事情に詳しい白石先生が会場探しに奔走してくださった．しかし，京都では日程が「葵祭」に重なること，適当な規模の会場を探すのが困難だったため計画を見直し，奈良に目を向けた．奈良は京都ほど有名ではないが，日本の伝統的な街であり，京都からも近く，何より参加者が300～400名のWeinstein Conferenceには「甍」はちょうどよい規模の会場だった．奈良公園の自然と鹿に囲まれた雰囲気もよく，近くに東大寺や興福寺といった日本の伝統を伝える観光スポットもある．そして能楽堂を舞台にしたユニークなPlatform Session（**写真1D**），広いポスタースペース（**写真2A**），昼食やイベントに利用できる美しい庭園（**写真2B**）は，結果的には海外・国内からの参加者の心を奪い，印象深い思い出の学会となった．

国際交流

これほど多くの心臓血管発生・再生領域の世界の研究者が，日本に集まる機会は例を見ない．学術に加えて日本の社交・「おもてなし（hospitality）」の心を感じて欲しいと考えた．また，会場の近くには食事をする場所が少ないことから，会期中の昼食，夕食はすべて参加費に含め，毎昼，毎晩イベントを企画した．初日は会場の庭園でのウエルカムレセプション．2日目の昼は庭園で茶道体験コーナーをつくり，参加者記念

撮影（**写真2D**），夜は奈良国立博物館貸切ツアーと「高速餅つき」イベントを楽しみながらの館内ディナーパーティー．3日目も庭園昼食と，夜はGALAディナーとして「甍」の宴会場で地元高校生の太鼓演奏，プロ・セミプロのジャズバンド演奏と，恒例の表彰式で夜更けまで盛り上がった（**写真2B**）．また，2日目の夜には，国際運営委員，座長の方々を中心に，開催地運営委員との交流を深める"Friend of Weinstein Dinner"をミシュランの星をもつ奈良公園の旅館で開催した．日本の伝統を存分に味わった皆さんから絶賛の声をいただいた．また，京都ツアーを含むエクスカーション，その他のイベントについて，JTBならびに奈良コンベンションビューローにお世話いただいた．

おわりに

誘致から開催会場，経費，プログラム構成などの準備に4年の歳月をかけて実現したアジア初のWeinstein 2018は，結果的には過去最大規模の参加者を得た．本当にお世話になった多くの方々と参加者の皆様，そして，誇るべきAll Japan運営委員の先生方（**表1**）に心より感謝して，本稿を締めくくりたい．

Profile

山岸敬幸（Hiroyuki Yamagishi）

1989年，慶應義塾大学医学部卒業，'93年，同大学院卒業，医学博士．小児科，小児循環器，および臨床遺伝専門医・指導医．2016年より慶應義塾大学医学部小児科教授（現職）．小児循環器領域の高度先進医療を担いながら，先天性心疾患の予防および再生医療を実現するために，心臓大血管の発生学，分子生物・遺伝学的研究により，先天性心疾患の成因と分子機構の解明を目指している．著書「臨床心臓発生学」（メジカルビュー社）ほか．

Book Information

実験医学 別冊

ラボ必携
フローサイトメトリー Q&A
正しいデータを出すための100箇条

編／戸村道夫

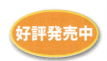
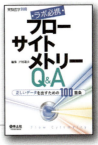

「マルチカラー解析で用いる抗体の組合わせ方がわからない」，「基本となるゲーティングの流れを知りたい」といった疑問が生じていませんか？本書では，プロのノウハウが詰まった100種類のQ&Aで，これらの疑問をさっぱりと解消します！

◆定価（本体6,400円＋税）
◆フルカラー　B5判　313頁
◆ISBN978-4-7581-2235-1

圧倒的な情報量と，専門家のノウハウを一冊に凝縮

発行　羊土社

「統計」でお困り
〜いまぶつかっている悩み，

実験を進めて研究内容をまとめていく過程で，"統計"は切っても切り離せない重要なステップでありながら，苦手意識を持っている方も多くいらっしゃるかと思います．

本ページでは，羊土社で発行した統計関連書籍を，各書籍の特徴・切り口を整理してご紹介いたします．こんな困りごとにピンときた1冊がありましたら，ぜひ一度ご覧ください．

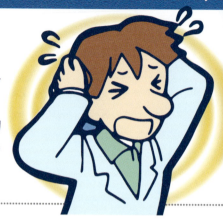

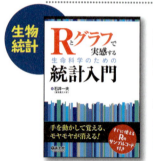

生物統計

Rとグラフで実感する生命科学のための統計入門

石井一夫／著

- 定価（本体 3,900円＋税）
- B5判　212頁
- ISBN 978-4-7581-2079-1

難易度 ★★★★★

手を動かしながら、実感を持ちながら、身につけたい

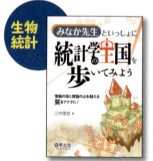

生物統計

みなか先生といっしょに統計学の王国を歩いてみよう
情報の海と推論の山を越える翼をアナタに！

三中信宏／著

- 定価（本体 2,300円＋税）
- A5判　191頁
- ISBN 978-4-7581-2058-6

難易度 ★★★★★

挫折した統計をやり直したい

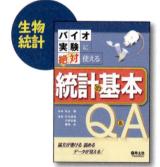

生物統計

バイオ実験に絶対使える統計の基本Q&A
論文が書ける 読める データが見える！

秋山　徹／監
井元清哉，河府和義，藤渕　航／編

- 定価（本体 4,200円＋税）
- B5判　254頁
- ISBN 978-4-7581-2034-0

難易度 ★★★★★

研究現場で感じる疑問を解決したい

ではありませんか？
解決できる1冊が見つかります

羊土社 統計関連書のご案内

難易度 ★★★★★
実験で本当に必要な部分だけ、やさしく学びたい

池田郁男／著
実験で使うとこだけ生物統計
1　キホンのキ　改訂版
- 定価（本体2,200円＋税）　■A5判　■110頁
- ISBN 978-4-7581-2076-0

2　キホンのホン　改訂版
- 定価（本体2,700円＋税）
- A5判　■173頁
- ISBN 978-4-7581-2077-7

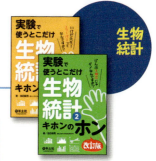

生物統計

難易度 ★★★★★
統計嫌いを克服したい

ぜんぶ絵で見る医療統計
身につく！　研究手法と分析力

比江島欣慎／著
- 定価（本体2,600円＋税）
- A5判　■178頁
- ISBN 978-4-7581-1807-1

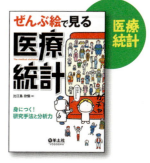

医療統計

難易度 ★★★★★
論文のエビデンスを正しく読み取れるようになりたい

短期集中！オオサンショウウオ先生の
医療統計セミナー
論文読解レベルアップ30

田中司朗，田中佐智子／著
- 定価（本体3,800円＋税）
- B5判　■198頁
- ISBN 978-4-7581-1797-5

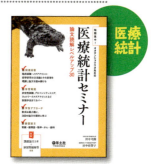

医療統計

難易度 ★★★★★
そもそも生物統計を体系的に学びたい

パソコンで簡単！
すぐできる生物統計
統計学の考え方から統計ソフトSPSSの使い方まで

打波　守，野地澄晴／訳
- 定価（本体3,200円＋税）
- B5判　■263頁
- ISBN 978-4-7581-0716-7

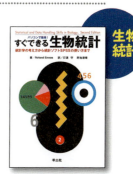

生物統計

新時代の実験法のスタンダード！
手技・ポイントを余すところなく解説する決定版！

実験医学 別冊

エピジェネティクス実験スタンダード

もう悩まない！ゲノム機能制御の読み解き方

牛島俊和, 眞貝洋一, 塩見春彦／編

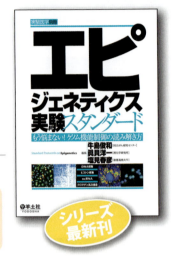

シリーズ最新刊

発生学から腫瘍生物学まで, 遺伝子を扱う生命科学・医学のあらゆる分野の研究者待望の一冊. DNA修飾, ヒストン修飾, ncRNA, クロマチン構造解析で結果を出せるプロトコール集. 目的に応じた手法の選び方から, 解析の幅を広げる応用例までを網羅した決定版.

遺伝子みるならエピもみよう！！
結果を出せるプロトコール集

◆定価（本体 7,400 円+税）
◆B5 判　◆398 頁
◆ISBN 978-4-7581-0199-8

実験医学 別冊

ES・iPS細胞実験スタンダード

再生・創薬・疾患研究のプロトコールと臨床応用の必須知識

中辻憲夫／監, 末盛博文／編

世界に発信し続ける有名ラボが執筆陣に名を連ねた本書は, いまさに現場で使われている具体的なノウハウを集約. 判別法やコツに加え, 臨床応用へ向けての必須知識も網羅し, 再生・創薬など「使う」時代の新定番です.

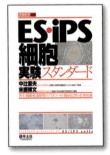

ES・iPS細胞を「使う」時代へ！

◆定価（本体 7,400 円+税）
◆B5 判　◆358 頁　◆ISBN 978-4-7581-0189-9

実験医学 別冊

マウス表現型解析スタンダード

系統の選択、飼育環境、臓器・疾患別解析のフローチャートと実験例

伊川正人, 高橋　智, 若菜茂晴／編

ゲノム編集が普及し誰もが手軽につくれるようになった遺伝子改変マウス. 迅速な表現型解析が勝負を決める時代に, あらゆるケースに対応できる実験解説書が登場！表現型を見逃さないフローチャートもご活用ください！

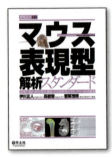

「いち早く表現型を知りたい」に応えます

◆定価（本体 6,800 円+税）
◆B5 判　◆351 頁　◆ISBN 978-4-7581-0198-1

発行　羊土社 YODOSHA

〒101-0052　東京都千代田区神田小川町2-5-1　TEL 03(5282)1211　FAX 03(5282)1212
E-mail：eigyo@yodosha.co.jp
URL：www.yodosha.co.jp／

ご注文は最寄りの書店, または小社営業部まで

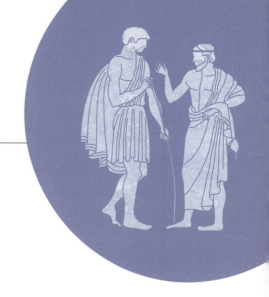

私のメンター
～受け継がれる研究の心～

本コーナーでは，現在研究者として，また指導者としてご活躍中の先生方に，ご自身の"師"となる方々との出会いや思い出のエピソード，その出会いが研究者人生に与えた影響，そして受け継がれゆく研究の心についてご紹介いただきます

第41回 Joel H. Rothman
自己改革を恐れないアイディアマン

東北大学大学院生命科学研究科　杉本亜砂子

「どんな立場でも，安月給でもよいから，ずっと研究にかかわっていたい」というのが，留学前の私が考えていたことである．研究は好きだったが，自分が独立した研究室をもてるとは全く思っていなかったのだ．私は自分の将来像を描けていないまま，新米PIだったJoel H. Rothmanの初のポスドクとなり線虫 C. elegans の胚発生過程の研究を開始した．ポジティブ思考のアイディアマンであるJoelの研究室で過ごしたそれからの4年間は，私が独立した研究者となるための精神的基盤を与えてくれるものとなった．

新米PIの初のポスドク

大学院の5年間，私は山本正幸教授（当時 東京大学大学院理学系研究科）のもとで分裂酵母の減数分裂開始機構の研究に従事した．酵母は栄養源の枯渇により減数分裂を開始するが，多細胞生物では一部の細胞が決まった時期に生殖細胞として分化していく．博士号取得後は多細胞生物における生殖細胞の運命決定や分化の研究をしようと決め，それまでに習得してきた分子遺伝学的手法を活かせる実験系として選んだのが線虫 C. elegans である．線虫の減数分裂開始機構についての研究で当時華やかな成果を挙げていたのがJudith Kimble博士（ウィスコンシン大学マジソン校）であった．彼女の研究室を第一志望と決め，学会で来日した際に面談もしてもらったのだが，残念なことに「最後まで悩んだのだが，別の人を採用することにした」という不採択通知が届いた．しかし，その手紙の最後に，「今度，同じ大学でJoel Rothmanという線虫の胚発生についてユニークな研究をしている研究者が新しく研究室を立ち上げることになっている．もしも興味があれば紹介する」という一文が書かれていたのである．これが私とJoelの出会いのきっかけとなった．

Joelは線虫研究の発祥の地であるイギリス・MRC（Molecular Research Council）の研究員として，線虫の胚性致死変異体の大規模スクリーニングを行っていたが，じつはこのときまだ線虫の論文を一報も書いていなかった．この変異体コレクションの将来性と大学院時代の研究実績が評価されての採用だったようだが，研究員時代の論文数がゼロでのPI採用は当時のアメリカでも例外的だったと思う．

論文を読んだことも会ったこともない，独立したての研究者のところにポスドクとして行くのは，今にして思えば相当に無謀なことである．研究室の先輩のなかには半ば呆れながら「留学って，ビッグラボに行って箔をつけて帰ってこないと意味がないんじゃないの」と言う人もいた．それでも私はJoelの研究室に行くことを割とあっさり決めてしまった．その根拠と言えるものは，尊敬するKimble博士の推薦であるということと，何度かの手紙・FAXのやりとりと一度の国際電話での面談で感じた「相性がよさそうだ」という直感だけである．

Joel H. Rothman

1978年	カリフォルニア大学デービス校卒業
1978～'83年	ブエナ・ビスタ・ワイナリーでワインマスターを務める
1988年	オレゴン大学博士号取得（出芽酵母の分泌に関する研究）
1988～'91年	イギリスMRC分子生物学研究所・博士研究員として線虫 C. elegans の研究を開始
1991～'96年	ウィスコンシン大学マジソン校 アシスタント・プロフェッサー
1996年～現在	カリフォルニア大学サンタバーバラ校 教授
2001～'06年	ウッズホール海洋生物学研究所 発生生物学コース 共同ディレクター

かくして，博士号を取得した私は1992年5月に初のポスドクとしてRothman研究室に加わった．

とことんディスカッション

Joelは，とにかくよく喋る人，というのが第一印象だった．彼の居室は実験室に隣接しており，いつもドアは開いていた．質問にいくと，それから2時間ぶっとおしでディスカッションになることもしばしば．脱線することも多かったが，溢れ出るアイディアに圧倒された．日本では1つのテーマを探求していく研究者が比較的多いが，Joelはそれとは対照的で常に新たな方向性を求めて動き続けているというイメージである．研究テーマも細胞死[1]，細胞運命決定[2]，栄養応答[3]など，多岐にわたっている．どちらがよいというわけではなく，私にとってははじめて会うタイプの研究者であり新鮮だった．

アメリカの「研究者は，教授も学生も年齢も性別も関係なく，平等である」という雰囲気は快適だった．黙っていると「無能」だと思われるので，とにかく何か話さねばと必死であった．つたない英語でも内容さえあれば耳を傾けてくれる．しばらくすると「Joel, I don't agree with you!」と侃々諤々の議論もできるようになった．議論が苦手な日本人は多いが，これは日本語が敬語や女性言葉，婉曲表現が豊富なことにも起因しているように思う．今でも私は英語で話しているときの方が単刀直入でよりアグレッシブな物言いになり，性格まで変わるような気がしている．

Joelの知識量と記憶力は素晴らしく，初期発生過程の細胞系譜，各組織を構成する細胞の形態的特徴，細胞運命決定に関する遺伝子経路など，幅広い情報が詳細に頭に入っていた．その豊富な知識に基づいて彼は

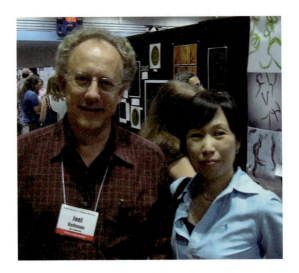

写真1　Joelと筆者
2011年のInternational *C. elegans* Meetingで再会した際のJoelと筆者．

胚発生全般をターゲットとした野心的な変異体スクリーニングを行っていたのだ．Joelから線虫の胚発生について直々に指導を受けることができたのは，初代ポスドクであったがゆえの幸運であった（私が当初志望していたKimble博士の研究室はポスドクと学生を合わせると十数名いたので，彼女と直接話せる機会はそう多くはなかっただろうことは渡米後にわかった）．この時期に線虫の胚発生全般の知識を吸収できたことが，その後の私の研究生活で大きな財産となっている．

当時のマジソンにはKimble博士以外にも，John White（共焦点顕微鏡の開発，細胞分裂），Phil Anderson（mRNA安定性），Jeff Hardin（表皮形態形成）などの複数の線虫研究者が研究室を構えていた．毎週のJoint Meetingで数十名の線虫研究者が顔を合わせることに加えて，隔年でInternational *C. elegans*

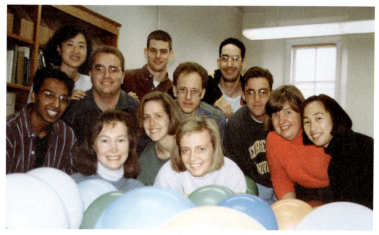

写真2　Rothman研究室メンバー
1993年頃のラボメンバー．ボスの日にサプライズでJoelの教授室に多数の風船を入れて驚かせたところ．中央：Joel Rothman，右端：著者．

Meetingが開催されるなど（現在はUCLAで開催），マジソンは当時の線虫研究の中心的存在であり，最先端のデータや技術を吸収するには最適の環境だった．私の在籍中に京都大学大学院からの交換留学生としてJoelの研究室に加わり，後にJoelの元で博士号を取得した福山征光さん（現 東京大学大学院薬学系研究科講師）は，現在も線虫の栄養応答の研究を行っている．当時White研の大学院生だった親日家のAhna Skopは現在はマジソンでPIとなっている．当時のマジソン線虫研究者コミュニティーの面々と学会で旧交を温めるのはいつも楽しみである．

既成概念に囚われない

Joelの人柄を表現するにはopen-mindedという言葉がまっさきに頭に浮かぶ．私が線虫の扱いにも慣れてきた頃，細胞死に関する研究もひょんなきっかけではじめることとなった．当時は細胞死（アポトーシス）の分子機構がようやく解明されはじめた時期であり，哺乳類のアポトーシスと線虫の細胞死が同じ遺伝子経路で制御されていると考えていた研究者はまだ少数であった．ある日，隣の建物のPaul Friesen博士による，バキュロウイルスp35タンパク質による宿主細胞の細胞死抑制についてのセミナーを私が聞きに行き，それがきっかけで「p35が線虫の細胞死を抑制できないか，試してみよう」ということになった．翌日にはFriesen博士からプラスミドをもらい，共同研究がはじまった．結果として，バキュロウイルス由来p35タンパク質は線虫の細胞死を効率よく抑制し，細胞死経路が種を超えて保存されていることが示されたのである．これが

ポットラック

ポットラックというのは参加者が得意料理などをもち寄って行うパーティーのことである．マジソンは冬は寒さがとても厳しいのだが短い夏の間は夜9時ころまで明るいので，Rothman研では夏の間に何かと理由をつけて野外ポットラックパーティーを開催していた．Joelは主にバーベキュー担当で，他のメンバーはサラダやデザート，飲みものをもっていく．料理が得意ではない私にとっては何をもっていくかいつも悩みどころだったが，少しでも日本らしさを出そうと抹茶入りクッキーを焼いてもっていったりしていた．中国人留学生のつくる春巻きはいつも大人気．ポットラックパーティーは異文化交流の場でもあり，ラボメンバーの新たな側面を知る機会でもある．現在の私の研究室の忘年会もポットラック形式で行っている．

Rothman研初の論文となった[4]．このように既成概念に囚われず，新たなことに挑戦するフットワークの軽さがJoelの真骨頂である．

Joelは大学卒業後すぐには大学院に進学せず，カリフォルニア・ナパバレーのワイナリーで「ワインマスター」として働いていたという経歴をもつ．学費を稼ぐために短期間働くつもりだったのが，性に合っていたらしく5年間続けたという．私の帰国後に，研究室はカリフォルニア大学サンタバーバラ校に移った．夫婦ともに西海岸の出身で，カリフォルニアの気候が恋しくなったのが移った理由の一つらしい．一時期，ニュージーランドにも研究室をもっていたことがあり，そこで新たにC. elegans野生種の多様性の研究も開始した．

Joelはおもしろい・楽しいと思ったことに躊躇することなく身を投じ，新たな世界からエネルギーを吸収して常に自らをつくり変えているように見える．私は自分にリミッターをかけてしまいがちだったが，Joelと過ごしているうちに新分野に挑戦することの快感を覚えたように思う．

信頼と教育

Joelは褒め上手である．「研究室ではじめてのトランスジェニック線虫作製成功，おめでとう！」「このデータの示し方はとてもわかりやすいね！」と，そんなことまで褒めてくれなくてもよいのにとこちらが恐縮するくらいポジティブな言葉をかけてくれるのである．私をJoelに紹介してくれたKimble博士の研究室は隣の棟にあり，しばしば実験装置を借りに行っていたのだが，あるとき彼女が「Joelに会うと，Asakoがおもしろい結果を出してるっていう話ばかりしてるわよ．私，採用する人を間違えたかしら」と笑いながら話してくれた．私のいないところでもJoelが私を褒めてくれていると知って，嬉しくないわけがない．

また，Joelは英語もままならず線虫研究の初心者である私に，研究室配属前に回ってくるローテーション・ステューデントの研究指導や，大学院生の研究中間報告書の査読など，責任ある仕事を次々と任せてくれた．こうして日々ポジティブな言葉をかけてもらい，信頼されているという実感が湧いてくると，自己評価の低かった私にも少しずつ研究者として自立できるのではないかという自信が少しずつ芽生えてきたのである．

4年間をJoelの研究室で過ごした後，帰国した私は，出身研究室の助手を経て，新しく設立された理化学研究所 発生・再生科学総合研究センターのチームリーダーとして研究室主宰者（PI）となった．私自身はすっかり忘れていたのだが，留学して間もなく「周囲に女性の教授は一人もいなかったし，日本でPIになれるかどうかわからない」と自信なさげに言っていたことがJoelの記憶に強く残っていたようで，PIとなったことを報告すると「将来に不安を抱いていたAsakoが母国でPIになったことは感無量だ」と言ってとても喜んでくれた．

Joelとはじめて会ってからすでに25年以上経つが，今でも学会で顔を合わせると互いの新しい研究テーマについて報告し合う．彼は最近，世界各地から採取されたC. elegansの野生種を用いて発生過程の可塑性についての研究をはじめたが，奇しくも私はC. elegansの近縁種を用いて胚発生過程の進化プロセスについての解析を開始したところである．もともと似た者同士だったのか，彼に感化された結果なのか，いずれにせよ，次に会ったときに研究の進展を披露し合うことを楽しみにしている．

文献

1) Derry WB, et al：Science, 294：591-595, 2001
2) Zhu J, et al：Genes Dev, 11：2883-2896, 1997
3) Fukuyama M, et al：Curr Biol, 16：773-779, 2006
4) Sugimoto A, et al：EMBO J, 13：2023-2028, 1994

著者プロフィール

杉本亜砂子：1992年，東京大学大学院理学系研究科生物化学専攻卒業，博士号取得（指導教員：山本正幸教授）．'92～'96年，ウィスコンシン大学マジソン校，Rothman研に最初のポスドクとして参加．'96～2001年，東京大学大学院理学系研究科助手．'01～'10年，理化学研究所 発生・再生科学総合研究センター チームリーダー．'10年～現在，東北大学大学院生命科学研究科，教授．線虫 C. elegansおよびその近縁種をモデル系とした胚発生・生殖細胞形成過程の細胞動態制御メカニズムの研究．最近の趣味：旅先での路地裏散策．

必要な1冊がきっとみつかる！ゲノム編集のオススメ書籍

秘訣を知って思い通りに遺伝子改変！！

実験医学別冊
論文だけではわからない
ゲノム編集 成功の秘訣Q&A
TALEN、CRISPR/Cas9の極意

好評発売中

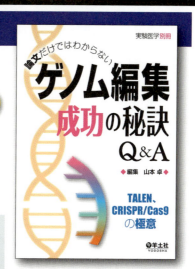

あらゆるラボへ普及の進む，革新的な実験技術「ゲノム編集」初のQ&A集です．実験室で誰もが出会う疑問やトラブルを，各分野のエキスパートたちが丁寧に解説します．

山本　卓／編
- 定価(本体5,400円+税) ■ B5判 ■ 269頁 ■ ISBN 978-4-7581-0193-6

各生物種のプロトコールを一挙公開！

実験医学別冊　最強のステップUPシリーズ
今すぐ始めるゲノム編集
TALEN&CRISPR/Cas9の必須知識と実験プロトコール

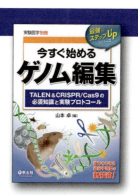

山本　卓／編
- 定価(本体4,900円+税) ■ B5判 ■ 207頁 ■ ISBN 978-4-7581-0190-5

生命科学と各種産業にもたらす研究事例を総特集！

実験医学 2016年増刊号
All About ゲノム編集
"革命的技術"はいかにして私たちの研究・医療・産業を変えるのか？

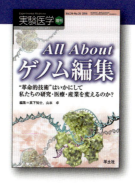

真下知士，山本　卓／編
- 定価(本体5,400円+税) ■ B5判 ■ 234頁 ■ ISBN 978-4-7581-0359-6

発行 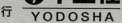 羊土社 YODOSHA 〒101-0052　東京都千代田区神田小川町2-5-1　TEL 03(5282)1211　FAX 03(5282)1212
E-mail：eigyo@yodosha.co.jp
URL：www.yodosha.co.jp／

ご注文は最寄りの書店，または小社営業部まで

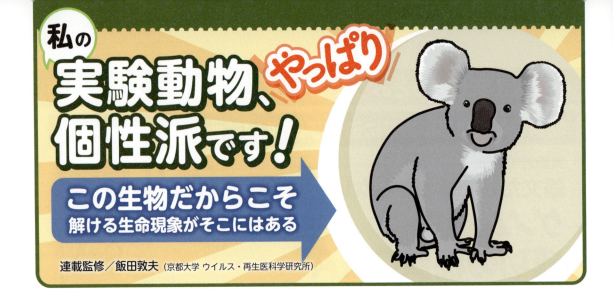

連載監修／飯田敦夫（京都大学 ウイルス・再生医科学研究所）

第8回 コアラのレトロウイルスの内在化過程を明らかにする

宮沢孝幸（京都大学 ウイルス・再生医科学研究所）

コアラについて

　私は「コアラレトロウイルス」とよばれるコアラのウイルスの研究を行っています．ご存知の通り，コアラは希少動物であり，国内でもコアラは貴重な展示動物です．ですので，「実験動物」には決してならないのですが，今日は，研究対象としてのコアラレトロウイルスについてご紹介したいと思います．

　オーストラリアに生息するコアラは，北方系コアラと南方系のコアラに分けられます．北方系コアラはクィーンズランド州ならびにニューサウスウェールズ州に生息し，南方系コアラはヴィクトリア州に生息しています．南方系コアラの方が大きく，体毛も北方系より南方系の方が濃い色をしています．北方系コアラは，クラミジア症や腫瘍性疾患，特にリンパ腫（写真1）が多く発生していることが問題となっています．一方，南方系コアラは腫瘍性疾患はほとんどみられないとされています．北方系コアラは近年減少傾向にありますが，オーストラリア南部（ヴィクトリア州）ではコアラの生息数の顕著な減少はみられていません．この違いは何にあるのでしょうか？　はっきりとは断定で

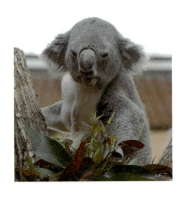

写真1　リンパ腫を発症したコアラ
この写真はかつて神戸市立王子動物園にいたモモジの写真です．リンパ腫のためにあごに腫瘤がみられます．

きないのですが，どうもレトロウイルスも関係しているようなのです．

なぜコアラレトロウイルスを研究するのか？

　「レトロウイルス」は血液のがんや免疫不全を起こすので，「コアラレトロウイルス（KoRV）」もコアラに病気を引き起こす可能性があります．ですので，KoRV

生物のプロフィール

- **和　文**　コアラ
- **学　名**　*Phascolarctos cinereus*
- **分　類**　脊索動物門／脊椎動物亜門／哺乳綱／双前歯目（カンガルー目）／コアラ科／コアラ属
- **分　布**　オーストラリア北東部から東部および南東部
- **体　長**　60～85 cm
- **体　重**　4～15 kg
- **寿　命**　10年から18年程度（動物園では20年以上も）
- **主　食**　ユーカリの葉
- **離乳食**　お母さんの盲腸糞

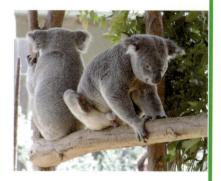

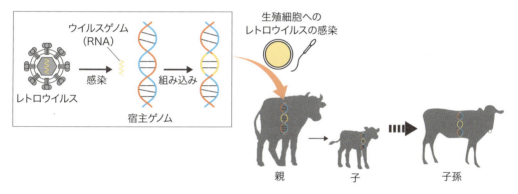

図　内在性レトロウイルスのできる過程

レトロウイルスが細胞に感染すると，ウイルスゲノムRNAはDNAに変換（逆転写）されて，宿主ゲノムに組みこまれます（左上）．生殖細胞にレトロウイルスが感染し，それが受精卵となって発生すると，すべての細胞にレトロウイルスのゲノムが組み込まれることになります．この状態のレトロウイルスを「内在性レトロウイルス」とよびます．内在性レトロウイルスは親から子へ「遺伝」します．

を研究することは，コアラの保全に必要です．しかし，コアラの病気を予防したり，治療する目的以外にも，「KoRV」を研究する理由があるのです．

レトロウイルスは，その存在（伝播）様式により大きく2つに分かれています（図）．それは外来性レトロウイルスと内在性レトロウイルスというものです．外来性レトロウイルスは，個体から個体に感染によって伝播するウイルスです．一方，内在性レトロウイルスとは，生殖細胞に組込まれたレトロウイルスで，親から子へ遺伝します．内在性レトロウイルスは，太古の昔に外来性レトロウイルスが生殖細胞に感染してできたものです．

最近の研究で，哺乳類の進化，特に胎盤の進化には内在性レトロウイルスが必要だったことがわかってきました．ヒトやマウス，ウシなどでは数千万年前に生殖細胞に感染して入り込んだレトロウイルスが，胎盤形成や妊娠時の免疫寛容に重要な役割をはたしています[1]．しかし，どうやって生殖細胞にウイルスが入り込み，ウイルスが哺乳類にとって必要なものとなっていったのでしょうか？この過程については謎に包まれています．はたしてレトロウイルスが内在化する過程を再現することはできるのでしょうか？

1999年にロンドン大学のMartin博士らがKoRVの部分的配列の解析に成功しました[2]．その結果，驚くべきことに，KoRVは1960年代後半から70年代前半にタイで発生したテナガザルの白血病の原因ウイルスであるギボン白血病ウイルス（GALV）と酷似していました．KoRVのウイルスDNAはコアラのさまざまな組織に存在することから，KoRVは内在性レトロウイルスであると考えられました．レトロウイルスの内在化には，数万年もの長い時間がかかると考えられていたため，KoRVはGALVよりもずっと古いウイルスと推察されたのですが，レトロウイルスがコアラからテナガザルに感染する可能性は考えられません．なぜなら，コアラはオーストラリアにしか棲息しておらず，テナガザルはオーストラリアには棲息していないので，コアラとテナガザルに接点がないのです．

　しかし，この謎は2006年にNature誌に発表された論文で一部明らかにされました[3]．KoRVは北方系コアラではほぼ100%内在化していたのに対し，南方系のコアラでは数十%ほどしか内在化されて（もしくは感染して）いなかったのです．さらに，ビクトリア州のカンガルー島のコアラではKoRVに感染しているコアラはみられませんでした．このことから，KoRVは大昔に内在化したのではなくて，今まさに内在化しつつあるレトロウイルスであると考えられました．

　この論文が発表されてすぐに，私はNature論文の著者に話を伺いにオーストラリアに行きました．それから神戸市立王子動物園に連絡をとり，2007年4月に飼育されているコアラの感染調査を行いました（**写真2**）．その後，動物園水族館協会の許可を得て，全国の動物園のコアラのKoRVの感染調査を行いました．

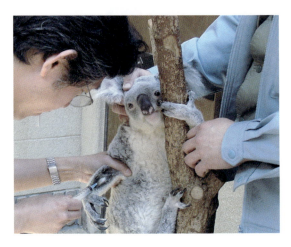

写真2　コアラの採血シーン
採血方法は動物園ごとに異なりますが，北方系コアラを飼育している神戸市立王子動物園では，腕の静脈から採血をしています．木にしがみついているところを固定します．

動物園のコアラの感染状況

　私たちは2007年に神戸市王子動物園のコアラからKoRVの分離に成功しました[4]．塩基配列を決定したところ，外被糖タンパク質（Env）領域内の受容体結

コラム　コアラ豆知識

　オーストラリアでコアラの写真（「生物のプロフィール」の写真）を撮ってきて学生に見せていたら，学生が「この写真変じゃないですか」と言ってきました．雄の性器の位置関係が不自然だと言うのです．写真では陰嚢と陰茎が見えるのですが，よく見ると位置関係が逆のように見えます．そうなのです．有袋類の生殖器は私たち真獣類とは大きく異なるのです．陰嚢は体表に出ているのですが，陰茎は総排泄腔（糞便と尿は同じところから出てくる）の手前で陰嚢の下にあります．しかも，陰茎の先は二股に分かれています．なぜ二股かというと，膣も子宮も二重（重複膣，重複子宮）なのです．（正確には産道も別にあり，三重膣ともよばれます．）また，コアラはどの個体も太っているように見えますが，あのぽっこりしたお腹は実は盲腸のせいなのです．コアラはとても長い盲腸をもっていて，その中でユーカリを発酵させて栄養としています．コアラは長い間お母さんの袋（育児嚢）の中でおっぱいを吸って大きくなりますが，離乳食は盲腸糞なのです．

合部位が大きく異なるKoRVが少なくとも4種類存在することを見いだしました．うち1種類はオーストラリアで報告されていたものとほぼ同一であり，Pit-1を受容体とすることを確認しました[5]．さらに，オーストラリアで報告されたものと異なる残りの3種類のうち1種類は，Envタンパク質が機能的（ヒト細胞に感染しうる）であることを明らかにし，このEnvをもつウイルスをサブグループB（KoRV-B）と命名しました[6]．また，オーストラリアで分離されたKoRVとほぼ同一のKoRV分離株をKoRV-Aと再命名しました．そして，KoRV-Bは感染受容体として，THTR1を使用することを明らかにしました[6]．KoRV-Bは調べた2頭のコアラにおいては内在化していないと考えられ，水平感染により感染が拡大していると考えられました[6]．日本で飼育されているコアラのうち，北方系コアラの67.5％がKoRV-Bに感染していました[6]．一方，南方系コアラにはKoRV-Bの感染は認められませんでした．

ほぼ同時期に，アメリカのグループがこれと同様のウイルス（KoRV-B）がロサンゼルス動物園に見られたことを公表しました[7]．KoRV-Bに感染したコアラの6頭のうち3頭がリンパ腫により死亡したことから，KoRV-Bと同疾患との関連が疑われています．また，オーストラリアの研究グループもオーストラリアのコアラにKoRV-Bが感染していることを確認し，さらにKoRV-Bがクラミジア症（免疫抑制）とも関係があることを見出しました[8]．

今後の展開

最近の研究では，KoRVにはさらに多くの型が存在することも明らかにされました[9]．また，今回は紹介できませんでしたが，大昔にもKoRV-Aに近いKoRVがコアラのゲノムに内在化していた形跡を私たちは発見しています．KoRVがどこからやってきたかについてもまだ結論は出ていませんが，メロミス属のバートンメロミス（*Melomys burtoni*）という動物がKoRVに近いウイルスをもっていることが明らかになっています[10]．私たちのKoRV研究のゴールは，「病原性のKoRVの感染からコアラを守ること」と「レトロウイルスの内在化が宿主にもたらす影響（もしかしたら進化）を明らかにすること」です．読者の方には，展示動物のウイルスの研究が希少動物の保全だけでなく，動物の進化の解明にも役に立っているということを知っていただけたら幸いです．

文献

1) Imakawa K, et al：Baton pass hypothesis: successive incorporation of unconserved endogenous retroviral genes for placentation during mammalian evolution. Genes Cells, 20：771-788, 2015
2) Martin J, et al：Interclass transmission and phyletic host tracking in murine leukemia virus-related retroviruses. J Virol, 73：2442-2449, 1999
3) Tarlinton RE, et al：Retroviral invasion of the koala genome. Nature, 442：79-81, 2006
4) Miyazawa T, et al：Isolation of koala retroviruses from koalas in Japan. J Vet Med Sci, 73：65-70, 2011
5) Shojima T, et al：Construction and characterization of an infectious molecular clone of koala retrovirus. J Virol, 87：5081-5088, 2013
6) Shojima T, et al：Identification of a novel subgroup of koala retrovirus from koalas in Japanese zoos. J Virol, 87：9943-9948, 2013
7) Xu W et al：An exogenous retrovirus isolated from koalas with malignant neoplasias in a US zoo. Proc Natl Acad Sci USA, 110：11547-11552, 2013
8) Waugh CA, et al：Infection with koala retrovirus subgroup B（KoRV-B），but not KoRV-A, is associated with chlamydial disease in free-ranging koalas（*Phascolarctos cinereus*）．Sci Rep, 7：134, 2017
9) Chappell KJ et al：Phylogenetic diversity of koala retrovirus within a wild koala population. J Virol, 91：e01820-16, 2017
10) Simmons G, et al：Discovery of a novel retrovirus sequence in an Australian native rodent（*Melomys burtoni*）：a putative link between gibbon ape leukemia virus and koala retrovirus. PLoS One, 9：e106954, 2014

プロフィール

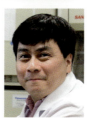

宮沢孝幸
京都大学 ウイルス・再生医科学研究所

東京都中野区出身．東京大学大学院農学生命科学研究科獣医学専攻博士課程修了．見上彪教授（当時）の指導のもと，ネコ免疫不全ウイルスに関する研究で博士（獣医学）の学位を取得．日本学術振興会特別研究員DC1，海外特別研究員（グラスゴー大学），大阪大学微生物病研究所助手，帯広畜産大学畜産学部獣医学科助教授，京都大学ウイルス研究所助教授などを経て，2016年より京都大学ウイルス・再生医科学研究所ウイルス共進化分野准教授．KoRVも含めて，レトロウイルスによる哺乳類の進化について研究を進めている．ご興味をもたれた方，連絡をお待ちしております．
E-mail：takavet@infront.kyoto-u.ac.jp

次世代シークエンスを始めたいあなたのためのオススメ書籍

腸内フローラも環境メタゲノムもこの1冊にお任せ！

実験医学別冊　NGSアプリケーション

今すぐ始める！
メタゲノム解析
実験プロトコール
ヒト常在細菌叢から環境メタゲノムまでサンプル調製と解析のコツ

編集／服部正平

シリーズ最新刊

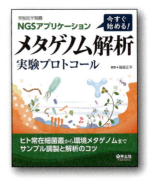

試料の採取・保存法は？ コンタミを防ぐコツは？ データ解析のポイントは？ 腸内, 口腔, 皮膚, 環境など多様な微生物叢を対象に広がる「メタゲノム解析」. その実践に必要なすべてのノウハウを1冊に凝縮しました.

◆定価（本体 8,200 円＋税）
◆AB 判　231 頁
◆ISBN978-4-7581-0197-4

発現解析など RNA を使ったあらゆる解析を網羅！

実験医学別冊　NGSアプリケーション

RNA-Seq
実験ハンドブック

発現解析からncRNA、シングルセルまであらゆる局面を網羅！

編集／鈴木　穣

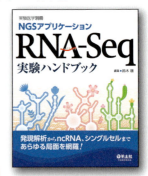

次世代シークエンサーの数ある用途のうち最も注目の「RNA-Seq」に特化した待望の実験書が登場！ 遺伝子発現解析から発展的手法, 各分野の応用例まで, RNA-Seqのすべてを1冊に凝縮しました.

◆定価（本体 7,900 円＋税）
◆AB 判　282 頁
◆ISBN978-4-7581-0194-3

こちらもオススメ

実験医学別冊

次世代シークエンス解析スタンダード
NGSのポテンシャルを活かしきるWET＆DRY

編集／二階堂愛

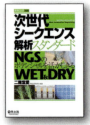

Exome-Seq, ChIP-Seqなど幅広い用途とそのノウハウを漏らさず紹介. データ解析の具体的なコマンド例もわかる"全部入り"の1冊！

◆定価（本体 5,500 円＋税）
◆B5 判　404 頁
◆ISBN978-4-7581-0191-2

発行　羊土社 YODOSHA　〒101-0052　東京都千代田区神田小川町2-5-1　TEL 03(5282)1211　FAX 03(5282)1212
E-mail：eigyo@yodosha.co.jp
URL：www.yodosha.co.jp/

ご注文は最寄りの書店, または小社営業部まで

Lab Report ラボレポート 海外ラボ 留学編

ロンドンポスドク日記　くもり｜雨
Chromosome segregation laboratory, The Francis Crick Institute

南野　雅（Masashi Minamino）

本コーナーでは，海外への留学経験をもたれた研究者により，留学先の生活環境や研究環境，また味わった苦労，楽しさなどを紹介していただきます．

英国ビザ申請

　私は白髭先生（東京大学 定量生命科学研究所）のもとで，染色体分配の研究で博士号を取得しました．学位取得に4年半を費やしたこともあり，博士課程の後半は，ラボを先に巣立っていく同期を見送りつつ，自身の将来について考える時間が増えていきました．海外に住んでみたいという願望は以前から漠然ともっていたので，この時期から留学を真剣に考えるようになったように思います．そんなときに，現在の私のボス，フランク・ウルマンが来日，ラボで話すチャンスがあり，学位取得後すぐに留学させてもらえることになりました．そうすると，今度は急いで学位取得と英国移住に向けて準備をしなければなりません．予想以上に手間がかかったのは，就労ビザの取得です．移民抑制政策を進めるイギリスでは，年々就労ビザ申請のハードルが上がっているように感じます．私の場合は，申請するにあたって英語の試験を受験し，最低限の英語力を備えていることを証明する必要がありました．英国政府が指定していた英語の試験はいくつかあり，そのなかで一番簡単そうなIELTSを選びました．運よく最初の試験で最低限の点数は確保できたこともあり，安心しきっていたのですが，渡英の直前になって，ビザ申請補助会社から，私が受験したIELTSは申請には使えないと知らされました．ビザ申請用の特別なIELTSを受験しなければならなかったのです．急いで受験し直したものの，当初予定していた渡英日には間にあわず，渡英日を数週間も遅らせることになってしまいました．イギリスのビザ申請は本当に紛らわしいので，これから留学を考えている方は細かくチェックすることをお勧めします．

欧州最大の研究施設

　私が所属する，フランシス・クリック研究所は，ロンドン近郊の6つの研究関連施設（Medical Research Council, Cancer Research UK, Wellcome Trust, University College London, Imperial College

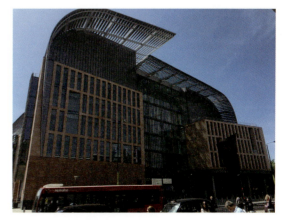

写真1　新築の研究所の外観
セント・パンクラス駅と大英図書館の隣にあります．ここまで晴れる日は珍しいです．タイトルにあるようにくもりと雨ばかりです．

London, King's College London）の共同出資によって，2015年に設立されました．約1,500人のスタッフが現在働いており，規模としては欧州最大の研究施設になります．開所記念式典にはエリザベス女王も訪れました．新築の建物は，ユーロスターも発着するセント・パンクラス駅に隣接しており，またロンドン近郊の各空港へのアクセスもよいので，欧州各地にすぐに行けます．研究所内部は，ラボ間の交流を活発にするため，フリースペースが随所に設けられており，共同研究がさかんに行えるように配慮されています．実験補助サービスも充実しており，特に私が利用しているのはfermentationです．100 Lまでの培養タンクで酵母，大腸菌を培養し，細胞破砕までしてくれます．タンパク質精製に大量培養が必要な私には非常に助かります．

研究室のボス，フランク・ウルマンは親日家であり，毎年日本に行っているので，学会等で見かけたことがある方も多いかもしれません．ラボには私を含め，日本人が3人いますが，ここ数年で一番よく日本に行っているのはフランクでしょう．ラボとしては，染色体分配と細胞周期の制御機構の解析を主要な研究テーマとしていて，個々人は一つの独立した研究テーマのなかで好きなように研究を進めさせてくれます．また，フランクは時間を見つけては頻繁にラボ内を周回してくれるので，わからないことは気軽に聞けます．こういった点もこのラボのよいところだと思います．

研究施設 & 研究室データ

The Francis Crick Institute

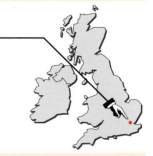

イギリス
ロンドン

■ 施設について
学生数：200人，職員数：1,200人，ラボの数：100

■ 施設の特徴
所長がポール・ナース博士（2001年にノーベル生理学・医学賞受賞）

■ ホームページ
https://www.crick.ac.uk

Chromosome segregation laboratory/ Frank Uhlmann Lab

■ 研究指導者名
Dr. Frank Uhlmann

■ 研究分野
染色体分配

■ 構成人員
ポスドク：5人（うち日本人3人），テクニシャンなどスタッフ：1人，学生：5人

■ 最近の研究成果
1) Kakui Y, et al：Condensin-mediated remodeling of the mitotic chromatin landscape in fission yeast. Nat Genet, 49：1553-1557, 2017
2) Touati SA, et al：Phosphoproteome dynamics during mitotic exit in budding yeast. EMBO J, 37：10.15252/embj.201798745, 2018
3) Murayama Y, et al：Establishment of DNA-DNA Interactions by the Cohesin Ring. Cell, 172：465-477, e15, 2018

■ ホームページ
https://www.crick.ac.uk/research/a-z-researchers/researchers-t-u/frank-uhlmann/

著者経歴

現在受けている奨学金・助成金など：EMBO longterm fellowship
国内の出身ラボ：東京大学農学生命科学研究科（白髭克彦教授）

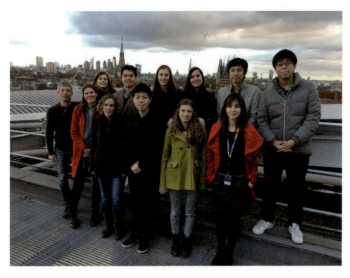

写真2　ラボメンバー写真
一番左の男性がラボヘッドのフランク・ウルマン．後列一番右が筆者．
後列右から2人目が角井康貢さん，前列右から3人目が東寅彦さん．

イギリスでの生活

　ロンドンで生活するうえでまず驚いたのは，高額な家賃です．リビングと寝室の2部屋のマンションに住むだけでも，月に15万円程度はかかります．その割に，基本的に建物が古いので，日本人が満足できる部屋を見つけるのは非常に難しいです．渡英後はじめに住んでいた部屋では，真冬にお湯，セントラル・ヒーティング（暖房）が数日間止まりましたし，台所シンクの配管を詰まらせて問題になったこともあります．現在住んでいる部屋でも，リビングで何かがきしむ音が聞こえるようになり，ある日仕事から帰ってくると，フローリングが数センチ隆起していました．どうやら湿気の影響でフローリングの木材が歪んだそうです．こういった問題は頻繁に起こっているようで，多少の問題は許容しなければなりません．ただその反面，歴史ある建物には趣があります．特にロンドン中心部の博物館，美術館や教会は，内部はもちろんですが，外から眺めているだけでも楽しいと思います．

　イギリスに滞在すると，食事についてもよく聞かれます．2年間ロンドンに滞在した私個人の感想では，スーパーに売っている食材自体は，日本と同等，もしくはそれよりも美味しいように感じます．果物は種類も豊富です．ただそれでも調理されたものが口に合わないのは，味付けに問題があるのでしょう．ロンドンに長期滞在すると，自然と自炊をするようになります．私もですが，ほとんどの同僚が昼食はお弁当を持参しています．

新しい技術を学ぶ

　私の場合，博士課程ではヒト培養細胞を用いて細胞レベルで解析をしていたので，こちらに来てはじめてタンパク質精製を基礎から学びました．タンパク質を発現させる酵母も日本では触ったことがありませんでしたし，またタンパク質精製についてもほぼ経験がなかったので，慣れるだけでも相当の時間が必要でした．ただ，新しい技術を身につけるという点で自身の研究に幅をもたせることができましたし，今となってはポスドクで新しいことをはじめてよかったと思っています．（masashi.minamino@crick.ac.uk）

ベストな留学へ，経験者がノウハウを伝授！

研究留学のすゝめ！
渡航前の準備から留学後のキャリアまで

好評発売中

編集／UJA（海外日本人研究者ネットワーク）
編集協力／カガクシャ・ネット

◆定価（本体3,500円＋税）　◆1色刷り　◆A5判　◆302頁
◆ISBN978-4-7581-2074-6

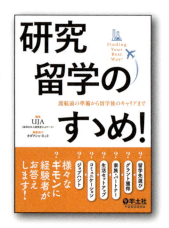

？？ 留学のギモン，経験者がお答えします！！

目次

《イントロダクション》
第0章　あなたにとって必要な留学情報は何でしょうか？

《留学準備 編》
第1章　メリットとデメリットを知り目標を定める　＜留学する？しない？　はココ！＞
第2章　留学の壁と向き合い，決断をする
第3章　自分と向き合い，留学先を選ぶ
第4章　留学助成金を獲得する　＜グラントの獲得？　はココ！＞
第5章　オファーを勝ち取る①　〜留学希望ラボへのコンタクト，アプリケーションレター
第6章　オファーを勝ち取る②　〜CV，推薦書，インタビュー

《留学開始〜留学中 編》
第7章　生活をセットアップする　＜生活のセットアップ？　はココ！＞

第8章　人間関係を構築する①　〜ラボでの人間関係　＜コミュニケーション？　はココ！＞
第9章　人間関係を構築する②　〜日常生活における人間関係
第10章　2-Body Problem を乗り越える

《留学後期〜終了 編》
第11章　留学後のキャリアを考える
第12章　留学後のジョブハント①　〜アカデミアポジション獲得術＜国内編＞　＜ジョブハント？　はココ！＞
第13章　留学後のジョブハント②　〜アカデミアポジション獲得術＜海外編＞
第14章　留学後のジョブハント③　〜企業就職術

《外伝》
第15章　大学院留学のすゝめ　＜留学先のコミュニティをチェック＞

《付録》
世界各地の日本人研究者コミュニティ

山中伸弥先生（京都大学iPS細胞研究所 所長）をはじめ，留学を経験された先輩方の体験記も収録！

本書を持って世界に飛び立ち，研究者として大きく羽ばたこう！

発行　羊土社 YODOSHA
〒101-0052　東京都千代田区神田小川町2-5-1　TEL 03(5282)1211　FAX 03(5282)1212
E-mail：eigyo@yodosha.co.jp
URL：www.yodosha.co.jp/

ご注文は最寄りの書店，または小社営業部まで

Opinion 研究の現場から

本コーナーでは、研究生活と社会に関する意見や問題提起を、現在の研究現場からの生の声としてお届けします。過去掲載分は右のQRコードからウェブでご覧いただけます→

第99回
長く続く若手の会の秘訣って何？

若手研究者コミュニティ（若手の会）は全国に多数存在するが、長期継続が難しいという声を聞く事がある。若手を一時的に集めるだけでなく、運営側まで世代交代し続けるとなると、卒業や異動がネックになり難しくなるようだ。では、長く続く若手の会にはどんな秘訣があるのか。

われわれの所属する「生化学若い研究者の会」（生化若手）は創立60年の歴史ある会だ。1958年の生化学会大会の「自由集会」が起源で、若手にまつわる諸問題を考える目的で立ち上げられた。発足当初から電話や郵便を駆使して大学間で情報共有が行われ、年に一度「夏の学校」（夏学）を開催し、先輩から後輩に文化が受け継がれていたという。時代は変わり、情報共有にはメールやwikiが用いられるようになったが、根底に流れる精神は変わっておらず、われわれは今もバトンを受け渡し続けている。

この「バトンの受け渡し方」が仕組みとして確立されている事が、若手の会の長期安定の第一の秘訣だ。そこにはある種のエコシステムが存在する。生化若手は夏学実行委員会、8つの地方支部、アウトリーチ組織のキュベット委員会から成り、各部局間はメーリングリストでイベント情報などを共有している。夏学期間中には会場でスタッフ説明会が開催され、直接スタッフが勧誘を行う。夏学後にも各支部で打ち上げを兼ねた説明会があり、夏学と支部の人材の連携が図られる。定期的にスタッフが加わる体制が重要なのだ。

第二の秘訣はスタッフになるメリットの存在である。生化若手では、自分の行いたい企画を考えるだけでそこに至る道筋がサポートされ、個人で一からノウハウと活動資金を集めるのと比べて負担が小さい。最初にスタッフになった時、誰もが右も左もわからない。しかし生化若手にはマニュアルがある。例えば登壇を講師へ打診するメールの雛形があったり、過去の夏学の開催経緯がwikiで確認できたり、蓄積された情報が整理されている。このようにアイデアを実現しやすい環境があるほか、企画を通じて得られる先生方や仲間との繋がり、組織運営のスキルなど、キャリア形成に役立つリソースも得られる。

第三の秘訣は部署の細分化と、その各部署でスタッフが育つ体制だ。夏学はワークショップ、シンポジウム、企画、会場、企業広告、ポスター・要旨集、Web、Tシャツ、会計など係が分かれており、それぞれ係長がいる。はじめはどこかの係に参加し、活躍が認められると翌年の係長、そして実行委員長や事務局長、とキャリアアップのしくみが確立されている。こうして、会を引っ張っていける人材がコンスタントに供給される。

秘訣の4つ目は長く続いている事自体であり、それは会の信頼感を生み出す最大の強みだ。PIの先生方でも、当会の存在をどこかで耳にされた方は多いのではないか。実際イベント参加者からも、教員や先輩に薦められて会を知ったという話をよく聞く。OBに講演を依頼して企画がつくられる場合もある。また、過去のイベントの蓄積があればこそ、毎年内容は進化し続けられる。逆に、歴史がない新しい若手の会も、長く続く会と連携する事でノウハウが共有でき、人を集めるきっかけが得られる。もし読者のなかに会の立ち上げや存続に悩んでいる方がいれば、まずは近い分野の会に協力を求めてみてはいかがだろうか。関連学会でよびかけを行うのもよい。

以上、生化若手を例に、若手の会が長く続く秘訣を考察してきた。生命科学には新分野が次々誕生し、持続性だけでは評価され難い時代になったが、長期安定と新しさの組合わせから生まれるものも多い。われわれ若手の会においても、過去のよい点は利用し、硬直した点は革新し、常に新しい風をもたらす組織が望まれるところだ。

宮本道人、西村亮祐
（生化学若い研究者の会
キュベット委員会）

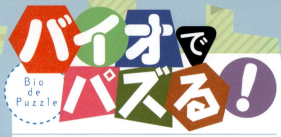

Profile 山田力志（アソビディア）

2006年，京都大学大学院理学研究科修了（博士）．'09年，名古屋大学大学院理学研究科助教，'12年，同特任助教．'14年に研究の道を離れ，パズル・トリックアートを中心にしたデザイン集団"ASOBIDEA（アソビディア）"を設立．「面白いをカタチに．」を合言葉に，イベントの実施や広告の制作などを行っている．三重県在住．ウェブサイト：lixy.jp（個人），asobidea.co.jp（アソビディア）

第14問 漢字ぐらむ

問題にチャレンジ！

タテ・ヨコ各列，上・左の数字の数だけマスを連続して黒く塗ります．数字が2つ以上ある列は，塗ったマス（黒マス）の間を1マス以上あけてください．数字の並び順は，その列に並ぶ黒マスの順番です．

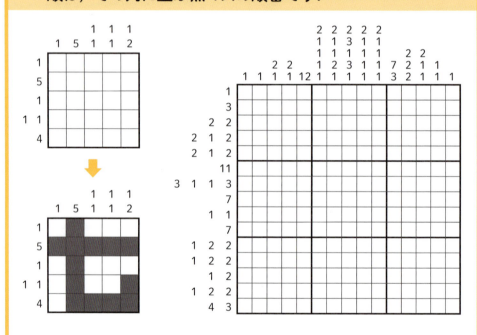

すべて塗った時にできる漢字1文字を答えてください．

王道のペンシルパズルからの出題です．書店に並ぶパズル雑誌でも，クロスワードパズルと二分する人気を誇る「ののぐらむ」．イラストロジックやお絵かきロジックともよばれています．そんなののぐらむのチャレンジ問題．解くのに慣れていない方は，最初は手間取るかもしれませんが，まずは，大きな数字のところから進めていけば，論理的に塗っていくことができるので，ぜひ挑戦してみてください．

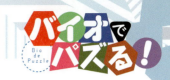

前回のこたえ

先月のチャレンジ問題「同じ形に分けよう」の答えはこちら．図のように切ると，5つの同じ図形に分けることができます．切断線の長さを注意深く数えていくと，『16』が答えとなります．先月号の特集テーマが「サイズ生物学」だったので，図形のサイズに関するパズルということで，同じ形に分ける「合同分割問題」から出題しました．合同分割問題にはさまざまなバリエーションがあり，2つの同じ形に分ける「合同2分割問題」や，3分割，4分割問題，さらに発展形である相似図形に分割する「相似分割問題」など，これまでに古典的名作も含め多くの問題が発表され，愛好家も多いパズルの一つです．ある決まった解き方があるわけではないのですが，今回の場合だと1つの図形が正方形7つでできているということはわかるので，それを目安にトライ＆エラーを繰り返していくことになります．

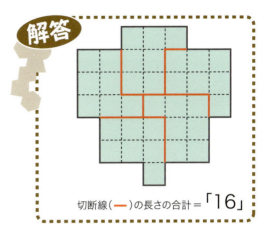

切断線（—）の長さの合計＝「16」

この問題は「難しい出題をお願いします」という声を受けての出題だということは先月書きましたが，実は難しいだけのパズルを作るのは，作り手にとっては意外と簡単なのです．ただ，解く気になってもらわなければ意味がないわけで，そこが一番，工夫のしどころだったりします．先月の問題は，解く気になりかつ難しい問題になっていたでしょうか？

では，また来月．次回は文字パズルをお届けします．

パズルに解答してプレゼントをもらおう

◆ **正解者プレゼント**
正解された方の中から抽選で，単行本『**理系英会話アクティブラーニング1　テツヤ、国際学会いってらっしゃい**』と小社オリジナルマスコット**ひつじ社員（仮）**をセットで**1名様**にお送りします．

◆ **応募方法**
下記のいずれかの方法でご応募ください．ご応募期限は次号の発行までとなります．

① **実験医学online**からご応募
小誌ウェブサイト**実験医学online**（www.yodosha.co.jp/jikkenigaku/）にある「バイオでパズる」のページからご回答いただけます．
※ご応募には羊土社会員への登録が必要となります．

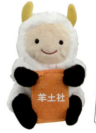
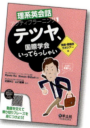

② **Twitter**または**Facebook**からご応募
Twitterは「@Yodosha_EM」，Facebookは「@jikkenigaku」よりご応募いただけます．
詳しくは，いずれかの実験医学アカウントをご覧ください．

※プレゼント当選者の発表はプレゼントの発送をもって代えさせていただきます．

実験医学

編集日誌

「実験医学」を編集していると，科学のことや本のことなど興味深い話題に数多く接します．本コーナーでは，編集部員が日々の活動の中で感じたこと，面白かったことをご紹介いたします．ぜひお付き合いいただけましたら幸いです．

編集部より

📖 編集部にて先日，紙が「ひのっている」と発言したところ意味が通じず，私の出身である北海道の方言なのだと知りました．しかも正しくは「ひのる」ではなく「しのる」だそうで，標準語では「たわむ，まがる」といった意味です．標準語だと思っていた言葉がそうではなかったことに衝撃を受けました．直近では平昌冬季五輪の際に話題となった「そだね」も親しみのある方言の一つです．

その領域で生きる人々にとって，意思の疎通が図れる言語の力というものを改めて思い知った次第ですが，これは方言に限ったことでもないと感じます．生命科学の分野においても，限定された領域でのみ多用される言葉が存在し，その専門用語が聞き手の理解を助けることもあります．一方で，他分野の人にとっては専門用語がハードルになっていることも少なくありません．

春に新しく編集部に加わった私も，これらの"方言"の意味をきちんと理解し，適切に使えるようになりたいと夢見る日々です．これからの多くの先端的な科学と，素敵な言葉との出会いに，期待が膨らんでいます．（佐）

📖 先日映画「The Immortal Life of Henrietta Lacks」を観ました．日本語でも翻訳出版された同名の書籍が2017年に映画化されたものです．生命科学研究では定番のHela細胞が，1951年に子宮頸がんで亡くなったHenrietta Lacksのがん細胞から樹立されたものであり，その名前にちなんで命名されたことはよく知られています．ガイ博士による長年の研究の末に不死化細胞が発見されたとして華麗にメディアを賑わせ，その後，生物医学の新しい産業が勃興しました．その裏で，その細胞の由来が秘密にされたことでHenriettaの貢献は世に知られることがなく，遺族らの利益も失われてしまいました．そこに人種や未整備な情報開示の問題などが絡み合って，当時の社会を鮮やかに浮き上がらせています．

映画では原作の著者であるRebecca Skloot氏にも大きくフォーカスされています．メディアに身を置く立場としては，真実を知りたいと言う欲求に突き動かされたSkloot氏が，細胞をめぐる状況に憤り社会に対して口を閉ざしてしまった遺族らと正面から向き合い喜怒哀楽を共有することで，心を開かせていく様子が強く印象に残りました．このようなジャーナリストの力が社会を変えていくのだな，と文章や映像の力を改めて感じた次第です．（蜂）

📖 VR（バーチャルリアリティー）ゴーグルのOculus Goを購入しました．無料コンテンツをいくつか試したなかで，「The Body VR」に感動しました．これはCGで表現された人体内を探検する学習アプリです．たくさんの血球とともに血管内を押し流されたり，アクチン繊維上でミオシンに牽引されたりするのは，ライフサイエンスCGとしてはありふれた趣向かもしれません．しかし，それがVRとして奥行きをもって眼前に展開するだけで，別質の体験となりました．他にも相対性理論を体感したり，有名絵画の中に入りこんで見回すアプリなど，感覚で理解できるVRは，教材と相性が良いように感じました．

さらに，定番ですがジェットコースター映像を見ると，あるはずのない重力を感じて，胸がつかえて体が傾いてしまいました．これはスゴいと思いましたが，中学生のころは粗い映像の3Dレースゲームでも同じようになっていたので，この感じも慣れてしまうのかもしれません．これからVRでどんなコンテンツが出てくるか，生命科学研究への応用はあるのか，楽しみにしています．（本）

本誌へのご意見をお寄せください

編集部では，読者の方からの「実験医学」へのご意見・ご感想をお待ちしております．件名を「編集部まで」として，em_reader@yodosha.co.jp 宛にEメールにてお送りください．いただきましたご意見・ご感想は今後の誌面の参考とさせていただきます．

INFORMATION

~人材募集，大学院生募集・説明会，
　学会・シンポジウムや研究助成などのご案内～

INFORMATIONコーナーの最新情報は
ホームページでもご覧になれます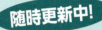

新着情報・バックナンバーを下記URLで公開中

Click! www.yodosha.co.jp/jikkenigaku/info/

● 新着情報をお手元にお知らせ！　月4回配信の羊土社ニュースで 随時，新着情報をお知らせします

掲載ご希望の方は本コーナー2445ページをご覧下さい

INDEX

学会・シンポジウム・研究助成

■ 9月18日開催
『新学術領域研究「ケモユビキチン」キックオフシンポジウム開催のお知らせ』
　　　　　　　　　　　　　　　　　　　　　　　　　　　　　　　　　2444

■ ＜主催＞第12回メタボロームシンポジウム実行委員会
　＜共催＞慶應義塾大学先端生命科学研究所（山形県鶴岡市）
『第12回メタボロームシンポジウム＜2018.10.17（水）～19（金）＞参加者募集中！』
　　　　　　　　　　　　　　　　　　　　　　　　　　　　　　　　　2444

■ 後援：国立がん研究センター研究所・金沢大学がん進展制御研究所
『第2回がん三次元培養研究会開催のお知らせ』　　　　　　　　　　　　2444

■ 日本光合成学会若手の会，日本ゲノム微生物学会若手の会，生命情報科学若手の会
『生命科学系フロンティアミーティング2018のお知らせ』　　　　　　　2445

9月18日開催
新学術領域研究「ケモユビキチン」キックオフシンポジウム開催のお知らせ

■URL：http://www.ubiquitin.jp

今年度よりスタートした科研費新学術領域研究「ケモテクノロジーが拓くユビキチンニューフロンティア」では，下記の通りキックオフシンポジウムと公募研究説明会を開催します．本領域では有機化学によるケモテクノロジーを新たな武器としてユビキチンコードを「識る」「操る」「創る」研究を展開し，ユビキチンコードの動作原理を解き明かすと共にユビキチンを利用した新しい細胞機能制御技術の創出に挑戦します．
参加登録および参加費は不要です．みなさまのご参加を心よりお待ちしております．
【日時】2018年9月18日（火）14：00－17：15
【場所】東京大学伊藤謝恩ホール
【プログラム】
13：30　受付開始
14：00－14：30　領域紹介　佐伯 泰（都医学研）
14：40－17：15　計画班紹介　佐伯 泰（都医学研），岩井一宏（京大），村田茂穂（東大），深井周也（東大），内藤幹彦（国衛研），吉田 稔（理研），岡本晃充（東大）
17：30－19：30　意見交換会（参加を希望される方はHPよりご登録ください）
【問合先】連絡先：事務局 ubiquitin@mol.f.u-tokyo.ac.jp

＜主催＞第12回メタボロームシンポジウム実行委員会＜共催＞慶應義塾大学先端生命科学研究所（山形県鶴岡市）
第12回メタボロームシンポジウム＜2018.10.17(水)～19(金)＞参加者募集中！

■URL：http://mb2018.iab.keio.ac.jp/

第12回目を迎えますメタボロームシンポジウムを2018年10月17日(水)～19日(金)の3日間，山形県鶴岡市で開催いたします．本会は，メタボロミクスの最新技術や応用を発表，議論する場を提供し，広く知っていただくことでメタボローム解析技術をより多くの研究と実用に活用できるようにすることを目的として2006年から毎年開催しております．本年は，実行委員長を慶應義塾大学先端生命科学研究所所長 冨田 勝教授，プログラム委員長を同研究所の曽我朋義教授が務め，「メタボライトテクノロジー」，「エピメタボライツ・オンコメタボライツ」，「医薬」，「微生物・腸内細菌」，「食品」，「植物」，「脂質メタボロミクス」，「新技術」，「統計・インフォマティクス」，「マルチオミクス」，「バイオテクノロジー」のセッションを設け，初日には理化学研究所の宮脇敦史先生より「SeeMetabo」と題して特別講演をしていただきます．更に日本で唯一食文化創造都市としてユネスコから認定を受けた鶴岡市のハイグレードな食をご堪能いただける「鶴岡A級グルメツアー」も企画しております！ぜひ多くの皆様にご参加いただけますよう，ご案内申し上げます．
【日程】2018年10月17日（水）～19日（金）【会場】鶴岡メタボロームキャンパス　レクチャーホール（山形県鶴岡市覚岸寺字水上246-2）【参加登録】上記URLより受付中　※2018.10.3(水)締切（ウェブ受付）【演題募集】口頭/ポスター発表を上記URLより募集中　※2018.8.31(金)締切【参加費】シンポジウム：一般5,000円・学生無料，懇親会：一般5,000円・学生2,000円
【問合先】第12回メタボロームシンポジウム事務局（慶應義塾大学先端生命科学研究所内）TEL：0235-29-0802　E-mail：mb2018@iab.keio.ac.jp

後援：国立がん研究センター研究所・金沢大学がん進展制御研究所
第2回がん三次元培養研究会開催のお知らせ

■URL：http://square.umin.ac.jp/cancer3dculture/index.html

本研究会では，スフェロイド培養，オルガノイド培養などのがん3次元培養法を用いて，がん難治性の解明に取り組みます．興味のある方は是非ご参加下さい．
【受付開始】12：20　　【開会挨拶】13：10　間野 博行（国立がん研究センター研究所　研究所長）　　【教育講演】井上 正宏（京都大学大学院 医学研究科）　タイトル：CTOS法の開発と応用　　【シンポジウム講演1】山田 泰広（東京大学 医科学研究所）　タイトル：iPS細胞技術によるがん細胞の理解と制御　　【シンポジウム講演2】井上 聡（東京都健康長寿医療センター研究所）　タイトル：泌尿器科がん・婦人科がんの三次元培養　　【ポスターセッション】　【シンポジウム講演3】関根 圭輔（横浜市立大学大学院 医学系研究科）　タイトル：ヒト組織三次元的再構成技術を用いたヒト膵癌組織の人為的創出　　【テクニカルセミナー】池内 真志（東京大学 先端技術研究センター）　タイトル：（マイクロデバイス技術がもたらす三次元培養の新展開）　　【シンポジウム講演4】今村 健志（愛媛大学大学院　医学研究科）　タイトル：がん三次元培養のための革新的イメージング技術開発と応用　　【特別講演】Sarki A. Abdulkadir（Nortwestern University, USA）　タイトル：Modeling prostate adenocarcinoma by inducing defined genetic alterations in organoids　　【閉会ご挨拶】18：20　中釜 斉（国立がん研究センター　理事長）　　【日　時】2018年11月27日（火）13：10開始予定　　【会　場】国立がん研究センター研究所 新研究棟・1階 大会議室　　【参加方法】事前登録制，参加費は無料．詳細は上記URLよりご覧下さい．　　【主　催】がん三次元培養研究会 代表幹事：岡本康司　　【連絡先】金沢大学がん進展制御研究所 分子病態研究分野内 事務局　FAX：076-234-4517，E-mail：jejung@staff.kanazawa-u.ac.jp

日本光合成学会若手の会，日本ゲノム微生物学会若手の会，生命情報科学若手の会
生命科学系フロンティアミーティング 2018 のお知らせ

■ URL：http://bioinfowakate.org

生命科学系フロンティアミーティング 2018 は微生物という対象生物を軸とした「日本ゲノム微生物学会若手の会」，バイオインフォマティクスというアプローチを軸とした「生命情報科学若手の会」，そして光合成という現象を軸とした「日本光合成学会若手の会」が学際的な融合を目的に合同で年会を開催する大会となっており，本年度初めて開催いたします．一つ一つの分野が成熟しつつある中で新たに生まれる研究課題の解決には，より高度に組合わされた分野同士の連携こそが求められていると考えられる現在の生物学において，生命科学の新たな潮流やパラダイムを切り開くフロンティアとしての若手の会を目指し，本会を開催するに至りました．

【会　期】2018 年 10 月 5 日（金）～ 7 日（日）
【場　所】静岡県三島市 国立遺伝学研究所
【主　催】生命情報科学若手の会，日本光合成学会若手の会，日本ゲノム微生物学会若手の会
【代　表】河野暢明（慶應義塾大学先端生命科学研究所）
【参加方法】参加登録制，参加登録期間：2018 年 7 月 20 日（金）～ 2018 年 8 月中旬頃（人数制限あり）
【問合先】frontiermeeting_staff@googlegroups.com

本コーナーにあなたの情報をご掲載ください

「実験医学INFORMATION」では，人材募集，大学院生募集・説明会のご案内，学会やシンポジウム・研究助成などの研究に関わるご案内の掲載を随時募集しています．
読者の注目度や反響の大きい本コーナーを情報発信の場としてぜひご活用ください!

お申込はコチラから ➡ **www.yodosha.co.jp/jikkenigaku/info/**
掲載申込みは**ホームページ**の**掲載申込フォーム**にて24時間受付中!

3つの特典付き!
特典1 誌面掲載に先がけて， 実験医学ホームページに**無料で全文掲載!**
特典2 メールマガジン「羊土社ニュース」（登録者数27,000人）の実験医学INFORMATION新着情報コーナーへ**タイトルを掲載!**
特典3 「羊土社ニュース」の **広告掲載料10%割引**　※35文字×7～8行 ¥60,000→¥54,000（税別）に割引
誌面と合わせて「羊土社ニュース」に広告を掲載いただくと，効果も倍増!　料金もお得です．

■ 申込要項 ■
［掲載料金（税別）］
① 1ページ広告　掲載料金：4色1ページ　150,000円，1色1ページ　90,000円
② 1/2ページ広告　掲載料金：1色1/2ページ　55,000円
※広告原稿をお持ちでない場合は，1色広告に限り弊社が用意するひな形を使った簡単な版下制作を承ります．
制作費［1色1P：10,000円，1色1/2P：6,000円］（制作期間を2週間程度いただきます）
③ 1/3ページ広告　※掲載可能文字数は全角800字以内（本文 1行57字 × 最大14行 まで）
- 人材などの募集のご案内　掲載料金：40,000円
- 大学院生募集・大学院説明会のご案内　掲載料金：20,000円
- シンポジウムや学会，研究助成などのご案内　掲載料金：20,000円
- 共同機器利用・共同研究・技術講習会のご案内　掲載料金：20,000円

得 **複数月連続** でお申し込みいただきますと，掲載料が割引となります．詳細は，下記担当者までお問い合わせください．

［申込締切］毎月 15日（翌月20日発行号掲載）
※お申込いただける最も早い掲載号は上記お申込ページでご確認いただけます．
［問合せ先］羊土社「実験医学」INFORMATION係
TEL：03-5282-1211，FAX：03-5282-1212，E-mail：eminfo@yodosha.co.jp

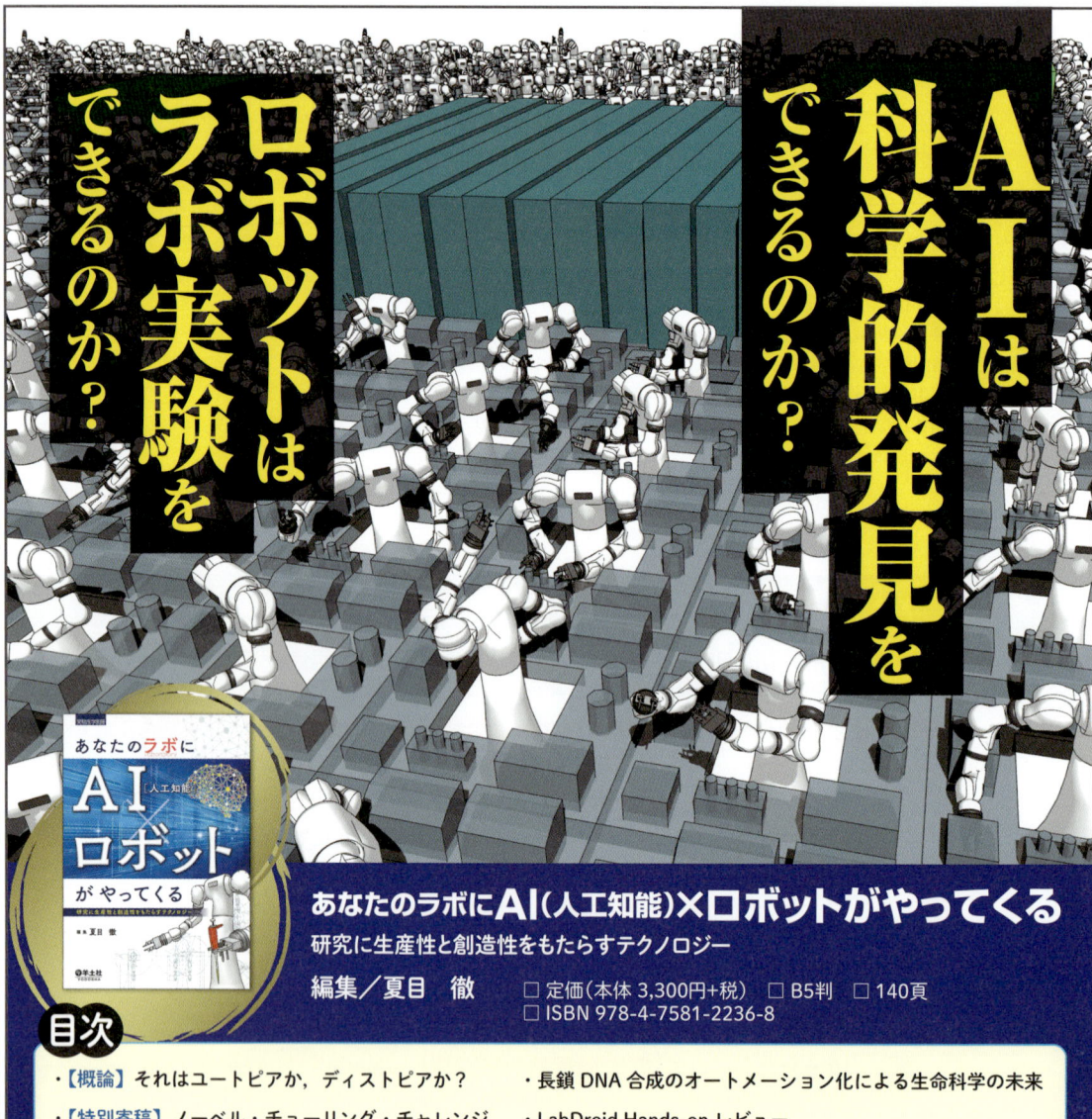

あなたのラボにAI（人工知能）×ロボットがやってくる
研究に生産性と創造性をもたらすテクノロジー

編集／夏目　徹　　□ 定価（本体 3,300円＋税）　□ B5判　□ 140頁
□ ISBN 978-4-7581-2236-8

- 【概論】それはユートピアか，ディストピアか？
- 【特別寄稿】ノーベル・チューリング・チャレンジ
- ライフサイエンスにおける深層学習
- 機械学習・人工知能が明らかにする脳内情報表現
- 機械の目で形態を"見る"ゴーストサイトメトリー
- 創薬と AI の良好な関係
- 生命情報科学若手の会
- 人工知能のパワードスーツを着た医師達の登場
- 医師と対話して腕を磨く画像診断 AI
- 日本における人工知能のヘルスケア分野への応用
- 現代科学を超えて—AI 駆動型科学へ
- 長鎖 DNA 合成のオートメーション化による生命科学の未来
- LabDroid Hands-on レビュー
- LabDroid を用いた高精度プロテオミクス
- 次世代エピジェネティクス研究への展望
- LabDroid における高精度実験手技（エクソソーム実験）
- 英国における合成生物学とラボオートメーション
- ラボ内での全自動進化実験システムの構築
- 【翻訳レビュー】Siri of the Cell
  　—生物学は iPhone から何を学べるだろうか
- AI・LabDroid と交わす言葉をつくりだす
- 【特別寄稿】バイオメディカルロボット「Maholo」誕生

発行　羊土社 YODOSHA　〒101-0052　東京都千代田区神田小川町2-5-1　TEL 03(5282)1211　FAX 03(5282)1212
E-mail：eigyo@yodosha.co.jp
URL：www.yodosha.co.jp/

ご注文は最寄りの書店，または小社営業部まで

「実験医学」取扱店一覧 ❶

■北海道
札幌
紀伊國屋書店　札幌店　011-231-2131
コーチャンフォー　美しが丘店　011-889-2000
コーチャンフォー　札幌ミュンヘン大橋店
　　　　　　　　　　　011-817-4000
コーチャンフォー　新川通り店　011-769-4000
札幌医科大学　大学書房　丸善キャンパスショップ
　　　　　　　　　　　011-616-0057
三省堂書店　札幌店　011-209-5600
東京堂書店　北24条店　011-756-2570
北海道大学生協　書籍部クラーク店
　　　　　　　　　　　011-736-0916
北海道大学生協　書籍部北部店　011-747-2182
MARUZEN＆ジュンク堂書店　札幌店
　　　　　　　　　　　011-223-1911

石狩
酪農学園大学生協　011-386-7281

小樽
喜久屋書店　小樽店　0134-31-7077

函館
昭和書房　0138-54-3316
北海道大学生協　書籍部水産店　0138-41-3109

旭川
コーチャンフォー　旭川店　0166-76-4000
三省堂書店　旭川医大売店　0166-68-2773
ジュンク堂書店　旭川店　0166-26-1120

北見
コーチャンフォー　北見店　0157-26-1122

帯広
帯広畜産大学生協　0155-48-2284

釧路
コーチャンフォー　釧路店　0154-46-7777
蔦屋書店　運動公園通り店　0154-37-6112

■青森
紀伊國屋書店　弘前店　0172-36-4511
ジュンク堂書店　弘前中三店　0172-34-3131
弘前大学生協　医学部店書籍部　0172-35-3275
弘前大学生協　文京店書籍部　0172-33-3742
宮脇書店　青森本店　017-721-1080

■岩手
岩手大学生協　0196-52-2028
エムズエクスポ　盛岡店　019-648-7100
ジュンク堂書店　盛岡店　019-601-6161
東山堂　北日本医学書センター　019-637-3831
丸善　岩手医科大学売店　0196-51-7452
丸善　岩手医科大学矢巾売店　019-697-1651

■宮城
アイエ医書センター　022-738-8670
アイエ書店　薬大売店　022-234-4181
東北学院大学生協　泉店　022-375-1146
東北大学生協　片平共同書籍部　022-264-0706
東北大学生協　工学部店　022-261-4190
東北大学生協　星陵店書籍部　022-275-1093
東北大学生協　農学部店　022-275-7331
東北大学生協　理薬店　022-263-0126
丸善　仙台アエル店　022-264-0151
ヤマト屋書店　仙台三越店　022-393-8541

■秋田
秋田大学生協　本道店　018-831-5806
ジュンク堂書店　秋田店　018-884-1370
西村書店　秋田MB　018-835-9611

■山形
高陽堂書店　0236-31-6001
戸田書店　三川店　0235-68-0015
山形大学生協　飯田店書籍部　0236-42-4590
山形大学生協　小白川店書籍部　023-641-4365
山形大学生協　鶴岡店　0235-25-6993
山形大学生協　米沢店　0238-21-2713

■福島
岩瀬書店　中合店　024-521-3022
紀伊國屋書店　福島県立医科大学ブックセンター
　　　　　　　　　　　0245-48-2533
ジュンク堂書店　郡山店　024-927-0440

■茨城
ACADEMIA イーアスつくば店　029-868-7407
茨城大学生協　阿見店　029-887-4312
志学書店　茨城医療大店　029-887-6317
丸善　筑波大学医学学群売店　029-858-0424
丸善　筑波大学第二学群売店　029-585-0421

■栃木
うさぎや　自治医大店　0285-44-7637
宇都宮大学生協　峰店　028-636-5723
落合書店　宝木店　028-650-2211
大学書房　自治医大店　0285-44-8061

大学書房　獨協医大店　0282-86-2850
廣川書店　獨協医大店　0282-86-2960

■群馬
紀伊國屋書店　前橋店　027-220-1830
群馬大学生協　昭和店　027-233-9558
ケヤキ書店　0276-72-4646
戸田書店　高崎店　027-363-5110
廣川書店　高崎本店　0273-22-4804
廣川書店　前橋店　027-231-3077

■埼玉
紀伊國屋書店　さいたま新都心店　048-600-0830
紀伊國屋書店　理研BIC　048-450-1000
埼玉大学生協書籍部　048-854-9342
三省堂ブックポート大宮　048-646-2600
大学書房　大宮店　048-648-5643
戸田書店　熊谷店　048-599-3232
Book Depot 書楽　048-859-4946
文光堂書店　埼玉医科大学店　0492-95-2170

■千葉
紀伊國屋書店　流山おおたかの森店
　　　　　　　　　　　04-7156-6111
くまざわ書店　ペリエ千葉店　043-202-2900
三省堂書店　千葉そごうブックセンター
　　　　　　　　　　　043-245-8331
志学店　043-224-7111
志学店　日本医大店　0476-99-1170
ジュンク堂書店　南船橋店　047-401-0330
千葉大学生協　亥鼻店　043-222-4912
千葉大学生協　ブックセンター　043-254-1825
東京大学生協　柏店　0471-35-8117
東京理科大学生協　野田店　04-7122-9316
東邦大学生協　習志野店　0474-70-2092
丸善　津田沼店　0474-70-8313
宮脇書店　印西牧の原店　0476-40-6325

■東京
◎千代田区
三省堂書店　本店メディカルブックセンター
　　　　　　　　　　　03-3233-3312
三省堂書店　有楽町店　03-3292-7653
日本歯科大学売店河合　03-3261-4375
丸善　お茶の水店　03-3295-5581
丸善　丸の内本店　03-5288-8881
◎中央区
丸善　日本橋店　03-6214-2001
八重洲ブックセンター　03-3281-1811
◎港区
慶應義塾大学生協　芝共立店　03-6432-4207
東京海洋大学生協　03-3471-2163
東京大学生協　医科研店　03-3449-8946
文永堂書店（慈恵医大内）　03-3431-5805
明文館（慈恵医大内）　03-3431-6671
◎新宿区
紀伊國屋書店　本店　03-3354-0131
慶應義塾大学生協　信濃町店　03-3341-6355
三省堂書店　女子医大店　03-3203-8346
ブックファースト　新宿店　03-5339-7611
早稲田大学生協　理工店　03-3200-6083
◎文京区
お茶の水女子大学生協　03-3947-9449
東京医科歯科大学生協　03-3818-5232
東京大学生協　農学部店　03-3812-0577
東京大学生協　本郷書籍部　03-3811-5481
文光堂書店　本郷店　03-3815-3521
文光堂書店　日医大店　03-3824-3322
鳳文社　03-3811-7700
◎品川区
医学堂書店　03-3783-9774
昭和大学生協　書籍店　03-3788-2322
◎目黒区
東京大学生協　駒場書籍店　03-3469-7145
東京大学生協　先端研店　03-5452-6700
◎大田区
東邦稲垣書店　03-3766-0068
丸善　東邦大学売店　03-5753-1466
◎世田谷区
紀伊國屋書店　玉川高島屋店　03-3709-2091
東京農業大学生協　03-3427-5713
◎渋谷区
MARUZEN＆ジュンク堂書店　渋谷店
　　　　　　　　　　　03-5456-2111
◎豊島区
ジュンク堂書店　池袋店　03-5956-6111
三省堂書店　池袋本店　03-6864-8900
◎板橋区
帝京ブックセンター　03-6912-4081
文光堂書店　板橋日大店　03-3958-5224

◎八王子市
くまざわ書店　八王子店　0426-25-1201
首都大学東京生協　0426-77-1413
東京薬科大学生協　0426-76-6368
有隣堂　八王子購買部（東京工科大学）
　　　　　　　　　　　0426-35-5060
◎多摩
オリオン書房　ノルテ店　042-527-1231
木内書店　042-345-7616
コーチャンフォー　若葉台店　042-350-2800
ジュンク堂書店　吉祥寺店　0422-28-5333
ジュンク堂書店　立川高島屋店　042-512-9910
東京学芸大学生協　042-324-6225
東京農工大学生協　工学部店　042-381-7223
東京農工大学生協　農学部店　042-362-2108
文光堂書店　杏林大学学部店　0422-48-0335
法政大学生協　小金井購買書籍部　042-381-9140
MARUZEN　多摩センター店　042-355-3220
明治薬科大学生協　0424-95-8443

■神奈川
ACADEMIA　港北店　045-914-3320
麻布大学生協　042-754-1380
紀伊国屋書店　聖マリアンナ医大店
　　　　　　　　　　　044-977-8721
紀伊國屋書店　横浜店　045-450-5901
慶應義塾大学生協　矢上店　045-563-0941
三省堂書店　新横浜店　045-478-5520
ジュンク堂書店　藤沢店　0466-52-1211
立野書店　0466-82-8065
田中歯科器械店（神奈川歯科大内）046-826-1441
東京工業大学生協　すずかけ台店　045-922-0743
阪急ブックファースト　青葉台店　045-989-1781
丸善　東海大学伊勢原売店　0463-91-0460
丸善　明治大学ブックセンター店　044-920-6251
丸善　ラゾーナ川崎店　044-520-1869
有隣堂　東海大学　医学書センター　045-261-1231
有隣堂　北里大学売店　0427-78-5201
有隣堂　横浜駅西口医学書センター　045-311-6265
横浜市立大学生協　医学部福浦店　045-785-0601
横浜市立大学生協　本部店　045-783-6649

■山梨
ジュンク堂書店　岡島甲府店　055-231-0606
丸善　山梨大学医学部購買部　055-220-4079
明倫堂書店　甲府店　055-274-4331
山梨大学生協　055-252-4757

■長野
信州大学生協　工学部店　0262-26-3588
信州大学生協　繊維学部店　0268-27-4978
信州大学生協　農学部店　0265-78-9403
信州大学生協　松本書籍部　0263-37-2983
平安堂　長野店　026-224-4545
丸善　松本店　0263-31-8171
宮脇書店　松本店　0263-24-2435
明倫堂書店　0263-35-4312

■新潟
紀伊國屋書店　新潟店　025-241-5281
考古堂書店　025-229-4050
考古堂書店　新潟大学医学部店　025-223-6185
ジュンク堂書店　新潟店　025-374-4411
新潟大学生協　025-262-6095
新潟大学生協　池原店　025-223-2565
西村書店　025-223-2388
文信堂書店　技大店　0258-46-6437
宮脇書店　長岡店　0258-31-3700

■富山
紀伊國屋書店　富山店　076-491-7031
富山大学生協　工学部店　0764-31-6383
富山大学生協　五福店　0764-33-3080
中田図書販売　大泉本社　0764-21-0100
中田図書販売　富山大学杉谷キャンパス売店
　　　　　　　　　　　0764-34-0929
Books なかだ本店　専門書館　0764-92-1197

■石川
金沢大学生協　医学部店　076-264-0583
金沢大学生協　医学部保健学科店　0762-22-0425
金沢大学生協　角間店　076-224-0905
金沢大学生協　自然研店　076-231-7461
金沢ビーンズ明文堂書店　金沢県庁前本店
　　　　　　　　　　　076-239-4400
紀伊國屋書店　金沢医大ブックセンター
　　　　　　　　　　　076-286-1874
前田書店　076-261-0055

■福井
勝木書店　新二の宮店　0776-27-4678
勝木書店　福井大学医学部店　0776-61-3300
紀伊國屋書店　福井店　0776-28-9851

「実験医学」取扱店一覧 ❷

岐阜
店名	電話番号
福井大学生協	0776-21-2956
岐阜大学生協 学部店	058-230-1164
岐阜大学生協 中央店	058-230-1166
自由書房 新高島屋店	058-262-5661
丸善 朝日大学売店	058-327-7506
丸善 岐阜店	058-297-7008

静岡
店名	電話番号
ガリバー 浜松店	053-433-6632
静岡書店ネットワーク 静岡店	054-237-1427
戸田書店 静岡本店	054-205-6111
マルサン書店 仲見世店	0559-63-0350
谷島屋 浜松本店	053-457-4165
谷島屋 浜松大学売店	053-433-7837
MARUZEN＆ジュンク堂書店 新静岡店	054-275-2777

愛知
店名	電話番号
大竹書店	052-262-3828
岡崎国立共同研究機構生協ショップ	0564-58-9210
三省堂書店 名古屋高島屋店	052-566-8877
三省堂書店 名古屋本店	052-566-6801
ジュンク堂書店 名古屋店	052-589-6321
ジュンク堂書店 ロフト名古屋店	052-249-5592
精文館書店 技科大店	0532-47-0624
ちくさ正文館 名城大学内ブックショップ	052-833-8215
名古屋工業大学生協	052-731-1600
名古屋市立大学生協 医学部店	052-852-7346
名古屋市立大学生協 薬学部店	052-835-6864
名古屋大学生協 医学部店	052-731-6815
名古屋大学生協 Booksフロンテ	052-781-9819
丸善 愛知医大店	052-264-4811
MARUZEN 名古屋本店	052-238-0320
丸善 藤田保健衛生大学売店	0562-93-2582

三重
店名	電話番号
三重大学生協 翠陵会館第一書籍部	0592-32-5007
三重大学生協 BII店	0592-32-9531
ワニコ書店	0592-31-3000

滋賀
店名	電話番号
大垣書店 フォレオ大津一里山店	077-547-1020
紀伊國屋書店 大津店	0775-27-7191
滋賀医科大学生協	077-548-2134
滋賀県立大学生協	0749-25-4830
立命館大学生協びわこ・くさつ店	077-561-3921

京都
店名	電話番号
大垣書店 イオンモールKYOTO店	075-692-3331
ガリバー京大病院店	075-761-0651
ガリバー京都店	075-751-7151
京都工芸繊維大学生協	075-702-1133
京都大学生協 宇治店	0774-38-4388
京都大学生協 南部ショップ	075-752-1686
京都大学生協 吉田生協会館	075-753-7632
京都大学生協 ルネ	075-771-7336
京都府立医科大学生協 医学部店	075-251-5964
京都府立大学生協	075-723-7263
ジュンク堂書店 京都店	075-252-0101
神陵文庫 京都営業所	075-761-2181
辻井書院	075-791-3863
同志社大学生協 書籍部京田辺店	0774-65-8372
丸善 京都本店	075-253-1599

大阪
店名	電話番号
アゴラブックセンター	072-621-3727
大阪市立大学生協 医学部店	06-6645-3641
大阪大学生協 医学部店	06-6878-7062
大阪大学生協 豊中店	06-6841-4949
大阪府立大学生協	0722-59-1736
紀伊國屋書店 梅田本店	06-6372-5824
紀伊國屋書店 大阪薬科大学ブックセンター	072-690-1097
紀伊國屋書店 近畿大学医学部ブックセンター	072-368-6190
紀伊國屋書店 グランフロント大阪店	06-7730-8451
近畿大学生協	06-6725-3311
ジュンク堂書店 大阪本店	06-4799-1090
ジュンク堂書店 近鉄あべのハルカス店	
ジュンク堂書店 高槻店	06-6626-2151
ジュンク堂書店 難波店	072-686-5300
神陵文庫 大阪支店	06-4396-4771
神陵文庫 大阪医科大学店	06-6223-5511
神陵文庫 大阪大学医学部病院店	0726-83-1161
摂南大学 薬学部売店	06-6879-6581
MARUZEN＆ジュンク堂書店 梅田店	072-866-3287
ワニコ書店 枚方店	06-6292-7383
	072-841-5444

兵庫
店名	電話番号
関西学院大学生協 神戸三田キャンパス店	079-565-7676
紀伊國屋書店 姫路獨協大学BIC	0792-22-0852
紀伊國屋書店 兵庫医科大学売店	0798-45-6446
紀伊國屋書店 兵庫医療大学BC	078-304-3116
好文社	078-974-1734
神戸大学生協 医学部メディコ・アトリウム店	078-371-1435
神戸大学生協 学生会館店	078-881-8847
神戸大学生協 ランス店	078-881-8484
ジュンク堂書店 三宮店	078-392-1001
ジュンク堂書店 姫路店	079-221-8280
神陵文庫 本社	078-511-5551
神陵文庫 西宮店	0798-45-2427
兵庫県立大学生協 播磨理学キャンパス店	07915-8-0007

奈良
店名	電話番号
奈良栗田書店	0744-22-8657
奈良女子大学生協	0742-26-2036

和歌山
店名	電話番号
神陵文庫 和歌山店	073-444-7766
和歌山県立医科大学生協	0734-48-1161
和歌山大学生協	0734-52-8497

鳥取
店名	電話番号
鳥取大学生協	0857-28-2565
鳥取大学生協 医学部ショップ	0859-31-6030

島根
店名	電話番号
島根井上書店	0853-22-6577
島根大学生協 医学部店	0853-31-6322
島根大学生協 ショップ書籍部	0852-32-6242

岡山
店名	電話番号
岡山大学生協	086-256-4100
岡山大学生協 コジカショップ	086-256-7047
喜久屋書店 倉敷店	086-430-5450
紀伊國屋書店 クレド岡山店	086-212-2551
神陵文庫 岡山営業所	086-223-8387
泰山堂書店 川崎医大売店	086-462-2822
泰山堂書店 鹿田本店	086-226-3211
津山ブックセンター	0868-26-4047
丸善 岡山シンフォニービル店	086-233-4640

広島
店名	電話番号
井上書店	082-254-5252
紀伊國屋書店 広島店	082-225-3232
紀伊國屋書店 ゆめタウン広島店	082-250-6100
ジュンク堂書店 広島駅前店	082-568-3000
神陵文庫 広島営業所	082-232-6007
広島大学生協 霞コープショップ	082-257-5943
広島大学生協 北1コープショップ	082-423-8285
広島大学生協 西2コープショップ	082-424-0920
フタバ図書 TERA広島府中店	082-561-0771
MARUZEN 広島店	082-504-6210

山口
店名	電話番号
井上書店 宇部店	0836-34-3424
山口大学生協 医心館ショップ	0836-22-5067
山口大学工学部ショップ	0836-35-4433

徳島
店名	電話番号
紀伊國屋書店 徳島店	088-602-1611
久米書店	088-623-1334
久米書店 徳島大前店	088-632-2663
徳島大学生協 蔵本店	088-633-0691
徳島大学生協 常三島ショップ	088-652-3248

香川
店名	電話番号
香川大学生協 農学部店	087-898-9023
紀伊國屋書店 高松店	087-811-6622
ジュンク堂書店 高松店	087-832-0170
宮脇書店 本店	087-851-3733
宮脇書店 香川大学医学部店	087-898-4654
宮脇書店 総本店	087-823-3152

愛媛
店名	電話番号
愛媛大学生協 城北店	089-925-5801
愛媛大学生協 農学部店	089-933-1525
紀伊國屋書店 いよてつ高島屋店	089-932-0005
ジュンク堂書店 松山店	089-915-0075
新丸三書店	089-955-7381
新丸三書店 愛媛大医学部店	089-964-1652
宮脇書店 新居浜本店	0897-31-0586

高知
店名	電話番号
金高堂本店	088-822-0161
金高堂 高知大学医学部店	088-866-1461
高知大学生協 朝倉書籍店	0888-40-1661

福岡
店名	電話番号
井上書店 小倉店	093-533-5005
喜久屋書店 小倉店	093-514-1400
紀伊國屋書店 久留米店	0942-45-7170
紀伊國屋書店 福岡本店	092-434-3100
紀伊國屋書店 ゆめタウン博多店	092-643-6721
九州工業大学生協 飯塚店	0948-24-8424
九州工業大学生協 戸畑店	093-883-0498
九州神陵文庫 本社	092-641-5555
九州神陵文庫 九州歯科大店	093-571-5453
九州神陵文庫 久留米大学医学部店	0942-34-8660
九州神陵文庫 福岡大学医学部店	092-801-1011
九州大学生協 医系書籍部	092-651-7134
九州大学生協 旭鯱舎店	092-805-7700
九州大学生協 理農店	092-642-1755
ジュンク堂書店 福岡店	092-738-3322
白石書店 産業医科大学売店	093-693-8300
ブックセンタークエスト 小倉本店	093-522-3912
MARUZEN 博多店	092-413-5401

佐賀
店名	電話番号
紀伊國屋書店 佐賀大学医学部ブックセンター	0952-30-0652
紀伊國屋書店 佐賀店	0952-36-8171
九州神陵文庫 佐賀店	0952-32-1122
佐賀大学生協 大学会館店	0952-25-4451

長崎
店名	電話番号
紀伊國屋書店 長崎店	095-811-4919
長崎大学生協 医学部店	095-849-7159
長崎大学生協 文教店	095-845-5887

熊本
店名	電話番号
九州神陵文庫 熊本大学医学部病院店	096-356-4733
金龍堂書店 まるぶん店	096-366-7123
熊本大学生協 医学店	096-373-5433
熊本大学生協 薬学店	096-362-0990
熊本大学生協 理工地区書籍店	096-344-2174

大分
店名	電話番号
紀伊國屋書店 大分店	097-552-6100
九州神陵文庫 大分営業所	097-549-3133
九州神陵文庫 大分大学医学部店	097-549-4881
ジュンク堂書店 大分店	097-536-8181
明林堂書店 大分本店	097-573-3400

宮崎
店名	電話番号
南九州大学生協	0983-22-0061
宮崎大学生協	0985-58-0692
メディカル田中	0985-85-2976

鹿児島
店名	電話番号
鹿児島大学生協 桜ケ丘店	099-265-4339
鹿児島大学生協 中央店	099-257-6710
九州神陵文庫 鹿児島営業所	099-225-6668
紀伊国屋書店 鹿児島店	099-812-7000
ジュンク堂書店 鹿児島店	099-216-8838
ブックスミスミオプシア	099-813-7012

沖縄
店名	電話番号
考文堂メディカルブックセンター	098-945-5050
ジュンク堂書店 那覇店	098-860-7175
戸田書店 豊見城店	098-852-2511
琉球大学生協 中央店	098-895-6085

■ 上記の取扱店へご注文いただければ通常より早くお届けできます．
■ 羊土社の出版情報はホームページで…
URL：http://www.yodosha.co.jp/

【営業部連絡先】
TEL 03-5282-1211　FAX 03-5282-1212
E-mail：eigyo@yodosha.co.jp

実験医学 online 公開中コンテンツのご案内

研究 3DCG アニメーション入門

8月号で最終回を迎えた連載「**研究3DCGアニメーション入門**」，計20本以上のチュートリアル動画がご覧いただけます！ Cinema 4Dのインストールからモデリング，アニメーションまで．

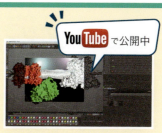

www.yodosha.co.jp/jikkenigaku/cganimation/

実験医学特集企画者インタビュー

企画の先生方に，特集の「見どころ」を紹介するメッセージをいただいています！

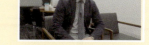

- 西川博嘉先生（2018年6月号 がんは免疫系をいかに抑制するのか）
- 荒川和晴先生（2018年1月号 ナノポアシークエンサー）

www.youtube.com/user/YodoshaEM

www.yodosha.co.jp/jikkenigaku/　　twitter.com/Yodosha_EM　　www.facebook.com/jikkenigaku

---

「実験医学9月号」広告 INDEX

〈ア行〉
岩井化学薬品㈱.................................... 後付 10
エッペンドルフ㈱.................................. 記事中 2402

〈サ行〉
サーモフィッシャーサイエンティフィック
ライフテクノロジーズジャパン㈱................... 前付 2
サイヤジェン㈱................................... 前付 1
ソニーイメージングプロダクツ＆ソリューションズ㈱
.... 表 4

〈タ行〉
㈱ダイナコム..................................... 後付 4
㈱東京化学同人................................... 後付 1
東京バイオマーカー・イノベーション技術研究組合
.... 記事中 2370
トスク㈱... 表 3

〈ナ行〉
㈱夏目製作所..................................... 後付 9
㈱ニッピ... 後付 2
ニュー・イングランド・バイオラボ・ジャパン㈱
.... 表 2

〈ハ行〉
プロメガ㈱....................................... 前付 8

〈マ行〉
㈱マトリクソーム................................. 後付 3
㈱メディカル・サイエンス・インターナショナル
.... 後付 5

実験医学onlineの「本号詳細ページ（www.yodosha.co.jp/es/9784578125116/）」→「掲載広告・資料請求」タブより，掲載広告を閲覧および資料請求いただけます．

FAX 03(3230)2479　　**MAIL** adinfo@aeplan.co.jp　　**WEB** http://www.aeplan.co.jp/

広告取扱　エー・イー企画

実験医学 バックナンバーのご案内

月刊ラインナップ

●毎月1日発行 ●B5判 ●定価（本体2,000円＋税）

最先端トピックを取り上げ，第一線の研究者たちが，それぞれの視点から研究を紹介！

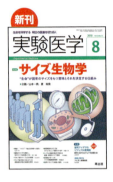 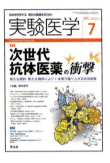 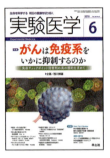 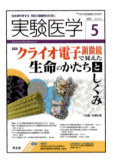 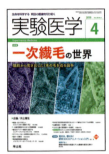

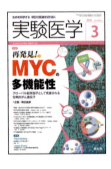 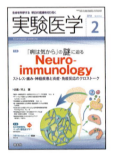 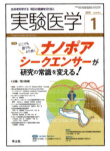 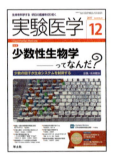 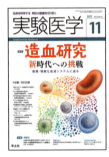

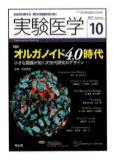 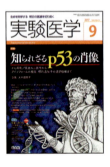 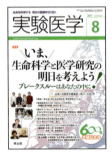 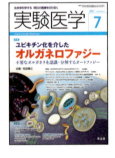 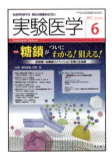

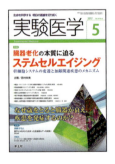 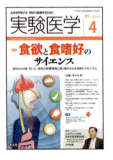 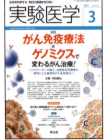 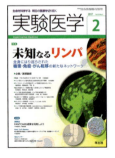 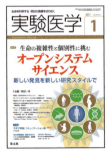

増刊号ラインナップ

●年8冊発行　●B5判　●定価（本体 5,400 円＋税）

各研究分野のいまを完全網羅した約30本の最新レビュー集！

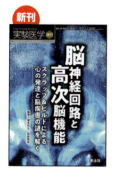
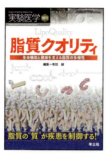
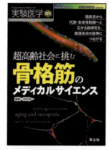
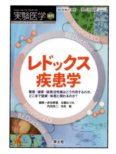
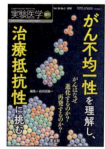
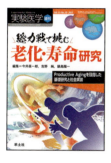
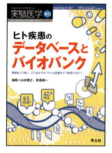
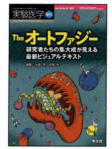
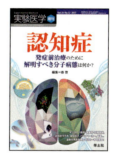
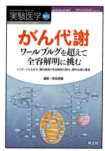
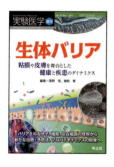
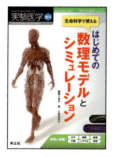
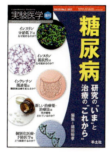
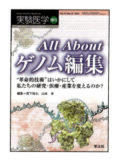
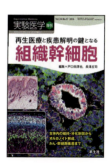

定期購読をご活用ください

冊子のみ	通常号のみ	本体 24,000 円＋税
	通常号＋増刊号	本体 67,200 円＋税
冊子＋WEB版（通常号のみ）	通常号	本体 28,800 円＋税
	通常号＋増刊号	本体 72,000 円＋税

※ WEB版の閲覧期間は、冊子発行から2年間となります
※「実験医学 定期購読WEB版」は個人向けのサービスです．図書館からの申込は対象外となります

バックナンバーのお申し込みは最寄りの書店，または弊社営業部まで

羊土社　http://www.yodosha.co.jp/

〒101-0052　東京都千代田区神田小川町2-5-1
TEL：03(5282)1211　FAX：03(5282)1212
E-mail：eigyo@yodosha.co.jp

次号・10月号（Vol.36 No.16）予告
2018年10月1日発行

特集／脂肪の量と質を制御する
〜新たな制御機構を理解しメタボ克服に挑む（仮題）
企画／菅波孝祥

- 概論―量から質へと展開する脂肪研究　菅波孝祥
- 褐色・ベージュ脂肪細胞による制御　梶村真吾
- 脂肪酸組成の制御　松坂　賢, 島野　仁
- 炎症・線維化による制御　田中　都
- エピゲノムによる制御　橋本貢士, 小川佳宏
- 老化による制御　池上龍太郎, 南野　徹
- 異所性脂肪の制御　田村好史
- 細胞内脂質代謝による制御　大石由美子

― 連載その他 ―
※予告内容は変更されることがあります
[新連載] 研究者のナレッジマネジメント
- Trend Review
- 私の実験動物、やっぱり個性派です！
- 研究アイデアのビジュアル表現術
- カレントトピックス
- News & Hot Paper Digest
- クローズアップ実験法　ほか

実験医学増刊号 最新刊
Vol.36 No.12 (2018年7月発行)

脳神経回路と高次脳機能
編集／榎本和生, 岡部繁男
詳しくは本誌2360ページへ

◆編集後記◆

本特集「疾患を制御するマクロファージの多様性」では、近年機能や局在、サブタイプのバラエティーが相次いで報告されるマクロファージについて、特に疾患と関わりが強いトピックを紹介しています．マクロファージと聞くと血液中に存在し、必要に応じて組織に浸潤するイメージが強い方も多いかもしれませんが、神経のミクログリア、肝臓のクッパー細胞、骨組織の破骨細胞なども組織常在性のマクロファージといわれます．他の血液細胞とは性質が一味違うマクロファージの世界をお楽しみください．
また本号から、研究機関や学会・シンポジウムを参加者にレポートいただく「Campus & Conference 探訪記」がリニューアルし、開催者からの体験談もご紹介いただくコーナーとなりました．シンポジウムや研究会を立ち上げようと考える方には必見です．
（山口恭平）

実験医学別冊『あなたのタンパク質精製、大丈夫ですか？』が近日中に発行を迎えます．核酸とは異なり、タンパク質は個々の分子で扱い方や解析のコツが異なり、これがタンパク質実験を難しくしている要因です．これらの基本をちゃんと理解していないことでアーティファクトを生み出し、失敗を繰り返してしまうのがタンパク質実験の怖さであり、書名を見てギクッとされた方もいるのではないでしょうか．本書には、これからタンパク質実験をはじめる方にも、発現〜精製の基本をおさらいしたい方にも役立つエッセンスが詰まっています．ぜひタンパク質実験のお供としてお役立ていただけますと幸いです．（詳しくは本誌2325ページへ）
（藤田貴志）

読者の皆様は、昨年の公募から科研費制度に大きな変更があったことをご存知でしょうか？「科研費審査システム改革2018」と呼ばれるこの制度変更は、半世紀ぶりの大改革だそうで、審査システムだけでなく申請書（研究計画調書）の様式も大きく変わっています．
そこで羊土社では、著者の児島先生と相談し、申請書の書き方を中心に大きく書き直していただいた『科研費獲得の方法とコツ 改訂第6版』を発行しました．著者とその仲間が実際に使用した申請書を実例とし、採択の秘訣を具体的に説明したことで大好評を博している本書．申請が初めての方にも、経験者の方にも、また申請をサポートする方にもオススメの1冊です．ぜひご活用ください！（詳しくは本誌 前付4ページへ）（吉田雅博）

実験医学

Vol. 36 No. 14 2018〔通巻622号〕
2018年9月1日発行　第36巻　第14号
ISBN978-4-7581-2511-6

定価　本体2,000円+税（送料実費別途）

年間購読料
　24,000円（通常号12冊，送料弊社負担）
　67,200円（通常号12冊，増刊8冊，送料弊社負担）
郵便振替　00130-3-38674

© YODOSHA CO., LTD. 2018
Printed in Japan

発行人	一戸裕子
編集人	一戸敦子
副編集人	蜂須賀修司
編集スタッフ	山口恭平，佐々木彩名，本多正徳，間馬彬大，早河輝幸，藤田貴志，岩崎太郎
広告営業・販売	丸山　晃，近藤栄太郎，安藤禎康
発行所	株式会社　羊　土　社 〒101-0052　東京都千代田区神田小川町2-5-1 TEL 03(5282)1211 ／ FAX 03(5282)1212 E-mail eigyo@yodosha.co.jp URL www.yodosha.co.jp/
印刷所	昭和情報プロセス株式会社
広告取扱	株式会社　エー・イー企画 TEL 03(3230)2744(代) URL http://www.aeplan.co.jp/

本誌に掲載する著作物の複製権・上映権・譲渡権・公衆送信権（送信可能化権を含む）は（株）羊土社が保有します．
本誌を無断で複製する行為（コピー、スキャン、デジタルデータ化など）は、著作権法上での限られた例外（「私的使用のための複製」など）を除き禁じられています．研究活動、診療を含み業務上使用する目的で上記の行為を行うことは大学、病院、企業などにおける内部的な利用であっても、私的使用には該当せず、違法です．また私的使用のためであっても、代行業者等の第三者に依頼して上記の行為を行うことは違法となります．

JCOPY 〈（社）出版者著作権管理機構 委託出版物〉本誌の無断複写は著作権法上での例外を除き禁じられています．複写される場合は、そのつど事前に、（社）出版者著作権管理機構（TEL 03-3513-6969, FAX 03-3513-6979, e-mail: info@jcopy.or.jp）の許諾を得てください．

研究者として生きるとはどういうことか
科学のとびら 63

杉山幸丸 著
B6判　160ページ　本体1300円

科学研究は天才や特別な秀才だけのものではない．いかに「好き」から「成果」へと導くか．「サルの子殺し」を発見した著者が，自身の研究人生と重ね，これから科学を目指そうとする若者に科学研究で生きる道を説く．

科学者の研究倫理
化学・ライフサイエンスを中心に

田中智之・小出隆規・安井裕之 著
A5判　128ページ　本体1200円

研究倫理を学部の正規授業として定着させることを目的とした教科書．単に知識だけでなく，実例も豊富に示し，学生自ら考え議論する章末問題により，公正研究の姿勢が身につく．

エッセンシャル生化学 第3版

C.W. Pratt, K. Cornely 著
須藤和夫・山本啓一
堅田利明・渡辺雄一郎 訳

B5変型判　カラー
624ページ　本体6300円

生化学の基本事項と最新の知識をわかりやすく解説した初学者向教科書の改訂版．第3版では章末問題が大幅に増え充実．

ストライヤー生化学 第8版

Berg, Tymoczko, Gatto, Stryer 著
入村達郎・岡山博人
清水孝雄・仲野 徹　監訳

A4変型判　カラー
1152ページ　本体13000円

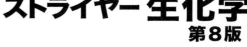

40年以上世界的に読まれ続けている教科書の最新版．ゲノム編集をはじめ，最新知見を取入れさらに充実．

基礎講義 遺伝子工学I
アクティブラーニングにも対応

山岸明彦 著
A5判　カラー　184ページ　本体2500円

遺伝子工学の基礎を学ぶための教科書．各章の最初に章の概要，重要な語句，行動目標を掲げ，行動目標を達成したかどうかを章末の演習問題で確認できるようになっている．付属自習用講義ビデオと演習問題で学生の主体的学習を後押しする．

マクマリー 生化学反応機構 第2版
ケミカルバイオロジーによる理解

J. McMurry, T. Begley 著／長野哲雄 監訳
A5判上製 カラー 496ページ 本体5400円

主要な生体分子の代謝反応を反応機構に基づいて有機化学の視点から説明した学生向け教科書の改訂版．すべての反応機構が見直され，最近の文献を含む数百の参考文献を掲載．

ノーベル賞の真実
いま明かされる選考の裏面史

E. Norrby 著／井上 栄 訳
四六判上製　336ページ　本体2800円

50年間ノーベル文書館で非公開とされるノーベル賞の選考記録文書．近年公開された文書をもとに，DNA二重らせん構造の発見をはじめとする1960年代の代表的な生理学・医学賞，化学賞の選考過程の裏側を描く．報道では表に出なかったノーベル賞の選考秘話が満載．

現代化学 9月号

毎月18日発売
本体800円

広い視野と専門性を育む月刊誌

【インタビュー】Jef D. Boeke 博士に聞く
ゲノム合成がつくる未来
聞き手：相澤康則

【解説】◆ 生命の暗号を書き換える
　　　　◆ 胃の酸性化の秘密
【話題】豪雨の影響か？アルミ工場が爆発した理由

〒112-0011 東京都文京区千石3-36-7　**東京化学同人**　Tel 03-3946-5311　定価は本体価格+税
http://www.tkd-pbl.com　info@tkd-pbl.com

Collagen Powder
粉末コラーゲン［研究用試薬］

溶液または凍結乾燥品しかなかったコラーゲンを
ネイティブな構造(三重らせん)を保ったまま、ニッピ独自の製法で、
取り扱いやすい粉末にすることに成功しました。(各国に特許出願中)
お好きな濃度、お好きな溶媒が選べます。

凍結乾燥品、スプレードライ品に比べ、
表面積が大きく溶けやすくなっております。

 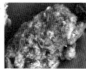
スプレードライ品　　本製品

・濃度の調整が容易です。
・さまざまな溶媒を選べます。
・ネイティブな構造(三重らせん)を保っています。

研究用 コラーゲン線維シート
体内にほぼ近い状態のコラーゲンシート

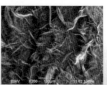
本製品(断面200倍)
微細な線維構造を持ち、緻密である

5.4cm

［製品特長］
・高度に精製したコラーゲン(純度95％以上)を原料とする。
・生体と同等の線維構造を保持。
・生体と同等の高密度(膨潤後で約20％の濃度)。

サイズ：直径5.4cm、厚み0.2mm（膨潤後1.0mm）

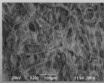
従来の凍結乾燥品(断面200倍)
隙間が多く、線維を形成していない

低エンドトキシンゼラチン

■ 豚皮由来
■ 無菌
■ 低エンドトキシン（10EU/g以下）

●従来のゼラチンに比べて、大幅にエンドトキシンを低減させています。
●エンドトキシンと強く反応する免疫系に対して不活性です。

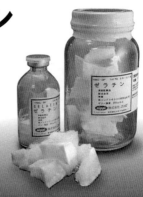

---

nippi 株式会社ニッピ バイオ・ケミカル事業部

〒120-8601 東京都足立区千住緑町1-1-1　TEL 03-3888-5184　https://www.nippi-inc.co.jp/inquiry/pe.html

iMatrix-*series*
ラミニンE8断片の細胞培養基質

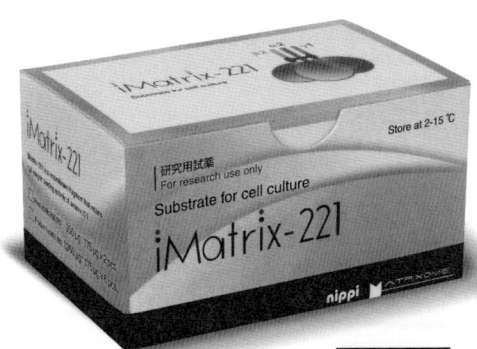

Store at 2-15℃
研究用試薬
For research use only
Substrate for cell culture
iMatrix-221

株式会社 ニッピ
株式会社 マトリクソーム
共同出展情報
TERMIS World Congress
第5回 国際組織工学・再生医療学会 世界会議
9/4(火)**〜7**(金)
場所：国立京都国際会館

第91回 日本生化学会大会
9/24(月)**〜26**(水)
場所：国立京都国際会館

NEW

心筋細胞・骨格筋細胞の
純化/維持培養用基質
ラミニン-221E8断片の高純度精製品

iMatrix-221

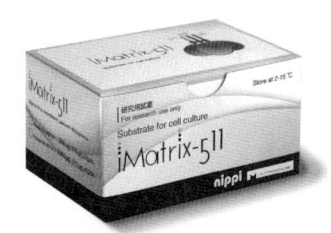

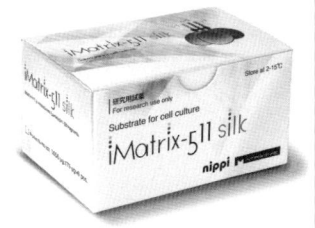

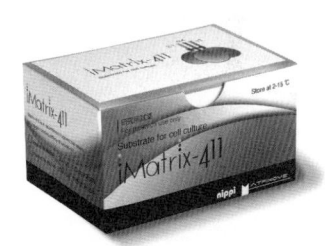

多能性幹細胞の維持・拡大培養用基質
ラミニン-511E8断片の高純度精製品

ES/iPS細胞から血管内皮
細胞への分化誘導用基質
ラミニン-411E8断片の高純度精製品

iMatrix-511
多能性幹細胞の
維持・拡大培養の決定版

iMatrix-511 silk
低価格なのに
iMatrix-511と変わらない性能

iMatrix-411

◎添加法を用いるとコストダウンに貢献！(Miyazaki et al. *Scientific Reports*, 7, 41165, 2017)

MATRIXOME 株式会社 マトリクソーム

〒565-0871 大阪府吹田市山田丘3番2号 大阪大学蛋白質研究所共同研究拠点棟
TEL. 06-6877-0222 FAX. 06-6877-0002 E-mail: info@matrixome.co.jp http://www.matrixome.co.jp

バイオ関連情報サービス バイオウェブ / Biotechnology Information Service

BIOWEB®

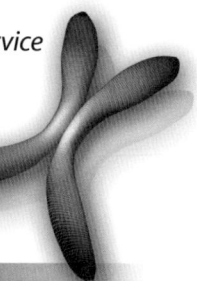

バイオウェブは、ライフサイエンス・バイオ関連研究者の方へ、無料で情報提供を行っているバイオ関連情報サービスです。1995年の開設以来、バイオ関連企業の新製品、各種学会情報から、学会誌などの目次一覧、研究員募集告知の掲示板など、幅広い情報提供を行っております。 http://www.bioweb.ne.jp/

http://www.bioweb.ne.jp/

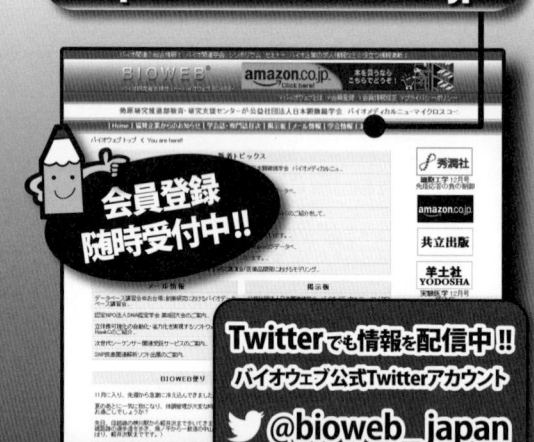

会員登録随時受付中‼

Twitterでも情報を配信中‼
バイオウェブ公式Twitterアカウント
@bioweb_japan

ライフサイエンス・バイオ関連研究者が必要不可欠とする情報を、無料で提供‼

バイオウェブは、各種協賛企業によって運営されておりますので、オンラインで会員登録をしていただくだけで、無料での情報提供が可能になっております。

セミナー案内や研究員募集など、非営利団体は掲載費用が無料

セミナー案内や研究員募集など、非営利団体は、掲載費用が無料です。企業団体からの掲載については、メールで service@bioweb.ne.jp までお問い合わせください。

バイオウェブの主なサービス・コンテンツ

新着トピックス :	各コンテンツの新着情報を掲載
協賛企業からのお知らせ :	協賛企業からの最新情報やキャンペーン情報等
学会誌・専門誌目次 :	各雑誌・会誌等の目次コンテンツを検索形式で提供
掲示板 :	研究者同士のコミュニケーション広場
メール情報 :	バイオウェブメールで配信したメール情報を掲載
学会情報 :	各学会の会期・開催場所・連絡先等の検索サービス
求人情報 :	リクルート関連の情報を掲載
バイオリンク :	バイオウェブが選定している他サイトへのLINKページ
会員登録 :	バイオウェブ会員新規登録(無料)

バイオウェブ協賛企業募集中‼

バイオウェブへ協賛(有償)いただきますと、会員の皆様に貴社の製品やサービスのプロモーションを、無料または特別価格で行うことができます。

- 協賛企業からのお知らせへの掲載：無料
- 求人情報の掲載：無料
- バイオウェブメール配信：¥20,000(税抜)/1回 など

詳細な資料請求をご希望の場合は、 ➡ service@bioweb.ne.jp

協賛企業へのお申込みの場合は、 ➡ 株式会社エー・イー企画 TEL:03-3230-2744

お問い合わせ先： バイオウェブの各種サービスの詳細については、**service@bioweb.ne.jp** または下記までお問い合わせください。

dynacom
dynamic communication
http://www.dynacom.co.jp/
株式会社ダイナコム

〒261-7125 千葉県千葉市美浜区中瀬2-6-1 WBG マリブイースト25階
TEL:043-213-8131 **FAX**:043-213-8132

「BIOWEB」、「DYNACOM」、「ダイナコム」は、日本国における株式会社ダイナコムの登録商標です。 Copyright (C) 1996-2014 All rights reserved DYNACOM Co., Ltd.　2014/02/01

MEDSiの新刊

うまくいくためのヒント集
理系女性のライフプラン
あんな生き方・こんな生き方
研究・結婚・子育てみんなどうしてる?

- 編：丸山美帆子　大阪大学大学院工学研究科　日本学術振興会特別研究員（RPD）
  　　長濱祐美　茨城県霞ケ浦環境科学センター　技師
- アドバイザー：大隅典子　東北大学副学長／大学院医学系研究科教授
- 定価：本体1,500円＋税
- B6　●頁232　●図5・写真3　●2018年
- ISBN978-4-89592-905-9

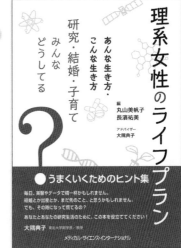

若手女性研究者が悩む研究生活とプライベートライフの問題とは？　両立を目指すのか、何かを優先させるのか。就活から結婚、出産、子育て中の研究生活など、研究職ならではのエピソードと解決法を紹介。さらに助成金制度、産休・育休制度の解説など、女性研究者とそのパートナーが知っておくと役立つ情報をまとめる。現役の女性研究者たちが、仲間と後輩研究者に贈る「リケジョ」ライフ応援本。

目次
1章 [座談会] 研究者として歩む女性たちへのエール
2章 [体験談] 研究と家庭の間に生まれた九つの物語
3章 [資料] 知っておくと役に立つ情報

好評

データ解析でもう迷わない！
次世代シークエンサー時代にかかせない基礎知識
Dr.Bonoの
生命科学データ解析

- 著：坊農秀雅　ライフサイエンス統合データベースセンター（DBCLS）特任准教授
- 定価：本体3,000円＋税　●B5変　●頁208　●図・写真65
- 2017年　●ISBN978-4-89592-901-1

バイオインフォマティクスの第一人者、坊農秀雅氏の書き下ろし。現代のバイオ系研究者のために、通読しやすいボリュームの中に実践で役に立つバイオインフォマティクスの基礎知識をまとめた教科書。生命科学分野で、次世代シークエンサー（NGS）やゲノムの解析などに携わるときの基本が整理できる。これから解析を学ぼうという人はもちろん、すでに解析を行っている人にも最適な書。

MEDSi　メディカル・サイエンス・インターナショナル
113-0033 東京都文京区本郷1-28-36鳳明ビル
TEL 03-5804-6051　FAX 03-5804-6055
http://www.medsi.co.jp　E-mail info@medsi.co.jp

各研究分野を完全網羅した最新レビュー集

実験医学増刊号

年8冊発行 [B5判]
定価(本体5,400円+税)

Vol.36 No.2 (2018年1月発行)

がんの不均一性を理解し、治療抵抗性に挑む
がんはなぜ進化するのか？再発するのか？

編集／谷内田真一

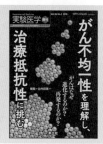

好評発売中

＜序＞　谷内田真一

概論 がんの不均一性の理解を深めることでがんを克服できるか？　谷内田真一

第1章　がんの不均一性の理解とがんの生存戦略

＜1＞病理組織学的観点からみた，がんの不均一性　野島聡，森井英一
＜2＞臨床現場で経験するがんの不均一性　松本慎吾
＜3＞病理解剖からがんの不均一性に迫る―ARAP（Akita Rapid Autopsy Program）の取り組み　前田大地
＜4＞骨髄異形成症候群の病態とクローン進化　小川誠司
＜5＞固形がんのゲノム，エピゲノムにおける空間的・時間的多様性と治療戦略　齋藤衆子，三森功士
＜6＞シングルセル解析とがんの不均一性　鹿島幸恵，鈴木絢子，関真秀，鈴木穣
＜7＞がんの不均一性を解明するための組織取得技術（GCM）の開発　森本伸彦，船崎純，堀邦夫，髙井英里奈，谷内田真一
＜8＞三次元培養細胞分離装置によるがん不均一性の解析　杉浦慎治，田村磨聖，渋田真結，加藤竜司，金森敏幸，柳沢真澄
＜9＞イメージング質量顕微鏡を用いたがんの不均一性の解析　新間秀一
＜10＞がん微小環境とがんの不均一性　押森直木

第2章　がんの不均一性に伴うがんゲノムの進化

＜1＞発がん・進展に伴い不均一性を生み出すゲノム進化プログラム　柴田龍弘

＜2＞エピジェネティクスとがん進化　福世真樹，金田篤志
＜3＞遺伝統計学における選択圧解析とがんゲノム進化解析　岡田随象
＜4＞個人の一生におけるがんゲノムの進化　斎藤成也
＜5＞進化遺伝学とがんゲノム解析　藤本明洋
＜6＞数理モデル研究による腫瘍内不均一性と治療抵抗性への挑戦　新井田厚司，宮野悟
＜7＞がんにおける変異と進化のシミュレーション　土居洋文

第3章　がんの不均一性の克服に向けて

＜1＞血漿遊離DNA解析によるがんゲノム解析　油谷浩幸
＜2＞血中遊離核酸を用いたがん研究の最前線―CNAPS Xの最新情報　髙井英里奈
＜3＞末梢血循環腫瘍細胞はがんの不均一性を俯瞰的に評価できるのか？　洪泰浩
＜4＞がんの分子標的薬耐性機構の不均一性とその克服　矢野聖二
＜5＞エストロゲン受容体陽性乳がんにおける治療耐性獲得メカニズムの新展開　藤原沙織，中尾光善
＜6＞成熟リンパ系腫瘍の多様性に潜む共通の発症メカニズム　加藤光次，菊繁吉謙，赤司浩一
＜7＞ゲノム解析による骨軟部腫瘍の多様性の解明と治療標的・バイオマーカーの探索　平田真，松田浩一
＜8＞神経膠腫の不均一性による治療抵抗性とその治療戦略　武笠晃丈
＜9＞リンパ球レパトアシークエンスによるがん免疫微小環境解析　石川俊平
＜10＞がんゲノムの進化と免疫チェックポイント阻害剤　吉村清

展望 がんの不均一性を標的にした新しい治療戦略を考える　佐谷秀行

発行　羊土社 YODOSHA
〒101-0052　東京都千代田区神田小川町2-5-1　TEL 03(5282)1211　FAX 03(5282)1212
E-mail：eigyo@yodosha.co.jp
URL：www.yodosha.co.jp/

ご注文は最寄りの書店、または小社営業部まで

各研究分野を完全網羅した最新レビュー集

実験医学増刊号
年8冊発行 [B5判]
定価（本体5,400円＋税）

Vol.35 No.17（2017年10月発行）
ヒト疾患の
データベースとバイオバンク
情報をどう使い、どう活かすか？ゲノム医療をどう実現するか？

編集／山本雅之，荻島創一

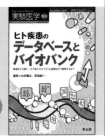

＜本書の刊行に寄せて＞　末松　誠
＜序にかえて＞ゲノム医療研究開発の基盤としての疾患データベースと複合バイオバンク　山本雅之

第1章　データシェアリングにより推進するゲノム医療研究開発

＜1＞ゲノム医療研究開発の稀少疾患領域における国内外の動向　小崎健次郎
＜2＞がん領域におけるゲノム医療研究開発の国内外の動向　大津　敦
＜3＞国際的なデータシェアリングの加速と国内の取り組み　川嶋実苗，児玉悠一，高木利久

第2章　疾患データベースとバイオバンク
【プロジェクトの最前線と利用の実践ガイド】

＜概論＞疾患データベースとバイオバンクの現状と動向　峯岸直子
＜1＞東北メディカル・メガバンク計画　清水厚志，布施昇男
＜2＞日本の疾患コホートとしてのバイオバンク・ジャパンの取り組み　村上善則
＜3＞ナショナルセンター・バイオバンクネットワーク　後藤雄一
＜4＞次世代多目的コホート研究 JPHC-NEXT　澤田典絵，津金昌一郎
＜5＞山形県コホート研究　佐藤慎哉，嘉山孝正
＜6＞鶴岡メタボロームコホート研究　原田　成，武林　亨
＜7＞京都大学におけるBIC (Biobank and Informatics for Cancer) プロジェクトについて　武藤　学
＜8＞臨床ゲノム情報統合データベース整備事業の構想と展望　加藤規弘
＜9＞NBDCヒトデータベースとグループ共有への展開　川嶋実苗，児玉悠一，高木利久
＜10＞バイオバンク連携と統合データベース　荻島創一

＜11＞国外の疾患ゲノムバリエーションデータベース (ClinVar, COSMIC)　三嶋博之
＜12＞国外のバイオバンク (BioVU, UK Biobank, Generation R, Lifelines)　栗山進一
＜13＞バイオバンクにおける試料の品質管理　工藤久智，寺川貴裕，山下理宇
＜14＞コホート研究におけるゲノム・オミックス解析　木下賢吾
＜15＞集団特異的なカスタムアレイの設計と高精度なジェノタイピング　河合洋介，檀上稲穂
＜16＞現代的なバイオバンクの発達とその利用法　信國宇洋

第3章　法制度，知的財産，倫理等の諸問題

＜1＞個人情報保護の規制とバイオバンク　米村滋人
＜2＞バイオバンクとセキュリティ　髙井貴子
＜3＞バイオバンクと知的財産　橋詰拓明
＜4＞バイオバンクにおける倫理的課題　長神風二
＜5＞バイオバンクを構築するために必要な人材とその育成　鈴木洋一

第4章　疾患データベースとバイオバンクの今後の課題

＜1＞バイオバンクの国際標準化のもたらすもの　増井　徹
＜2＞ゲノム医療研究への病院連携による診療情報の利活用　永家　聖，荻島創一
＜3＞バイオバンクにおける研究参加者への遺伝情報の結果回付　川目　裕
＜4＞IoT技術を活用した新たなコホート研究　山内隆史，越智大介，檜山　聡
＜5＞ジャポニカアレイを用いたゲノム情報の解析と研究応用　山口泰平，岩田誠司，高山卓三
＜展望＞バイオバンクのこれまでの発展の基本軸と将来の展望　田中　博

発行　羊土社　〒101-0052　東京都千代田区神田小川町2-5-1　TEL 03(5282)1211　FAX 03(5282)1212
E-mail：eigyo@yodosha.co.jp
URL：www.yodosha.co.jp/

ご注文は最寄りの書店，または小社営業部まで

各研究分野を完全網羅した最新レビュー集

実験医学増刊号

年8冊発行 [B5判]
定価（本体5,400円＋税）

Vol.35 No.12（2017年7月発行）

認知症
発症前治療のために解明すべき分子病態は何か？

編集／森 啓

好評発売中

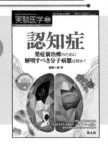

<序にかえて>オールジャパンの底力を認知症研究で示さん！　森　啓

第1章　脳神経病理変化

<1>神経変性疾患の神経病理　　村山繁雄，齊藤祐子
<2>劣性遺伝性若年性パーキンソン病（AR-JP）の臨床，病理，遺伝子機能　　服部信孝，今居　譲，柴 香保里
<3>プリオン病の多様性と治療開発　　逆瀬川裕二，堂浦克美
<4>脳内炎症の病理像と意義　　細川雅人，秋山治彦
<5>PETイメージング　　樋口真人

第2章　アルツハイマー病病因分子と制御

<1>患者脳における異常タンパク質蓄積の病理生化学　　新井哲明
<2>アミロイドβタンパク質の構造解析と診断への応用　　入江一浩，村上一馬
<3>APPの代謝と軸索輸送における生理機能　　鈴木利治，中矢　正
<4>細胞内Aβによる軸索輸送障害とシナプス変性　　梅田知宙
<5>BACE1によるAPP切断とprotective変異　　羽田沙緒里
<6>γセクレターゼ結合分子ILEI/FAM3CによるAβ産生制御　　西村正樹
<7>ミクログリアに発現する受容体型アルツハイマー病危険因子TREM2　　城谷圭朗，岩田修永

第3章　遺伝的視点

<1>アミロイドβタンパク質産生分子機構　　富田泰輔
<2>タウオリゴマーの実態とその遺伝学的因果関係　　佐原成彦
<3>アルツハイマー病のゲノミクス：リスク遺伝子と防御的遺伝子　　原　範和，池内　健
<4>認知症のエピジェネティクス　　間野達雄，岩田　淳
<5>認知症における百寿者コホート　　新井康通，三村　將

第4章　認知症モデル

<1>ヒトiPS細胞を用いた認知症モデル　　仁木剛史，井上治久
<2>イントロン挿入タウTgマウス　　梅田知宙
<3>Aβオリゴマーマウス：APP$_{OSK}$トランスジェニックマウス　　森　啓
<4>ADモデルマウスの開発と応用　　斉藤貴志，西道隆臣
<5>認知症研究におけるカニクイザルの有用性　　木村展之
<6>コモン・マーモセットとアルツハイマー病　　笹栗弘貴，佐々木えりか，西道隆臣

<7>イヌとネコの脳における認知症関連病変　　チェンバーズ ジェームズ，内田和幸

第5章　診断・治療の対象としてのバイオマーカー

<1>Aβおよび関連酵素代謝物　　大河内正康
<2>認知症バイオマーカーとしてのCSFタウ　武田朱公，中嶋恒男
<3>アルツハイマー病の髄液バイオマーカー研究：過去・現在・未来　　徳田隆彦

第6章　認知症発症に影響する種々の要因

<1>アルツハイマー病の分子病理学と神経活動　　山田　薫，橋本唯史，岩坪　威
<2>良質な睡眠を通じた認知症の発症・進展予防の可能性　　皆川栄子，和田圭司，永井義隆
<3>糖尿病から探る認知症メカニズム　　里　直行
<4>生活習慣病の視点から見た認知症の治療介入　　田代善崇，木下彩栄
<5>歯周病・咀嚼機能障害と認知症　　道川　誠
<6>神経細胞内のミトコンドリア局在異常と認知症　　岡 未来子，飯島浩一，安藤香奈絵

第7章　発症分子機構update

Ⅰ. オリゴマー仮説と凝集説

<1>アミロイド凝集とオリゴマー仮説　　小野賢二郎
<2>αシヌクレイン凝集　　野中　隆
<3>アミロイド凝集前の超早期病態とその抑制　　藤田慶大，岡澤　均

Ⅱ. 伝播仮説

<4>認知症疾患における異常タンパク質のプリオン様伝播説　　鈴掛雅美，長谷川成人
<5>タウ伝播仮説の可能性と限界について　　武田朱公
<6>エクソソーム性伝播　　八木洋輔，横田隆徳

第8章　創薬・発症前治療への挑戦

<1>タウ免疫療法　　富山貴美
<2>オリゴマー抗体医療の現状と展望　　松原悦朗
<3>ドラッグ・リポジショニングによる抗認知症薬の探索　　富山貴美
<4>進行中のアルツハイマー病臨床試験および予防介入試験　　瓦林　毅，東海林幹夫

発行　**羊土社** YODOSHA
〒101-0052　東京都千代田区神田小川町2-5-1　TEL 03(5282)1211　FAX 03(5282)1212
E-mail : eigyo@yodosha.co.jp
URL : www.yodosha.co.jp/

ご注文は最寄りの書店，または小社営業部まで

KN-1071 NARCOBIT-E(Ⅱ)

マウス・ラット等小動物実験用簡易吸入麻酔装置
豊富な周辺機器を取り揃えております。

KN-58 SLA Ventilator

マウス・ラット等小動物実験用人工呼吸器
エアーポンプ・電磁弁方式の小動物用人工呼吸器です。
マイコン制御と液晶表示により、各種の設定が簡単に行えます。

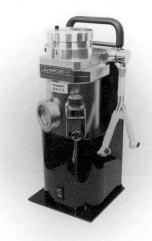
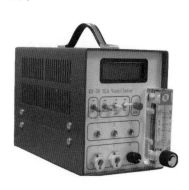

「あったらいいな」を製品化

KN-659-M マーモセットケージ シリーズ

実験・繁殖等それぞれの目的に応じて、多岐にわたる活用が可能なケージシリーズです。

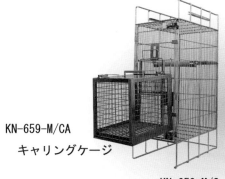

KN-659-M/CA
キャリングケージ

KN-659-M/S
シングルケージ

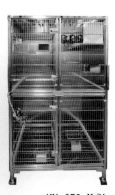

KN-659-M/H
繁殖ケージ

※ 詳細は当社までお問合わせください。実験内容や飼育頭数、施設スペースに合わせてご提案いたします。

http//www.nazme.co.jp

●理化学器械　●基礎医学器械　●薬学研究器械　●実験動物飼育管理機器　●医科器械一般

株式会社 夏目製作所

本社 〒113-8551
東京都文京区湯島 2-18-6
TEL : 03-3813-3251
FAX : 03-3815-2002

大阪支店 〒567-0085
大阪府茨木市彩都あさぎ 7-7-18
彩都バイオヒルズセンター 3F
TEL : 072-646-9311
FAX : 072-646-9300

免疫チェックポイント研究用試薬

iWAi

PD-1 / PD-L1
免疫チェックポイント分子
～がん治療の新時代～

アクロバイオシステムズ社

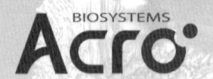
BIOSYSTEMS
Acro

- 高品質リコンビナント
  タンパク質
- ヒト全長 PD-1 リコンビナント
  タンパク質（タグフリー）
- PD-1/PD-L1 経路阻害剤
  スクリーニングキット

バイオエクセル社

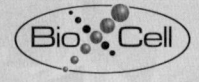
Bio Cell

- 大容量モノクローナル抗体
  5mg, 25mg, 50mg, 100mg
- *InVivoMab*™
  低エンドトキシン、アザイドフリー
- *InVivoPlus*™
  InVivo 用 最高品質抗体

シノバイオロジカル社

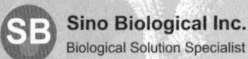
SB Sino Biological Inc.
Biological Solution Specialist

- 多動物種・高精製度
  リコンビナントタンパク質
  （ヒト・マウス・ラット・イヌ
   アカゲザル・カニクイザル）
- ウサギモノクローナル抗体

詳しくは「免疫チェックポイント関連試薬」WEB サイトへ
http://www.iwai-chem.co.jp/products/immune-checkpoint/

国内輸入販売元

iWAi 岩井化学薬品株式会社

本　　　社：〒103-0023 東京都中央区日本橋本町 3-2-10
営業本部：〒101-0032 東京都千代田区岩本町 1-5-11
営 業 所：筑波・多摩・三島・横浜・柏

▶資料請求・製品に関するお問合せは
テクニカルサポート課
TEL:03-3864-1469　FAX:03-3864-1497
http://www.iwai-chem.co.jp/